高等职业学校"十四五"规划药学类及中医药类专业新形态一体化特色教材

（供药学、药物制剂技术、药品经营与管理等专业使用）

天然药物化学

主　编　刘修树　冯彬彬　宋敬丽
副主编　龚菊梅　厉　妲　骆　航
编　者　（以姓氏笔画为序）
　　　　厉　妲　北京城市学院
　　　　田　野　郑州铁路职业技术学院
　　　　丛源欣　辽宁医药职业学院
　　　　冯彬彬　重庆三峡医药高等专科学校
　　　　刘修树　合肥职业技术学院
　　　　宋敬丽　枣庄科技职业学院
　　　　陈辉芳　广东岭南职业技术学院
　　　　骆　航　永州职业技术学院
　　　　龚菊梅　合肥职业技术学院
　　　　熊　燕　贵州护理职业技术学院

华中科技大学出版社
中国·武汉

内 容 简 介

本书是高等职业学校"十四五"规划药学类及中医药类专业新形态一体化特色教材。

本书分为理论与实验两个部分。理论部分内容包括绪论,天然药物中化学成分的提取、分离和鉴定方法与技术,糖与苷,生物碱,香豆素和木脂素,黄酮类化合物,蒽醌类化合物,萜类与挥发油,皂苷,强心苷,其他成分,天然药物活性成分的研究。实验部分包括六个实验项目,注重不同提取与分离方法的运用,帮助学生巩固理论知识和提高实验操作技能。

本书可供药学、药物制剂技术、药品经营与管理等专业使用。

图书在版编目(CIP)数据

天然药物化学/刘修树,冯彬彬,宋敬丽主编.—武汉:华中科技大学出版社,2022.12
ISBN 978-7-5680-8936-4

Ⅰ.①天… Ⅱ.①刘… ②冯… ③宋… Ⅲ.①生药学-药物化学 Ⅳ.①R284

中国版本图书馆 CIP 数据核字(2022)第 238148 号

天然药物化学
Tianran Yaowu Huaxue

刘修树　　冯彬彬　宋敬丽　主编

策划编辑:史燕丽
责任编辑:李　佩
封面设计:原色设计
责任校对:谢　源
责任监印:周治超
出版发行:华中科技大学出版社(中国·武汉)　　电话:(027)81321913
　　　　　武汉市东湖新技术开发区华工科技园　　邮编:430223
录　　排:华中科技大学惠友文印中心
印　　刷:武汉开心印印刷有限公司
开　　本:889mm×1194mm　1/16
印　　张:15
字　　数:463 千字
版　　次:2022 年 12 月第 1 版第 1 次印刷
定　　价:49.90 元

高等职业学校"十四五"规划药学类及中医药类专业新形态一体化特色教材编委会

网络增值服务

使用说明

欢迎使用华中科技大学出版社医学资源网 yixue.hustp.com

1 教师使用流程

（1）登录网址：**http://yixue.hustp.com**（注册时请选择教师用户）

注册 ＞ 登录 ＞ 完善个人信息 ＞ 等待审核

（2）审核通过后，您可以在网站使用以下功能：

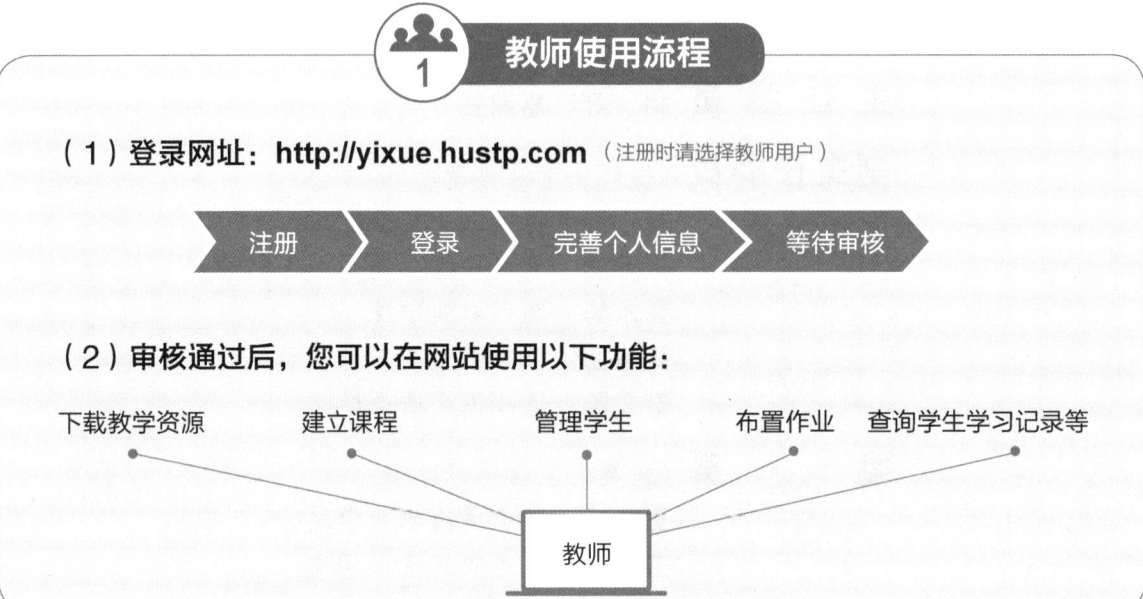

下载教学资源　　建立课程　　　管理学生　　　布置作业　查询学生学习记录等

教师

2 学员使用流程

（建议学员在PC端完成注册、登录、完善个人信息的操作）

（1）PC 端操作步骤

①登录网址：**http://yixue.hustp.com**（注册时请选择普通用户）

注册 ＞ 登录 ＞ 完善个人信息

②查看课程资源：（如有学习码，请在个人中心－学习码验证中先验证，再进行操作）

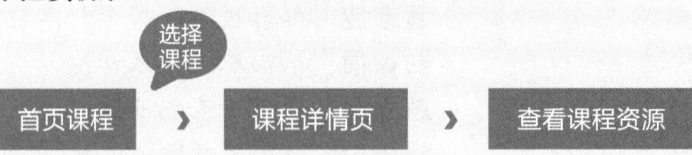

选择课程

首页课程 ＞ 课程详情页 ＞ 查看课程资源

（2）手机端扫码操作步骤

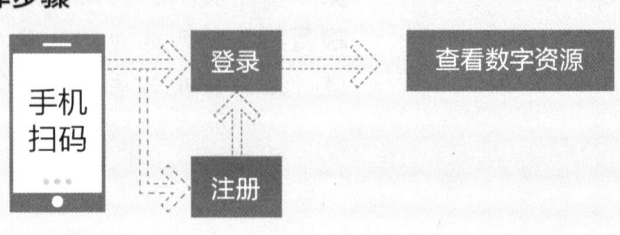

手机扫码　→　登录　→　查看数字资源

注册

前言

　　本书是由华中科技大学出版社组织编写的高等职业学校"十四五"规划药学类及中医药类专业新形态一体化特色教材,以国务院《关于推动现代职业教育高质量发展的意见》文件精神为指导,贯彻立德树人的根本宗旨,达到深化教学改革、打造精品教材的目的。本书在体现"五性",即思想性、科学性、先进性、启发性和适用性,突出"三基",即基本理论、基础知识和基本技能的基础上,更注重思政育人,提升实践能力,培养"德技兼备"的高素质技术技能型药学人才。

　　本书总结已有的课程教学实践经验,依据课程教学目标和学情,进一步改进教材的编写思路和内容,既注重基础知识、基本技能,又彰显特色。首先多元化思政元素与教学内容有效融合,既有传统中医药知识,又有现代中医药辉煌成就;既有人文典范,又有警醒世人的实例;既有生活的点滴,又有中医药产业的发展壮大,让学生在学习中树立民族自豪感,提升传承中医药的信心,变"要我学"为"我要学"。其次为了引导学生积极学习,本书每个章节的开始部分设有学习思维导图,通过思维导图使学生更容易把握学习内容和学习重点,进而引导学生如何学习。同时,本书还对教学章节内容做了进一步调整和完善,将临床应用广泛的天然药物类型章节前移;基本结构相似的天然药物类型章节相对集中;结构类型覆盖面广的苷类化合物放在其他具体天然药物类型的首位,各章节内容循序渐进,重点突出,便于学生掌握天然药物类型结构的共性与个性。实验项目进一步巩固理论知识,注重不同提取、分离方法的运用,简单与复杂方法相结合,满足不同学校的实际教学需要。

　　本书编写工作由刘修树(第一章)、陈辉芳(第二章)、龚菊梅(第三章、实验项目二至六)、田野(第四章)、宋敬丽(第五章)、冯彬彬(第六章)、骆航(第七章)、熊燕(第八章、实验项目一)、厉姐(第九章、第十二章)、丛源欣(第十章、第十一章)共十位教师通力合作完成,章节内容互审,最后由刘修树完成统稿。本书在编写过程中得到了华中科技大学出版社及各编者单位的大力支持,在此一并表示诚挚的感谢!

　　由于编写时间仓促,编者水平和能力有限,书中难免存在不当之处,敬请读者批评指正。

编　者

天然药物化学教学大纲

一、课程性质与任务

（一）课程性质：天然药物化学是一门应用现代化学理论、方法和技术研究天然药物中化学成分的学科，是一门实践技能要求很高的专业技能课，是药学类专业的主干课程之一。天然药物化学的研究对象是天然药物防治疾病的物质基础，即其所含的活性成分。

（二）课程任务：天然药物化学的主要任务是通过本课程的教学，使学生掌握天然药物中各类化学成分的结构特点，理化性质，提取、分离及鉴定的基本理论和技能。其目的是使学生具有较强的天然药物化学成分提取、分离和鉴定的岗位实践操作能力，具有对实验结果做出分析和评价的能力，为学习后续相关课程知识和技能及从事天然药物生产奠定基础。

二、课程教学目标

（一）知识目标

1. 掌握天然药物中各主要类型化学成分的分类、结构特点、理化性质、提取、分离精制和鉴定的基本理论与基本技能，常见天然药物中有效成分的结构，理化性质，提取、分离，鉴定的方法及生物活性。

2. 熟悉天然药物活性成分的一般研究途径和方法。

3. 了解天然药物活性成分的结构测定、结构修饰和构效关系。

（二）能力目标

1. 能熟练掌握煎煮法、回流提取法、连续回流提取法和水蒸气蒸馏法等常用提取方法，具备分离、精制天然药物中有效成分的能力。

2. 能熟练使用薄层色谱、纸色谱和各类化学检识试剂检测天然药物中的有效成分。

3. 具备常用鉴定试剂的配制能力；能正确观察、记录实验现象，具备一定分析问题和解决问题的能力；能提出合理的提取、分离步骤和方案。

（三）思政育人目标

1. 具有尊重科学、实事求是的学风及良好的药学专业职业素质。

2. 具有热爱药学事业的责任感和事业心。

3. 热爱中医药，树立民族自豪感和传承发扬中医药文化。

三、教学时间分配

本书理论部分教学安排如下。

教 学 内 容	学 时 数		
	理论	实践	合计
一　绪论	2	0	2
二　天然药物中化学成分的提取、分离和鉴定方法与技术	8	8	16
三　糖与苷	4	0	4
四　生物碱	4	8	12
五　香豆素和木脂素	4	4	8
六　黄酮类化合物	4	6	10
七　蒽醌类化合物	2	6	8
八　萜类与挥发油	4	6	10
九　皂苷	2	0	2
十　强心苷	2	0	2

续表

教 学 内 容	学 时 数		
十一　其他成分	2	2	4
十二　天然药物活性成分的研究	2	0	2
合计	40	40	80

四、教学内容与要求

教 学 内 容	教 学 要 求	教学活动（参考）	学时（参考）	
			理论	实践
第一章　绪论		理论讲授	2	0
第一节　天然药物化学的含义及天然药物作用的物质基础	掌握	多媒体演示		
第二节　研究天然药物化学的目的和意义	熟悉			
第三节　天然药物化学的发展概况和趋势	了解			
第四节　天然药物中各类化学成分的简介及其溶解性	了解			
第二章　天然药物中化学成分的提取、分离和鉴定方法与技术		理论讲授	8	8
第一节　提取方法与技术	掌握	多媒体演示		
一、溶剂提取法		示教		
（一）浸渍法		复习与提问		
（二）渗漉法		技能操作		
（三）煎煮法				
（四）回流提取法				
（五）连续回流提取法				
（六）超声提取法				
二、其他提取方法				
（一）水蒸气蒸馏法	熟悉			
（二）升华法	了解			
（三）超临界流体萃取技术	了解			
第二节　分离精制和鉴定的方法与技术				
一、两相溶剂萃取法				
（一）简单萃取法	掌握			
（二）逆流连续萃取法	掌握			
（三）逆流分溶法	了解			
（四）液滴逆流分配法	了解			
二、沉淀法				
（一）酸碱沉淀法	掌握			
（二）试剂沉淀法	掌握			
三、结晶法	掌握			
四、色谱法				
（一）柱色谱法	掌握			
（二）分配色谱法	掌握			

教 学 内 容	教学要求	教学活动 （参考）	学时（参考）	
			理论	实践
（三）薄层色谱法	掌握			
（四）纸色谱法	熟悉			
（五）高效液相色谱法	了解			
（六）气相色谱法	了解			
五、透析法	了解			
六、分馏法	了解			
第三章　糖与苷		理论讲授	4	0
第一节　结构类型		多媒体演示		
一、糖的结构与分类	了解	示教		
二、苷的结构与分类	熟悉	复习与提问		
第二节　理化性质		技能操作		
一、苷的性状和溶解性	掌握			
二、旋光性	熟悉			
三、糖的检识	了解			
（一）化学检识				
（二）色谱检识				
第三节　苷键的裂解				
一、酸催化水解	掌握			
二、碱催化水解	熟悉			
三、酶催化水解	熟悉			
四、氧化裂解	了解			
第四节　苷的提取与分离	掌握			
一、苷的提取				
二、苷的分离				
第四章　生物碱		理论讲授	4	8
第一节　结构类型	熟悉	多媒体演示		
一、有机胺类生物碱		复习与提问		
二、氮杂环类生物碱				
三、萜类生物碱				
四、甾类生物碱				
五、大环类生物碱				
第二节　理化性质				
一、性状	熟悉			
二、旋光性	熟悉			
三、溶解性	掌握			

教 学 内 容	教学要求	教学活动（参考）	学时（参考）	
			理论	实践
四、碱性	掌握			
（一）碱性的产生及强度表示	熟悉			
（二）碱性与分子结构的关系				
第三节　提取与分离	掌握			
一、提取				
（一）脂溶性生物碱的提取				
（二）水溶性生物碱的提取				
二、分离				
（一）总生物碱的分离				
（二）单体生物碱的分离				
第四节　检识技术				
一、化学检识技术	熟悉			
（一）沉淀反应				
（二）显色反应				
二、色谱检识技术	熟悉			
（一）薄层色谱法				
（二）纸色谱法				
（三）高效液相色谱法				
第五章　香豆素与木脂素		理论讲授	4	4
第一节　香豆素		多媒体演示		
一、结构类型	熟悉	示教		
二、理化性质		复习与提问		
（一）性状	熟悉	技能操作		
（二）溶解性	掌握			
（三）荧光性	掌握			
（四）内酯的碱水解	掌握			
（五）显色反应	熟悉			
三、提取与分离	掌握			
（一）提取				
（二）分离				
四、检识技术	熟悉			
第二节　木脂素				
一、结构类型	熟悉			
二、理化性质	熟悉			
（一）性状				
（二）溶解性				

教 学 内 容	教学要求	教学活动（参考）	学时（参考） 理论	学时（参考） 实践
（三）光学活性				
（四）显色反应				
三、提取与分离	熟悉			
（一）提取				
（二）分离				
四、检识技术	了解			
第六章　黄酮类化合物		技能操作	4	6
第一节　结构类型	熟悉	理论讲授		
第二节　理化性质	掌握	多媒体演示		
一、性状		示教		
二、溶解性		复习提问		
三、酸碱性				
（一）酸性				
（二）碱性				
四、显色反应	熟悉			
（一）还原反应				
（二）金属盐类配位反应				
（三）硼酸显色反应				
（四）碱性试剂反应				
第三节　提取与分离	掌握			
一、提取				
（一）碱溶酸沉法				
（二）溶剂提取法				
二、分离				
（一）pH梯度萃取法				
（二）柱色谱法				
第四节　检识技术	熟悉			
一、薄层色谱法				
二、纸色谱法				
第七章　蒽醌类化合物		理论讲授	2	6
第一节　结构类型	熟悉	多媒体演示		
第二节　理化性质		示教		
一、性状	掌握	复习与提问		
二、升华性及挥发性	掌握	技能操作		
三、溶解性	掌握			

教学内容	教学要求	教学活动（参考）	学时（参考）	
			理论	实践
四、酸碱性	掌握			
（一）酸性				
（二）碱性				
五、显色反应	熟悉			
（一）碱液显色反应				
（二）与乙酸镁的反应				
（三）对亚硝基-二甲苯胺反应				
第三节　提取与分离				
一、提取	掌握			
（一）有机溶剂提取法				
（二）碱提酸沉法				
（三）水蒸气蒸馏法				
（四）其他方法				
二、分离				
（一）蒽醌苷类与游离蒽醌类化合物的分离				
（二）游离蒽醌类的分离				
（三）蒽醌苷类的分离				
第四节　检识技术	熟悉			
一、理化检识技术				
二、色谱检识技术				
第八章　萜类和挥发油		理论讲授	4	6
第一节　萜类		多媒体演示		
一、定义、分类及分布	了解	示教		
二、结构类型	熟悉	复习与提问		
三、理化性质	掌握	技能操作		
（一）性状				
（二）物理性质				
（三）化学性质				
第二节　挥发油				
一、挥发油的组成	掌握			
二、理化性质	掌握			
（一）性状				
（二）溶解性				
（三）物理常数				
（四）稳定性				
第三节　挥发油的提取与分离	掌握			

教 学 内 容	教 学 要 求	教学活动（参考）	学时（参考）	
			理论	实践
（一）提取				
（二）分离				
第四节　检识技术	熟悉			
一、一般检查				
二、物理及化学常数测定				
三、色谱检识				
第九章　皂苷		理论讲授	2	0
第一节　结构与分类	熟悉	多媒体演示		
一、甾体皂苷		复习与提问		
（一）甾体皂苷元的结构特点				
（二）甾体皂苷的结构类型				
二、三萜皂苷				
（一）四环三萜皂苷				
（二）五环三萜皂苷				
第二节　理化性质				
一、性状	熟悉			
二、溶解性	掌握			
三、表面活性	掌握			
四、溶血作用	掌握			
五、显色反应	熟悉			
第三节　提取与分离	掌握			
一、提取				
（一）皂苷的提取				
（二）皂苷元的提取				
二、精制与分离				
（一）分段沉淀法				
（二）胆甾醇沉淀法				
（三）色谱法				
第十章　强心苷		理论讲授	2	0
第一节　结构与分类	熟悉	多媒体演示		
一、强心苷元部分		复习与提问		
二、糖部分				
三、糖和苷元的连接方式				
第二节　理化性质	熟悉			
一、性状				

教 学 内 容	教学要求	教学活动（参考）	学时（参考）	
			理论	实践
二、溶解性	掌握			
三、水解性	掌握			
（一）酸催化水解				
（二）碱催化水解				
（三）酶催化水解				
四、显色反应	熟悉			
（一）甾体母核的反应				
（二）五元不饱和内酯环的反应				
（三）α-去氧糖的颜色反应				
第三节　提取与分离	掌握			
一、提取				
（一）原生苷的提取				
（二）次生苷的提取				
（三）提取液的纯化				
二、分离				
（一）两相溶剂萃取法				
（二）色谱分离法				
第四节　色谱检识技术	熟悉			
一、纸色谱				
二、薄层色谱				
第十一章　其他成分		多媒体演示	2	2
第一节　鞣质		技能操作		
一、结构类型	熟悉			
二、理化性质	掌握			
三、两类鞣质的区别	熟悉			
四、提取与分离	熟悉			
第二节　有机酸				
一、结构类型	了解			
二、理化性质	熟悉			
三、提取与分离	熟悉			
四、检识技术	了解			
第三节　多糖类天然药物	熟悉			
第四节　氨基酸、蛋白质和酶				
一、氨基酸				
（一）氨基酸的性质	了解			
（二）提取与分离	熟悉			

续表

教 学 内 容	教 学 要 求	教学活动（参考）	学时（参考）	
			理论	实践
（三）鉴定与检识	了解			
二、蛋白质和酶				
（一）性质	了解			
（二）提取与分离	熟悉			
（三）鉴定与检识	了解			
第五节　海洋天然药物	了解			
一、大环内酯类化合物				
二、聚醚类化合物				
三、肽类化合物				
第十二章　天然药物活性成分的研究		理论讲授	2	
第一节　天然药物活性成分的研究途径和方法	了解	多媒体演示		
一、目标的确定				
二、天然药物活性成分的筛选				
三、天然药物化学成分预试验				
（一）预试验目的				
（二）预试验方法				
四、天然药物化学成分的提取分离				
五、天然药物化学成分的结构测定				
（一）化合物纯度检查				
（二）分子式的确定				
（三）结构测定				
第二节　中药标准提取物	熟悉			
一、中药标准提取物的概念、类型及特点				
二、中药标准提取物的发展概况				
三、中药标准提取物的制备				
四、发展中药标准提取物				

五、大纲说明

（一）适用对象与参考学时

本教学大纲供高职高专药学专业教学使用，总学时为 80 学时，其中理论教学 40 学时、实践教学 40 学时。各学校可根据专业培养目标、专业知识结构需要、职业技能要求及学校教学实验条件自行调整学时。

（二）教学要求

理论部分教学要求分为掌握、熟悉、了解 3 个层次。掌握：学生对所学的知识和技能能熟练应用，能综合分析和解决从事天然药物化学工作中的实际问题。熟悉：学生对所学的知识基本掌握和会应用所学的技能。了解：学生能记忆和理解所学知识。实验部分共 6 个实验项目，均为熟练掌握。

（三）教学建议

（1）本大纲力求体现"注重基础、以能力为本位、以发展技能为核心"的高等职业教育理念，理论知识以"必需、够用"为原则,突出天然药物活性成分提取、分离、鉴定的方法与技术,技能实践着重培养学生岗位工作的实际动手能力。

（2）课堂教学突出学生自我学习,夯实天然药物化学基础知识、基本技能,采用多元化、信息化等教学的形式,培养学生的学习主动性,提高课堂教学效果。

（3）技能实践教学注重培养学生的基本操作技能,培养创新精神,提高学生实际动手的能力和分析问题、解决问题及独立工作的能力。

（4）注重提升学生的知识水平和能力水平,通过平时训练、作业、实验报告、目标检测、操作技能考核和考试等多种形式综合考评,使学生更好地适应职业岗位能力的需要。

目录

第一章

绪论

扫码看 PPT

学习目标

【知识目标】
- 掌握天然药物化学的含义、研究内容及天然药物作用的物质基础。
- 熟悉研究天然药物化学的目的和意义。
- 了解天然药物化学的发展概况、趋势和天然药物中化学成分的类型。

【能力目标】
- 领会天然药物化学成分溶解性的特点，并能在天然药物化学成分提取、分离中进行运用。

【思政育人目标】
- 培养学生具有人与自然和谐共生、热爱中医药、热爱祖国的情怀。

学习思维导图

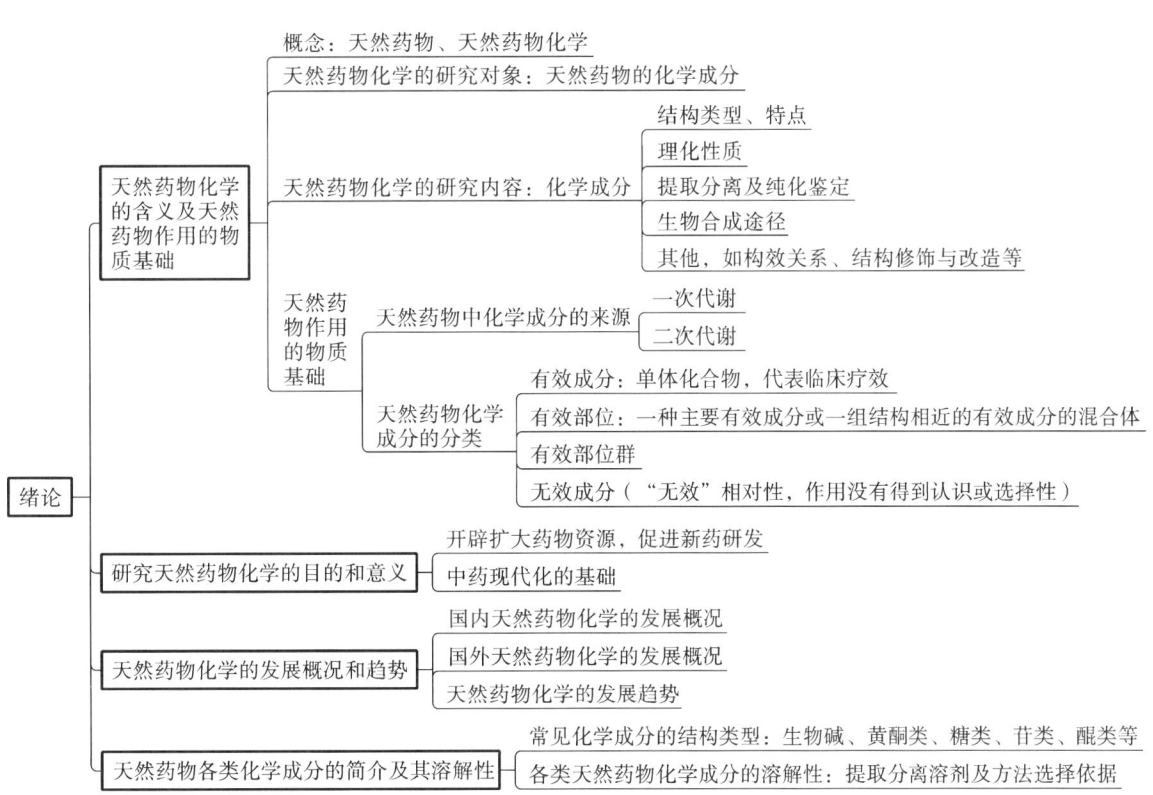

第一节　天然药物化学的含义及天然药物作用的物质基础

一、天然药物化学的含义和研究内容

天然药物是来源于自然界,包括植物、动物、矿物、微生物及其加工或代谢产物(也包含海洋药物),可以用来预防、治疗疾病及调节机体生理功能的药物总称,是治疗药物的重要组成部分。在我国,天然药物主要是指中草药,其防病治病的历史已经有数千年,为中华民族的繁衍昌盛做出了巨大贡献,和中医一起形成了独具特色的医药体系。

天然药物化学是应用现代科学理论、方法与技术研究天然药物中化学成分的一门学科。其研究内容主要有天然药物中各类化学成分结构类型及特点,理化性质,提取、分离与鉴定的方法、操作技术和实际应用。此外,还包括结构测定、生物合成途径、有效成分结构修饰、构效关系及天然药物活性成分研究的途径和方法等内容。

【课后思考】

结合之前学习的相关中医药知识,试论天然药物和中药的联系与不同。从天然药物化学研究的对象,结合天然药物化学及药物化学学科发展来分析天然药物化学与药物化学课程之间的关系。

二、天然药物作用的物质基础

(一)天然药物中化学成分来源

天然药物化学研究的对象是天然药物中防治疾病的物质基础——化学成分,而天然药物以植物药为主,植物药中绿色植物占大部分,绿色植物体内具有几十种、上百种,甚至上千种化学成分,这些化学成分是由其光合作用及在生物代谢中产生的。植物体通过光合作用和代谢活动所产生的,满足自身生长和繁殖所必需的物质,如蛋白质、糖类、核酸、脂类、乙酰辅酶类及维生素等物质称为一次代谢产物,又称为初级代谢产物、营养物质,其是维持生命活动不可缺少的物质,其生物代谢过程称为一次代谢(初级代谢)过程,此过程几乎存在于所有绿色植物中。在特定的条件下,以一次代谢产物为原料或前体,进一步通过不同的代谢过程,生成如生物碱、香豆素、黄酮类、鞣质、挥发油等化合物,因这一过程不是发生在所有的植物体内,对维持植物生命活动来说不起重要作用,因而被称为二次代谢(次级代谢)过程,生物碱、香豆素、黄酮类、鞣质、挥发油等化合物称为二次代谢产物,又称为次级代谢产物;二次代谢产物往往具有一定的生理活性及药理作用,是植物临床药用的主要物质来源。

(二)天然药物中化学成分的分类

天然药物之所以能够治病,就在于其含有多种化学成分,不同化学成分往往具有不同的作用,根据其组成和临床作用的不同,可划分为以下几类。

1. 有效成分

有效成分是指天然药物中有显著生理活性和药理作用,并能代表天然药物临床疗效,可用结构式表示,有一定的物理常数(熔点、沸点、比旋度等)的单体化合物。迄今为止,从天然药物中发现了众多的有效成分,有的开发成了新药,广泛应用于临床。①作用于中枢神经的药物:咖啡因(咖啡种子和茶叶)是一种中枢神经兴奋剂,能够暂时驱赶睡意并恢复精力,多作为感冒药成分之一;吗啡(罂粟果实)通过模拟内源性镇痛物质脑啡肽的作用,激动中枢神经阿片受体而产生强大的镇痛作用;石杉碱甲(千层塔全草)、加兰他敏(石蒜球茎)在中枢神经系统中可逆性抑制胆碱酯酶,用于中、老年良性记忆障碍及各型痴呆、记忆认知功能及情绪行为障碍,也用于重症肌无力。②抗肿瘤药:高三尖杉酯碱(三尖杉属植物)对急性粒细胞白血病疗效显著;紫杉醇(红豆杉树皮)临床上治疗卵巢癌、乳腺癌、食管癌疗效确切;长春新碱(长春花)可用于治疗急性淋巴细胞白血病,疗效较好,对其他急性白血病、霍奇金

淋巴瘤、淋巴肉瘤、网状细胞肉瘤和乳腺癌也有疗效。③心脑血管药物:蝙蝠葛碱(蝙蝠葛根茎)能够抗心律失常;丹参(丹参根)水溶性成分丹酚酸 A、丹酚酸 B、丹酚酸 C 等有显著抗脑缺血、抗血栓及脑保护等作用。④作用于肝脏的药物:垂盆草苷(垂盆草全草)、五味子丙素(五味子果实)均有良好的降血清谷丙转氨酶作用。⑤抗生育作用药物:天花粉蛋白(栝楼根)用于中期孕妇引产,与前列腺素合用可抗早孕;棉酚(棉的种子和根皮)具有抑制精子产生和精子活动的作用,可作为一种有效的男性避孕药。⑥作用于免疫系统的药物:灵芝多糖(灵芝子实体)能提高机体免疫力,使抗肿瘤药引起的免疫抑制和衰老所致的免疫功能障碍显著恢复;雷公藤甲素(雷公藤全株)对风湿性关节炎、系统性红斑狼疮等自身免疫性疾病有独特治疗作用。⑦抗疟疾药:青蒿素及其衍生物作用快,毒性低,对恶性疟疾效果显著,是国际公认的抗疟良药。

2. 有效部位

天然药物中含有一种主要有效成分或一组结构相近的有效成分的提取分离混合体称为有效部位,如银杏叶中治疗心血管疾病的总黄酮提取物,金银花中具有抑菌、抗病毒作用的总有机酸提取物,雷公藤中具有抗炎、免疫抑制作用的总苷提取物,苦参中具有抗癌、抗心律失常等多种作用的总生物碱提取物,还有人参总皂苷、三七总皂苷等。有效部位的含量一般要占提取物总量的 50% 以上。

3. 有效部位群

有效部位群是指含有两类或两类以上有效部位的天然药物提取或分离部分。如生脉饮口服液,由人参、麦冬、五味子三味药组成,三药合煎提取得到人参麦冬总皂苷、人参麦冬总多糖及五味子总有机酸等多个有效部位构成的有效部位群,发挥益气养阴的作用。有效部位群是中药复方制剂作用的重要物质基础。

4. 无效成分

天然药物中与有效成分共存,不代表其治疗作用、化学成分为无效的成分。一般认为纤维素、木栓质、黏液、树脂、叶绿素等成分是无效成分。

在天然药物中,真正检识出有效成分的药物品种不是很多,更多的是一些具有生理活性的成分。生理活性成分是指经过不同程度的药效实验或生物活性实验,包括体外及体内,证明对机体具有一定生理活性,但并不能真正代表天然药物临床疗效的化学成分。

有效成分和无效成分的划分是相对的,过去认为多糖类是无效成分,现在已证明多糖类如猪苓多糖、茯苓多糖有抗肿瘤作用,成为有效成分。大黄中蒽醌苷有致泻作用,鞣质有收敛止血作用,均为大黄中的有效成分,当临床上用于致泻时,蒽醌苷为有效成分,鞣质不具备致泻作用,因而为无效成分,加工时应除去;反之大黄用于止血时,鞣质为有效成分,大黄炒炭时蒽醌苷被破坏,为无效成分。随着人们的不断实践,特别是现代科学技术的发展,天然药物中越来越多的化学成分被认识,通过药理研究进而被开发用于临床,原来被认为的"无效"成分,不少已被发现具有医疗价值,如叶绿素能促使肉芽生长等。

第二节　研究天然药物化学的目的和意义

一、开辟扩大药物资源,促进新药研发

(一)扩大药物资源

有些有效成分在天然药物中含量低,或该天然药物资源有限、产量小、价格高,根据此天然药物中有效成分的化学结构和理化性质,分析和寻找其他动植物或同一植物不同部位是否含有此种成分,开辟和扩大药物资源。如小檗碱是黄连中的有效成分,用量很大,但黄连资源有限,小檗碱含量低,用黄连来提取小檗碱生产成本很高。天然药物化学研究发现三颗针、黄柏、古山龙等植物均含有小檗碱,现用来作为生产小檗碱的原料。人参为一味名贵药材,其有效部位人参皂苷具有抗癌、增强机体免疫

力、抗疲劳、改善记忆力与学习能力等多种作用,对人参不同部位的研究发现,不仅人参根含有人参皂苷,人参茎、叶也含有丰富的人参皂苷,扩大了人参皂苷的来源。

(二)提取天然药物中有效成分或有效部位直接开发新药

青蒿素、洋地黄毒苷、利血平、雷公藤多苷等药物可以从其原植物中提取、分离出来供临床使用。这些直接来源于天然药物有效成分的药物疗效好、毒副作用小,在植物中含量较高,是临床常用的药物。

(三)化学合成或结构改造修饰研制新药

有些药物是直接从天然药物中提取出来的有效成分,其化学结构比较简单,可以用化学合成方法大量生产,供临床使用,如麻黄碱、阿托品、天麻素等药物。有些天然药物的有效成分生物活性不太强,或毒副作用较大,或结构太复杂,或药源太少,或溶解度不够大等,可以将其作为先导化合物,进行结构修饰或结构改造,通过对其衍生物进行生物活性的筛选,寻找疗效更好、毒副作用更小、制备更容易、使用更方便的药物。如吗啡是从阿片中分离出来的一个具有很强的麻醉、镇静、镇痛、镇咳作用的有效成分,但其成瘾性极大,在临床上被严格限制使用。通过对吗啡进行结构修饰和结构改造,发现一系列疗效好、成瘾性小的药物,如哌替啶为吗啡镇痛作用的合成代用品,它既保留了吗啡镇痛的有效结构部分,又比吗啡的成瘾性小得多。又如青蒿素是从中药黄花蒿中提取、分离出来的抗疟疾的有效成分,但青蒿素在水和油中的溶解度均不大,临床使用不方便,影响疗效。通过化学结构修饰,将青蒿素结构中的羰基还原成羟基,再制备成水溶性的青蒿琥珀单酯钠和脂溶性的蒿甲醚,这两种青蒿素衍生物都有速效、低毒、溶解性好、生物利用度高、便于临床使用等优点,目前已应用于临床。

知识链接

罗伯特·伯恩斯·伍德沃德(Robert Burns Woodward,1917—1979),美国化学家,现代有机合成之父。伍德沃德从小喜欢读书,善于思考,学习成绩优异,素有"神童"之称。他一生主要从事天然有机化合物生物碱和甾体化合物结构与合成的研究:1944年,他合成了喹啉碱,证实了化学界30余年无法定论的奎宁的结构问题;1948年,他测定了士的宁的化学结构,于1954年完成全合成。以后,他又陆续完成了利血平、河鲀毒素、秋水仙碱等结构复杂的生物碱的合成;他测定并确定了金霉素、土霉素的化学结构,完成了四环素母体的合成,他的这些工作为大量生产这些药物创造了条件。在药物合成中,他还创造了不少新的有机化学合成的方法和理论:1957年合成羊毛甾醇的方法被称为"伍德沃德反应",为大量合成甾体激素奠定了基础;在维生素 B_{12} 的合成过程中,他组织了14个国家的110位化学家,协同攻关,并与他的学生及助手量子化学专家R·霍夫曼合作提出了分子轨道对称性守恒原理,这一原理通常被称为伍德沃德-霍夫曼规则。1965年他由于在天然有机化合物结构和合成方面的研究成果,获得诺贝尔化学奖。这些成就让他获得了许多奖励、荣誉和各种勋章:1953年他当选为美国国家科学院院士,也是世界各国的各种院士,而且他身兼各种公司的技术指导。

二、中药现代化的基础

(一)探索中药防治疾病的原理

通过对中药的有效成分化学结构、理化性质及其与生物活性之间关系的研究,从而阐明中医药防治疾病的作用原理,为中医药理论提供科学依据。目前许多中药,特别是常用中药的化学成分已经被较为深入地进行了研究,其防病治病的物质基础——有效成分已经被阐明。如麻黄具有发汗散寒、宣肺平喘、利水消肿作用,其平喘主要有效成分麻黄碱具有松弛支气管平滑肌、收缩血管等作用;麻黄挥发油有抗病毒作用,挥发油中的松油醇能降低小鼠体温,是麻黄中起发汗散寒作用的有效成分,伪麻黄碱为收缩血管和利尿作用的有效成分。

（二）揭示中药药性的现代科学内涵

近年来，在中药药性理论的研究中，通过系统研究中药的化学成分与中药药性之间的关系，总结出一些中药药性的化学成分表征规律，初步揭示了药性理论的现代科学内涵。如"热性"中药附子、细辛、吴茱萸、高良姜、丁香等都含有强心活性成分消旋去甲基乌药碱；陈皮、青皮中含有去氧肾上腺素，麻黄中含有麻黄碱，这三个化学成分与肾上腺素一样，都具有儿茶酚胺的类似结构，具有拟肾上腺素的生物活性，揭示了具有儿茶酚胺基本结构的中药成分为"热性"中药的物质基础。

（三）控制天然药物及其制剂的质量

天然药物防病治病的作用取决于有效成分的含量，而含量又常受到天然药物种类、产地、采集季节和时间、加工炮制方法、储存条件等因素的影响。如麻黄碱是麻黄的主要有效成分，研究表明麻黄碱的含量变化表现为春季最低，8—9月最高，到10月，麻黄碱含量又显著降低。因此，若仅以药材重量确定用药量，在不同时节采集的药材的临床疗效必定产生巨大的差异。

随着现代科学技术的发展，中药制剂也发生了巨大的变化，各种新剂型层出不穷。如何保证所生产制剂的质量均一性和有效性，通过定性或定量分析有效成分含量是目前最通用和有效的方法。如银黄注射液是由金银花、黄芩两味中药提取的有效成分配制而成的，研究证明绿原酸和黄芩苷分别为金银花和黄芩的主要有效成分，故可用高效液相色谱法测定绿原酸和黄芩苷的含量以控制银黄注射液的质量。

（四）为中药炮制提供现代科学依据

中药炮制是中药的传统制药技术，通过炮制使中药的化学成分发生变化，以达到增强疗效，降低毒副作用，便于加工储存、制剂及服用等目的。黄芩有浸、烫、煮、蒸等炮制方法。过去南方认为黄芩有小毒，必须用冷水浸泡至色变绿去毒后，再切成饮片，叫淡"黄芩"。而北方则认为"黄芩"遇冷水变绿影响质量，应用热水蒸或煮后切成饮片，以色黄为佳。研究表明：在冷水浸泡过程中，黄芩中的黄芩苷可被药材中的酶水解成黄芩素，而黄芩素不稳定，易氧化成醌类化合物显绿色，降低其抑菌活性；用烫、煮、蒸等方法炮制时，因高温破坏了酶的活性，使黄芩苷免遭水解，故抑菌活性较强，且药材软化易切片。由此可见用北方的蒸或用沸水略煮的方法进行炮制为佳。

（五）改进药物剂型，提高临床疗效

制剂的有效性、安全性和合理性反映了医药水平和用药效果，传统剂型如丸、散、膏、丹及汤剂等比较粗糙，显效缓慢，不能完全适应现代医学防治疾病的需要。通过对有效成分的提取、分离，无效成分剔除，可制成"三小"（剂量小、毒性小、副作用小）、"三效"（高效、速效、长效）、"五方便"（服用方便、携带方便、生产方便、运输方便、储存方便）的现代药物剂型。中药有效成分的溶解性、酸碱性、挥发性、稳定性等性质是中药剂型选择的主要考虑因素。若有效成分水溶性好，可制成注射剂、口服液、颗粒剂等，如双黄连注射液、生脉饮口服液。

（六）提供天然药物真伪鉴别的依据

我国地域辽阔，中药资源丰富，但由于全国各地的用药习惯和药用来源复杂，中药的同名异物、同物异名现象十分严重。如中药大黄正品来源是掌叶大黄、唐古特大黄、药用大黄的根和根茎，伪品如河套大黄、藏边大黄、华北大黄和天山大黄的根和根茎也有充作大黄使用。正品大黄含有蒽醌苷，具有致泻作用，而伪品大黄含有土大黄苷，无致泻作用；荧光实验中正品大黄显棕色至棕红色荧光，伪品大黄显亮蓝紫色荧光，可作为真伪鉴别特征。目前指纹图谱在中药材和中成药质量控制方面被广泛应用。

第三节 天然药物化学的发展概况和趋势

一、国内天然药物化学的发展概况

从天然药物中发现和分离具有活性的化学成分，便是天然药物化学形成初期的特点。在人类的史前时期,我们的祖先就已经掌握了由动、植物制作箭毒的技术,他们从各种天然物质中提取药用成分治疗疾病,如明代李梴的《医学入门》(1575 年)中就记载了用发酵法从五倍子中得到没食子酸的过程:"五倍子粗粉,并矾,曲和匀,如作酒曲样,入瓷器遮不见风,候生白取出。"李时珍《本草纲目》卷 39 中有"看药上长起长霜,则药已成矣"。这里的"生白""长霜"即没食子酸生成之意,是世界上最早制得的有机酸;《本草纲目》卷 34 下详细记载了用升华法制备、纯化樟脑的过程。

我国真正运用现代方法研究和开发天然药物是 1929 年现代药理学的鼻祖陈克恢通过研究麻黄碱开始的,他首先阐明了麻黄中有效成分麻黄碱的药理作用和临床药效,之后麻黄碱开始广泛用于治疗支气管哮喘,但这比西方要晚一百年左右。20 世纪 30 年代起,赵承嘏、庄长恭等先辈们也开始运用现代科学方法研究延胡索、防己、贝母等中药的有效化学成分。令人遗憾的是,直至中华人民共和国成立前,天然药物化学的研究一直局限在部分天然药物。

新中国成立以来,我国天然药物化学的研究取得了世界瞩目的成就:陆续进行了麻黄碱、小檗碱、芦丁、加兰他敏、山道年、咖啡因等天然药物的工业生产;过去依赖进口的西地兰、地高辛、阿托品、秋水仙碱等也先后研制投产,薯蓣皂苷元的工业生产及资源开发研究也取得了巨大的成就,不仅保证了国内需要,还能大量出口。我国通过研究还发现了众多有生物活性的天然药物化学成分,其中很多已开发成为新药,广泛用于临床,如胆碱受体阻断药山莨菪碱,抗癌药高三尖杉酯碱、10-羟基喜树碱,心脑血管药蝙蝠葛碱、芹菜素等,抗疟药青蒿素及其衍生物等。

二、国外天然药物化学的发展概况

(一) 18 世纪至 19 世纪末是天然药物化学形成时期

一般认为从天然药物中分离化学成分是由瑞典药师、化学家舍勒(K. W. Schelle,1742—1786 年) 1769 年从酒石中制得酒石酸开始的,酒石酸为第一个获得的有机物。1775 年从尿中提取得到尿酸和尿素;1776 年从葡萄汁中提取得到酒石酸;1780 年从酸奶中提取得到乳酸;1780 年从甘蔗汁中提取得到蔗糖;1784 从柠檬汁中提取得到柠檬酸;1785 年从苹果中提取得到苹果酸。1804 年 21 岁的德国药剂师塞图尔(Sertürner)从罂粟中首次分离出单体化合物吗啡,实验证明其具有良好的镇痛作用,开创了从天然产物中寻找有效成分的先河。随后一系列具有生物活性的生物碱单体被提取、分离出来:

①1817 年,从吐根中得到依米丁;
②1818 年,从番木鳖中得到士的宁;
③1820 年,从金鸡纳树皮中分离出奎宁、辛可宁,从秋水仙种子中分离出秋水仙碱;
④1821 年,从咖啡豆中得到咖啡因;
⑤1828 年,从烟草中提取出尼古丁;
⑥1832 年,从阿片中分离出那塞因与可待因;
⑦1856 年,从古柯树叶中得到古柯;
⑧1871 年,从山道年蒿中得到山道年;
⑨1885 年,从麻黄中提取出麻黄碱和伪麻黄碱。

这个时期的特点是技术方法简单,设备简陋;分析和分离样品需要量大,纯度差;周期很长。19 世纪末,天然药物化学学科开始真正形成。

(二) 20 世纪初至 20 世纪 50 年代是天然药物化学迅速发展时期

这个时期,以色谱技术用于天然化合物的分离、纯化,色谱技术渗透到结构鉴定和生物活性实验为特点。首先系统性深化完善化学理论,建立了蒸馏、精馏原理、相似相溶原理、分配定律、解析与吸附原理、离子交换理论、酸碱理论、配位理论、电泳以及手性分子拆分等理论。其次仪器设备先进、配套、精密。如渗漉和蒸馏、精馏装置,各种色谱(吸附和分配色谱)、电泳和电渗分离技术等,用于提取、分离纯化天然产物;红外光谱、紫外-可见光谱、X-衍射、核磁共振谱、MS、CD、ORO(旋光分散)等分析测试手段与化学反应相结合开始用于分子结构的鉴定。新的天然产物有效成分不断地被发现和分离鉴定出来:1906 年俄国植物学家茨维特(Tsweet)以碳酸钙为吸附剂、石油醚为洗脱剂,通过柱色谱技术研究植物叶的化学成分,得到 3 种颜色的 6 个色带,并首次提出了色谱概念,但未受到重视;1929 年

Flemming 发现了青霉素,1945 年确定了它的结构;1931 年 R. Kuhn 和 Lederer 用 Al_2O_3 色谱柱分离出几种类胡萝卜素和叶绿素,重现了茨维特方法,开始引起研究者关注;1929—1935 年发现了性激素;1932 年确定了胆酸和胆固醇的分子结构;1938 年发明了流动液相色谱、吸附色谱、薄层色谱和纸色谱;1952 年 James 发明了气相色谱;1944 年 Waksman 发现了链霉素;Butenandt 经过 17 年的努力在 1956 年首次从 31 万只雌蚕的香腺中分离得到 5.25 mg 引诱激素(蚕醇),通过降解反应证实结构为 10(E)-12(Z)-十六二烯-1-醇等。

(三)20 世纪 60 年代以后是天然药物化学高速发展时期

(1) 开发出更加先进完善、效率更高的提取、分离和纯化仪器设备,如相流分配提取技术,超临界萃取技术,各种色谱联用、色谱与质谱联用分离鉴定技术等;过去只能分离含量较高的天然产物(百分之几,千分之几),现在可以达到微量及超微量(百万分之几,千百万分之几)级别。

(2) 结构鉴定所用的仪器设备更加精密快速,四大波谱技术已进入档次更高、精密度更好、联合使用的时期,特别是核磁、质谱、HRMS、X-单晶衍射等设备,与计算机联用,做到了简便、灵敏、高效、准确、超微量。过去用传统化学方法鉴定一个简单的天然产物,往往需要样品以克计,时间在数月乃至一年甚至十数年;而今所需样品仅需数毫克、数十毫克,可在数小时或几天内完成。

(3) 寻找新型高活性天然产物,研究对象从平原陆地到高寒高原地区,从陆地生物到海洋生物,从近海区到深海区。文献报道:约 25 万种植物仅开发了 5%;数十万种动物仅开发了 2%~4%;100 余万种海洋物种仅开发了 1%~2%。由此可知天然药物领域的研究潜力巨大。

(4) 生物合成、仿生合成及构效与活性关系的研究向纵深发展。组合化学是近年来在国际化学和药物基础研究领域兴起的一门新学科,被化学家认为是合成大量供生物活性筛选化合物最有效的新技术。与经典有机合成相比,能更快速有效地合成大量化合物和众多同系物是其最大的优点,能形成较大的化合物库供活性筛选用。经过近 50 年的研究,明确部分天然药物有效成分如古豆碱、罂粟碱、石蒜碱、槲皮素、麦角甾醇等的生物合成途径,为有机合成提供了优选的合成途径。

综上所述,天然药物化学发展为人类健康的发展等做出了巨大贡献。但相对于庞大的植物、动物、微生物群体资源,其仅是微小的一部分。

三、天然药物化学的发展趋势

天然药物健康应用由单纯药品的治疗模式转变为预防、治疗、保健和康复相结合的模式,范围从药品领域扩大到保健品、饮食补充剂及化妆品领域。发展趋势体现在以下几个方面。

(1) 利用现代分离和结构测定先进技术结合现代活性筛选体系,发现新的活性化合物和先导化合物。

(2) 利用近代的活性筛选体系,对已发表过的天然产物样品重新进行活性筛选。

(3) 对单一或"复方"天然药物提取物进行多靶点的追踪筛选。

(4) 采用天然药物的粗提取物或标准化提取物作为保健食品或饮食补充剂。

知识链接

中医药是中国乃至世界上具有独特理论的医药体系,中药的使用在我国有几千年的历史。但与欧洲等西方国家相比较,中华人民共和国成立前,我国从天然药物(中药)中研究发现的有效成分单体数量屈指可数,造成这种巨大差距的原因有着什么样的社会大背景呢?

第四节　天然药物中各类化学成分的简介及其溶解性

天然药物在生长过程中不断进行着新陈代谢,由此生成和积累了许多化学物质,这些化学物质由于机体生物合成来源的途径不同而形成不同的结构类型,现将常见的天然药物化学成分类型简述如下。

一、生物碱

生物碱是自然界中一类多含氮杂环的有机化合物,多数显碱性,主要以盐的形式存在,少数为游离形式。生物碱盐特别是小分子的有机酸盐和无机酸盐易溶于水、甲醇和乙醇,难溶于常见的有机溶剂,而游离的生物碱不溶或难溶于水,能溶于乙醇、丙酮、氯仿、乙醚和苯等有机溶剂。生成生物碱的前体主要是氨基酸,包括:①脂肪族氨基酸,如鸟氨酸、赖氨酸;②芳香族氨基酸,如苯丙氨酸、络氨酸及色氨酸等。由于氨基酸来源不同,生物合成途径不同,因而形成了不同结构类型的生物碱。

二、糖类

糖类包括单糖、低聚糖和多糖。

单糖是多羟基的醛或酮及其衍生物的总称,基本通式为$(CH_2O)_n$。单糖易溶于水,可溶于含水乙醇,不溶于无水乙醇和乙酸乙酯、乙醚、氯仿等亲脂性有机溶剂。

低聚糖,又称为寡糖,是由 2~9 个单糖分子通过脱水缩合连接而成的直链或支链聚合糖,易溶于水,不溶于乙醇及其他有机溶剂。

多糖通常是由 10 个及 10 个以上,多达几千个单糖分子聚合而成的高分子化合物,无一般单糖的性质。多糖主要分布在植物中,常见的有淀粉、菊糖、果胶、黏液质、树胶和纤维素等,动物中也有分布,如虾蟹中的甲壳素和动物体中的硫酸软骨素等。过去认为多糖是无效成分,多作为杂质除去,研究证实多糖有着广泛的生物活性,如黄芪多糖具有免疫促进或调节作用,柏树菌多糖能够诱导机体产生干扰素,茯苓多糖和灵芝多糖具有抗肿瘤作用等。

三、苷类

苷类是糖或糖的衍生物和非糖物质(又称为苷元或配糖基)通过糖的端基碳经过缩合反应连接而成的化合物的总称。苷类在自然界分布极其广泛,数量庞大,主要是因为一方面糖的数量和种类多,另一方面苷元来源广泛,涵盖了多数其他类型天然药物化学成分,如香豆素类、黄酮类、醌类、萜类和部分生物碱等。苷类主要以固体形式存在,部分能形成结晶;有一定的吸湿性;极性较大,能溶于水,可溶于甲醇、乙醇,难溶于乙醚、苯等亲脂性较强的有机溶剂,而苷元大多难溶于水,易溶于有机溶剂。

四、香豆素和木脂素

香豆素和木脂素是具有苯丙基基本骨架(C_6—C_3)的一类化合物,属于苯丙素类化合物香豆素的母核是苯并 α-吡喃酮,从结构上看是由顺式邻羟基桂皮酸缩合而成的内酯类化合物。香豆素结构母核环上常有羟基、烷氧基、苯基和异戊烯基等取代基,使其具有不同的理化性质和结构类型。香豆素主要以固体形式存在,游离的香豆素可溶于热水,难溶于冷水,易溶于甲醇、乙醇、氯仿和乙醚等有机溶剂。香豆素苷可溶于水、甲醇、乙醇,难溶于亲脂性有机溶剂。

木脂素是一类由苯丙素氧化聚合而成的天然产物,因多存在于植物的木质部和树脂部而得名。木脂素多数呈游离状态,亲脂性强,易溶于乙酸乙酯、乙醚、氯仿,可溶于甲醇、乙醇,难溶于水;少数与糖成苷,水溶性增强。木脂素分子中常具有多个手性碳原子或手性中心结构,所以大部分有光学活性。木脂素的生理活性常与手性碳的构型有关,因此在提取过程中应注意操作条件,以避免提取的成分发生结构改变。

五、醌类

醌类化合物含有环己二烯二酮类结构,根据母核不同分为苯醌、萘醌、菲醌和蒽醌类,其中以蒽醌类为主,数量最多。蒽醌类化合物根据结构分为蒽醌衍生物及其还原物蒽酚、蒽酮及蒽酮的二聚体等。蒽醌类化合物由于分子中具有酚羟基或(和)羧基,显示一定酸性。在植物体内多数以苷的形式存在,极性较大,易溶于甲醇、乙醇和热水,少数游离蒽醌或蒽醌苷水解后苷元极性较小,溶于乙醇、氯仿、乙醚等有机溶剂,微溶或难溶于水。

六、黄酮类

黄酮类是指具有 C_6—C_3—C_6 基本骨架,即两个苯环通过中间三碳链连接而成的一类化合物,其基本母核为 2-苯基色原酮,属于苯丙素类。该类化合物在植物体中主要以苷的形式存在,极性较大,溶于碱液、热水及甲醇、乙醇等亲水性有机溶剂,部分以游离状态存在,亲脂性增强;花色苷虽部分为游离形式,但呈离子态而易溶于水。黄酮分子结构中多具有酚羟基而显酸性,同时基本骨架形成共轭体系使黄酮类化合物显颜色,黄色为主,颜色的深浅与共轭体系长短及助色团有关。

七、萜类和挥发油

萜类是指由前体甲戊二羟酸衍生而成的一类化合物,在化学结构上可看成以异戊二烯为基本单元,按照一定方式连接而成的化合物。链状萜类基本通式符合$(C_5H_8)_n$。根据异戊二烯单元的数目不同,萜类可分为单萜、倍半萜、二萜、二倍半萜、三萜、四萜及多萜。萜类化合物在自然界分布广泛,种类繁多且生物活性多样。游离的萜类化合物亲脂性较强,但成苷后也具有一定的亲水性。

挥发油又称精油,是一类具有芳香气味的油状液体的总称。在常温下能挥发,不溶于水,可随水蒸气蒸馏,易溶于亲脂性有机溶剂。挥发油大多存于种子植物,尤其是芳香植物中,主要由萜类化合物组成、少数由芳香族和脂肪族化合物组成。

八、甾体化合物

甾体化合物是指结构中具有环戊烷骈多氢菲母核的一类化合物。根据其 17 位侧链结构的不同,又可分为若干类型,如 17 位的侧链是不饱和内酯环时为强心苷类;17 位的侧链是含氧螺杂环时为甾体皂苷类;17 位的侧链是脂肪烃时为植物甾醇等。游离的甾体化合物通常是亲脂性的,而苷化后亲水性较强。甾体皂苷和强心苷有特殊的性质和生理作用。

九、有机酸

有机酸是分子结构中含有羧基(不包括氨基酸)的化合物。在天然药物的叶、根,特别是果实中广泛分布,如乌梅、五味子、覆盆子等。除少数以游离状态存在以外,一般都与钾、钠、钙等结合成盐,有些与生物碱结合成盐。一般低级脂肪酸易溶于水、乙醇等,难溶于有机溶剂,高级脂肪酸及芳香酸较易溶于有机溶剂而难溶于水;有机酸盐一般溶于水而难溶于有机溶剂。脂肪酸可与甘油结合成酯或与高级醇结合成蜡;有的有机酸是挥发油与树脂的组成成分。

十、鞣质

鞣质又称单宁或鞣酸,是存在于植物体内的一类分子较大、结构比较复杂的多元酚类化合物。鞣质能与蛋白质结合形成不溶于水的沉淀,可与兽皮中的蛋白质结合,使皮革变得致密、柔韧、难以透水且不易腐败。鞣质分为可水解和不可水解两类。鞣质为黄色或棕黄色无定形松散粉末;鞣质不稳定,在空气中颜色逐渐变深;有强吸湿性;易溶于水、乙醇、丙酮,不溶于乙醚、苯等亲脂性有机溶剂。

十一、氨基酸、蛋白质和酶

分子中含有氨基和羧基的化合物称为氨基酸,构成生物有机体蛋白质的氨基酸大多是 α-氨基酸。氨基酸一般易溶于水,难溶于有机溶剂。

蛋白质是由 α-氨基酸通过肽链结合而成的一类高分子化合物。由于组成氨基酸的不同和空间构型的不同,蛋白质的种类较多。蛋白质大多能溶于水形成胶体溶液。高温、强酸、强碱和浓醇等因素可导致蛋白质变性。

酶是生物体内具有催化功能的蛋白质,它的催化作用具有专一性,通常一种酶只能催化某一种或某一类特定的反应,如蛋白酶只能催化蛋白质分解成氨基酸,脂肪酶只能水解脂肪成为脂肪酸和甘油。植物中所含的苷类往往与某种特殊的酶共存于同一组织的不同细胞中,当细胞破裂,酶与苷接触时即可使苷发生水解。

十二、植物色素

植物色素在天然药物中分布很广,主要分为脂溶性色素与水溶性色素两类。脂溶性色素以叶绿素、叶黄素和胡萝卜素为主,三者常共存,因含量不同而产生不同颜色。此外尚有藏红花素、辣椒红素等。除叶绿素外,植物色素多为四萜衍生物。这类色素不溶于水、甲醇,易溶于高浓度乙醇、乙醚、氯仿、苯等有机溶剂。胡萝卜素在乙醇中也不溶。水溶性色素主要为花色苷类,又称花青素,普遍存在于花中,溶于水及乙醇,不溶于乙醚、氯仿等有机溶剂,其颜色能随 pH 的不同而改变。在提取天然药物有效成分时,色素常作为杂质去除。

为了便于掌握各种类型化学成分的溶解性能,现归纳总结如表 1-1 所示。

表 1-1　天然药物的化学成分溶解性能表

水溶性成分	水、醇共溶成分	醇、脂共溶成分	脂溶性成分
单糖及低聚糖	生物碱盐	游离生物碱	油脂
淀粉	苷	苷元	蜡
黏液质	水溶性色素	脂溶性色素	—
氨基酸	鞣质	挥发油	—
蛋白质	水溶性有机酸	非水溶性有机酸	—
无机成分	—	树脂	—

注:
1. 表中各类成分的溶解性是指较纯的成分在较纯的溶剂中的溶解性。
2. 水、醇共溶成分指既溶于水又溶于乙醇的成分。
3. 醇、脂共溶成分指既溶于醇又溶于有机溶剂的成分。
4. 脂溶性成分主要指溶于乙酸乙酯、乙醚、氯仿、苯、石油醚等有机溶剂的成分。
5. 蛋白质在热水中可凝固变性。
6. 淀粉溶于热水形成胶体溶液,不溶于冷水。
7. 苷、苷元包括醌类、黄酮类、香豆素、木脂素、皂苷和强心苷等化学成分。
8. 萜类组成包括挥发油、树脂、皂苷元、植物色素等,属醇、脂共溶成分。

目标检测
答案

目标检测

一、名词解释

1. 天然药物化学;2. 有效成分;3. 有效部位(群);4. 无效成分;5. 一次代谢产物(过程);6. 二次代谢产物(过程)

二、选择题

(一) A 型题(单项选择题)

1. 有效成分是指(　　)。

A. 提取的成分

B. 含量高的成分

C. 具有生物活性的化学成分

D. 具有显著生物活性,能用结构式表示,具有一定物理常数的单体化合物

2. 天然药物化学是研究天然药物的(　　)的一门学科。

A. 品种来源及地理分布　　　　B. 鉴别

C. 化学成分的合成　　　　　　D. 化学成分

3. 下列哪个化学成分不是有效成分?(　　)

A. 人参总皂苷　　B. 麻黄碱　　　C. 青蒿素　　　　D. 大黄酸

4. 下列不属于有效部位的是(　　)。

A. 三七总皂苷　　B. 银杏总黄酮　　C. 苦参总碱　　　　D. 大蒜素

5. 从天然药物中提取的第一个有效成分是(　　)。

A. 奎宁　　　　　B. 吗啡　　　　C. 士的宁　　　　D. 咖啡因

6. 下列药物不是来源于天然药物的是(　　)。

A. 垂盆草苷　　　B. 环丙沙星　　　C. 阿托品　　　D. 利血平

7. 一般情况下，认为是无效成分或杂质的是（　　）。

A. 生物碱　　　B. 叶绿素　　　C. 皂苷　　　D. 黄酮

8. 可溶于水的成分是（　　）。

A. 树脂　　　B. 挥发油　　　C. 油脂　　　D. 鞣质

9. 不溶于醇的成分是（　　）。

A. 叶绿素　　　B. 香豆素　　　C. 多糖类　　　D. 生物碱

10. 提取黄酮苷和苷元选用的溶剂是（　　）。

A. 水　　　B. 乙醚　　　C. 氯仿　　　D. 乙醇

（二）B 型题（配伍选择题，选项在前，题干在后。每题有一个选项，每个选项可重复选择，也可不选择）

A. 苯并 α-吡喃酮　　　　B. C_6—C_3—C_6

C. 环己二烯二酮类结构　　　　D. 蛋白质

E. 环戊烷骈多氢菲　　　　F. 萜类

G. 含氮杂环的有机化合物　　　　H. 低聚糖

11. 醌类化合物结构中含有（　　）。

12. 鞣质可与（　　）结合产生不溶于水的沉淀。

13. 黄酮类化合物基本骨架为（　　）。

14. 酶的本质是（　　）。

15. 挥发油的主要组成是（　　）。

16. 甾体皂苷的母核是（　　）。

17. 香豆素的基本母核是（　　）。

18. 由 2～9 个单糖分子组成的聚合糖为（　　）。

（三）X 型题（多项选择题，每题至少有 2 个答案）

19. 下列属于天然药物化学研究的内容的是（　　）。

A. 结构类型及特点　　　　B. 理化性质

C. 提取与分离方法　　　　D. 生物合成途径

20. 下列属于基于天然药物创制新药途径的是（　　）。

A. 发现新结构类型化合物　　　B. 提取与分离有效成分

C. 对有效成分进行结构改造　　　D. 对有效成分进行结构修饰

21. 下列属于多糖的是（　　）。

A. 菊糖　　　B. 淀粉　　　C. 黏液质　　　D. 果胶

22. 醇、脂共溶成分为（　　）。

A. 树脂　　　B. 挥发油　　　C. 游离生物碱　　　D. 油脂

23. 不能用高浓度乙醇作为提取溶剂的成分是（　　）。

A. 苷元　　　B. 多糖　　　C. 蛋白质　　　D. 苷

三、简答题

1. 天然药物化学在中药现代化方面的作用有哪些？

2. 如何理解有效成分和无效成分的相对性？

（刘修树）

第二章

天然药物中化学成分的提取、分离和鉴定方法与技术

扫码看 PPT

学习目标

【知识目标】
- 掌握各种提取、分离和鉴定的操作技术、适用范围和操作要点。
- 熟悉各种提取、分离和鉴定方法的基本原理和影响因素。
- 了解溶剂的极性和选用原则以及提取液的浓缩方法。

【能力目标】
- 熟练应用各种提取操作方法与技术对天然药物中化学成分进行提取；熟练运用各种分离操作技术进行精制、分离和鉴定。

【思政育人目标】
- 培养学生规范操作的意识。

学习思维导图

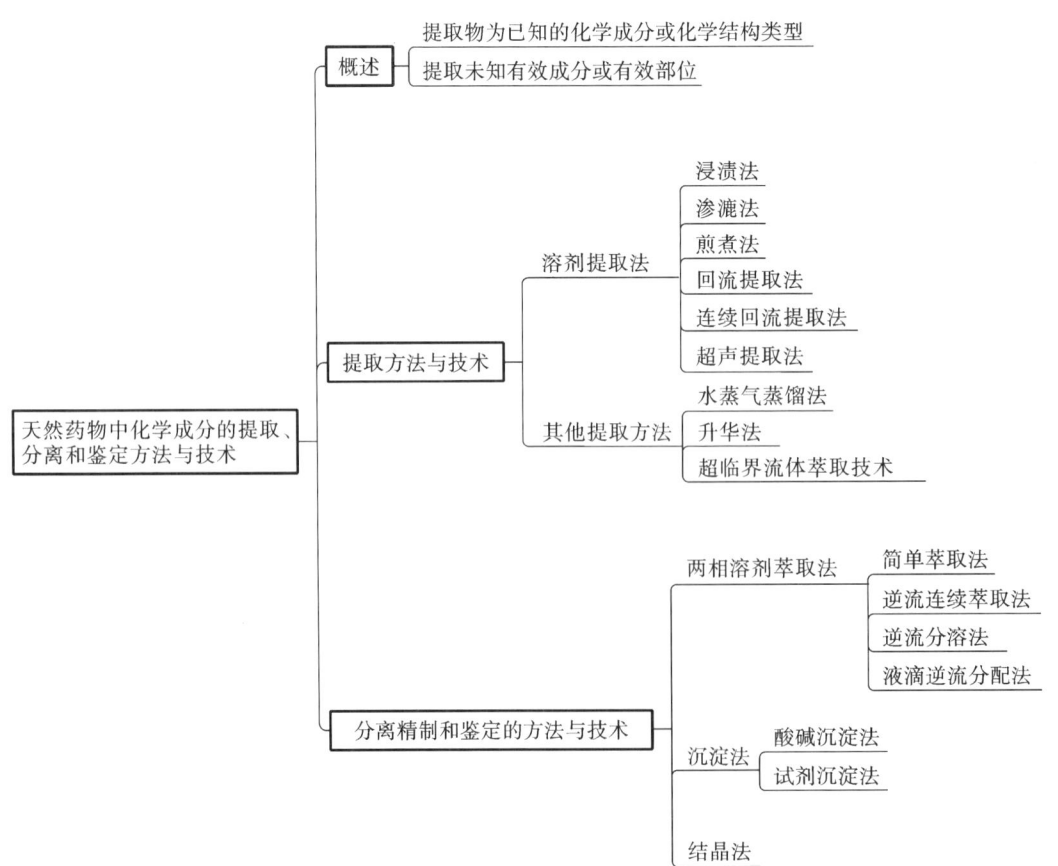

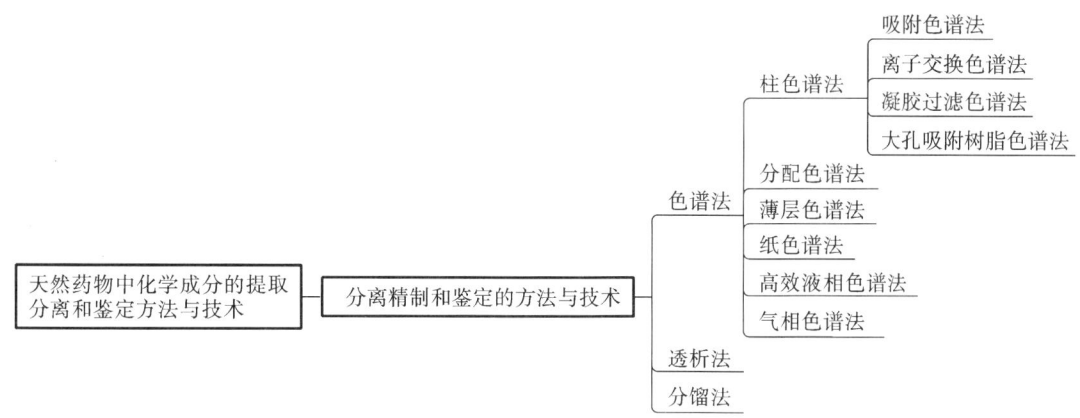

概　　述

　　天然药物中含有丰富多样的化学成分,既有有效成分,也有无效成分。研究和应用天然药物中的活性成分,必须经历提取、分离、鉴定三个程序。选择正确的提取、分离和鉴定的方法和技术,获得活性成分,将有利于天然药物资源的进一步研究开发和利用。

　　对天然药物中有效成分的提取与分离存在两种情况:其一是提取物为已知的化学成分或化学结构类型,如从植物黄连中提取与分离小檗碱或从植物中提取某类成分时,一般宜先查阅有关资料,搜集比较各种有关提取方案,尤其是工业生产方法,再根据具体条件加以选用;其二是从天然药物中寻找未知有效成分或有效部位,情况较复杂,一般应根据预先确定的目标,在适当的活性测试体系指引下,通过逐步提取、分离追踪,以及相应的动物模型筛选,临床验证,反复实践,才能达到目的。随着现代科学技术的发展,提取和分离的方法与技术也日趋完善,不仅缩短了天然药物研究的周期,同时也使天然产物成分的提纯技术和结构的研究更加深入。然而天然药物品种繁多,有效成分各不相同,伴随的物质也不相同,因此要对具体情况做具体分析,灵活运用各种提取与分离方法。

第一节　提取方法与技术

一、溶剂提取法

1. 概念

　　溶剂提取法是指根据天然药物中各种化学成分的溶解性能,选择对有效成分溶解度大而对其他成分溶解度小的溶剂,用适当的方法将所需化学成分尽可能完全地从药材组织中溶解提出的方法。

2. 基本原理和过程

　　溶剂提取法遵循相似相溶原理,即选择的溶剂极性与天然药物中欲提取的化学成分极性越相近,就越容易溶解提取出来,其提取过程可分为浸润、渗透、解吸、溶解、扩散等几个相互联系的阶段。

　　(1)浸润与渗透阶段:溶剂首先润湿药材表面,通过药材空隙和裂缝渗入药材组织细胞内部。天然药物的表面润湿,与溶剂性质和天然药物性质有关。①一般情况下,药材能被溶剂润湿,因为大多数天然药物由于含有较多带极性基团的物质(如蛋白质、果胶、糖类、纤维素等),与常用的浸提溶剂(如水、醇等极性溶剂)之间有较好的亲和性,因而能较快地完成浸润过程;②要从含脂肪油较多的中药中浸出水溶性成分,应先进行脱脂处理提高药材的润湿性;③用乙醚、石油醚、氯仿等非极性溶剂浸提脂溶性成分时,中药须先进行干燥(脱水);④溶剂中加入表面活性剂以降低界面张力,也可提高药

13

材的润湿性,是提高浸出效果的有效方法之一。润湿后的药材,由于液体静压力和毛细管的作用,溶剂进入药材空隙和裂缝中,渗透进细胞组织内,使干皱细胞膨胀,恢复通透性,溶剂更进一步渗透入细胞内部。

(2) 解吸与溶解阶段:药材中有效成分往往被组织吸收,具有一定的亲和力。浸出时溶剂须对有效成分具有更大的亲和力才能引起脱吸附而转入溶剂中,这种作用称为解吸作用。溶解:浸提溶剂通过毛细管和细胞间隙大量进入细胞组织后,已经解吸的各种成分就转入溶剂中,这就是溶解阶段。成分能否被溶解,取决于成分结构和溶剂的性质,遵循相似相溶原理。

(3) 扩散阶段:当浸出溶剂溶解大量药物成分后,细胞内液体浓度显著增大,使细胞内、外出现浓度差和渗透压差。所以,细胞外侧纯溶剂或稀溶液向细胞内渗透,细胞内高浓度的液体可不断地向周围低浓度方向扩散,至内、外浓度相等,渗透压平衡时,扩散终止。因此,浓度差是渗透或扩散的推动力。

3. 提取前的预处理

通常将天然药物的原料粉碎成粗粉;种子类药材常先脱脂后粉碎,可选用压榨法或石油醚来脱去大量油脂;用水提取含纤维素、淀粉丰富的根茎类药材时,为避免多糖遇水膨胀难过滤,宜将药材切成小段、薄片或粉碎成粗颗粒;提取苷类成分时,为防止酶的水解,可用乙醇或沸水处理,抑制或杀灭酶的活性。但苷元或次生苷的提取,则要保留酶的活性,如穿山龙中薯蓣皂苷元的提取。

4. 影响因素

影响因素包括选择的溶剂、提取的方式、药材的粉碎度、温度、时间、浓度差等。其中,选择合适的溶剂是溶剂提取法的关键。良好溶剂的选择应遵循"相似相溶"的规律,根据溶剂的极性、被提取成分及共存的其他成分的性质来决定,同时兼顾溶剂是否使用安全、易得、价廉、浓缩方便等问题。

5. 溶剂的极性

溶剂的极性与介电常数 ε 有关,介电常数越大,极性越大(表 2-1)。

常用溶剂的极性大小顺序排列如下:

$$石油醚 < 苯 < 无水乙醚 < 氯仿 < 乙酸乙酯 < 丙酮 < 乙醇 < 甲醇 < 水$$

表 2-1　常用溶剂的介电常数

溶 剂 名 称	介电常数(ε)	溶 剂 名 称	介电常数(ε)
石油醚	1.8	正丁醇(n-BuOH)	17.5
苯(C_6H_6)	2.3	丙酮(Me_2CO)	21.5
乙醚(无水,Et_2O)	4.3	乙醇(EtOH)	26.0
氯仿($CHCl_3$)	5.2	甲醇(MeOH)	31.2
乙酸乙酯(EtOAc)	6.1	水(H_2O)	80.0

按极性大小顺序,可将溶剂分为水、亲水性有机溶剂、亲脂性有机溶剂三类。①水:极性强,穿透力大,天然药物中如糖、蛋白质、氨基酸、鞣质、有机酸盐、生物碱盐、大多数苷类、无机盐等亲水性成分均可溶于水,使用水作为提取溶剂具有安全、经济、易得等优点,缺点是水提取液(尤其是含糖及蛋白质者)易霉变,难以保存,而且不易浓缩和过滤。②亲水性有机溶剂:甲醇、乙醇、丙酮等极性较大且能与水相互混溶的有机溶剂,其中乙醇最为常见,能与水以任意比例混溶,溶解极性成分,同时具有较强的穿透力,对一些亲脂性成分也有很好的溶解性,因此提取范围较广,效率较高,且提取液易于保存、过滤和回收,但有些亲水性有机溶剂易燃,价格较贵,有些毒性较强。③亲脂性有机溶剂:石油醚、苯、乙醚、氯仿、乙酸乙酯、正丁醇等,其特点是与水不能混溶,具有较强的选择性,天然药物中亲脂性成分如挥发油、油脂、叶绿素、树脂、内酯、某些游离生物碱及一些苷元等均可被提取,其中乙酸乙酯常用于提取中等极性的成分,正丁醇常用于提取极性较大的成分,提取液易浓缩回收,但此类溶剂穿透力较

弱,需长时间反复提取,使用有一定的局限性,且毒性大、易燃、价格较贵、设备要求高,使用时应注意安全。

依据相似相溶原理,天然药物中的亲水性成分易溶于极性溶剂,亲脂性成分则易溶于非极性溶剂。因此,在实际工作中可针对某药材中已知成分或某类成分的性质,选择相应的溶剂进行提取,如细辛醚的提取可直接选用石油醚;植物中所含生物碱类的提取,可用碱液浸泡使游离,再用有机溶剂提取。然而,天然药物化学成分十分复杂,各成分间相互影响,存在增溶现象或发生化学作用,使溶解性能有所改变,故选择溶剂时尚需结合其他共存成分的性质加以考虑。

溶剂提取法选用的提取方法与技术如下。

(一)浸渍法

浸渍法是将药材用适当的溶剂在常温或温热的条件下浸泡一定时间,浸出有效成分的一种方法。

1. 操作技术

根据温度条件的不同,操作技术可分为冷浸法与温浸法两种。

(1)冷浸法:取药材粗粉,置适宜容器中,加入一定量的溶剂如水、酸水、碱水或稀醇等,密闭,不断搅拌或振摇,在室温条件下浸渍 1~2 天或规定时间,使有效成分浸出,过滤,用力压榨残渣,合并滤液,静置过滤即得。

(2)温浸法:具体操作与冷浸法基本相同,但温浸法的浸渍温度一般为 40~60 ℃,浸渍时间较短,能浸出较多的有效成分。由于温度较高,浸出液冷却后放置储存时常析出沉淀,为保证质量,需滤去沉淀。

2. 适用范围

浸渍法适用于有效成分遇热易被破坏及含淀粉、果胶、黏液质、树胶等多糖物质较多的天然药物。

3. 特点

此法操作方便,简单易行,但提取时间长、效率低、水浸提液易霉变。

4. 提示

若要使药材中有效成分充分浸出,可重复浸提 2~3 次,第 2、3 次浸渍的时间可以缩短,合并浸出液,过滤,经浓缩后可得提取物。必要时需加适量防腐剂。

(二)渗漉法

渗漉法是将药材粗粉置于渗漉装置中,连续添加溶剂使其渗过药粉,自上而下流动,浸出有效成分的一种动态浸提方法。

1. 操作技术

(1)粉碎:将药材粉碎成粗粉。

(2)浸润:根据药粉性质,用规定量的溶剂(一般每 1000 g 药粉用 600~800 mL 溶剂)润湿,密闭放置 15 min 至 6 h,使药粉充分膨胀。

(3)装筒:取适量用相同溶剂润湿后的脱脂棉垫在渗漉筒底部,分次装入已润湿的药粉,每次装粉后用木槌均匀压平,力求松紧适宜,药粉装量一般以不超过渗漉筒体积的 2/3 为宜,药面上盖滤纸或纱布,再均匀覆盖一层清洁的细石块。

(4)排气:装筒完成后,打开渗漉筒下部的出口,缓缓加入适量溶剂,使药粉间隙中的空气受压由下口排出。

(5)浸渍:待气体排尽后,关闭出口,流出的渗漉液倒回筒内,继续加溶剂使其保持高出药面浸渍。

(6)渗漉:浸渍一定时间(常为 24~48 h),即可打开出口开始渗漉,控制流速,一般以 1000 g 药材每分钟流出 1~3 mL 为慢漉,3~5 mL 为快漉,实验室常控制流速为 2~5 mL/min,大量生产时,可调至每小时漉出液为渗漉器容积的 1/48~1/24。

(7)收集渗漉液:一般收集的渗漉液为药材重量的 8~10 倍,或以有效成分的鉴别实验决定是否渗漉完全,最后经浓缩后得到提取物。连续渗漉装置见图 2-1。

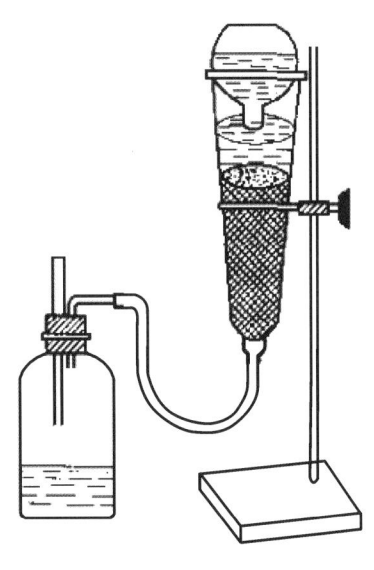

图 2-1　连续渗漉装置

2. 适用范围

渗漉法适用于提取遇热易破坏的成分。

3. 特点

渗漉法因能保持良好的浓度差,故提取效率高于浸渍法,存在的不足之处为溶剂消耗多,提取时间长。

4. 提示

本法在常温下进行,选用溶剂多为水、酸液、碱液及不同浓度的乙醇等。

(三)煎煮法

煎煮法是将药材加水加热煮沸,过滤去渣后取煎煮液的一种传统提取方法。

1. 操作技术

取药材饮片或粗粉,置于煎器(勿使用铁器等)中,加水浸没药材,加热煮沸,保持微沸,煎煮一定时间后,分离煎煮液,药渣可继续依法煎煮数次,合并各次煎煮液,浓缩即得。一般以煎煮 2～3 次为宜,小量提取时,第 1 次煮沸 20～30 min;大量生产时,第一次煎煮 1～2 h,第 2、3 次煎煮时间可酌减。

2. 适用范围

此法适用于有效成分能溶于水且不易被水、热破坏的天然药物的提取。

3. 特点

煎煮法操作简单,提取效率高于冷浸法。

4. 提示

煎煮法不宜用于提取含挥发油成分及遇热易被破坏的天然药物,含多糖类丰富的药材,因煎提液黏稠,难以过滤,同样不宜使用。

(四)回流提取法

使用低沸点有机溶剂如乙醇、氯仿等加热提取天然药物中有效成分时,为减少溶剂的挥发损失,保持溶剂与药材持久的接触,通过加热浸出液,使溶剂受热蒸发,经冷凝后变为液体,流回浸出器,如此反复至浸出完全。

1. 操作技术

将药材粗粉装入圆底烧瓶内,添加溶剂至盖过药面(一般至烧瓶容积的 1/2～2/3 处),接上冷凝管,通入冷凝水,于水浴中加热回流一定时间,滤出提取液,药渣再添加新溶剂回流 2～3 次,合并滤液,回收有机溶剂后得浓缩提取液。回流提取装置如图 2-2 所示。

2. 适用范围

回流提取法适用于脂溶性较强的天然药物化学成分的提取,如甾体、萜类、蒽醌等。

3. 特点

本法提取效率高,但溶剂消耗量仍较大,操作较麻烦。

4. 提示

由于受热时间长,故对热不稳定成分的提取不宜采用此法。

(五)连续回流提取法

连续回流提取法是在回流提取法的基础上改进,能用少量溶剂进行连续循

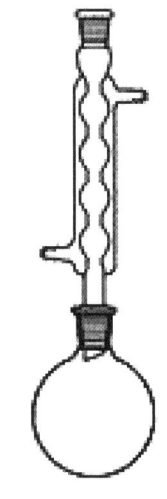

图 2-2　回流提取装置

环回流提取,充分将有效成分浸出完全的一种方法。

1. 操作技术

实验室中常用索氏提取器(图 2-3)提取,操作时先在圆底烧瓶内放入几粒沸石,以防暴沸,量取适量溶剂倒入烧瓶内,然后将装好药材粉末的滤纸袋或筒放入提取器中,药粉高度应低于虹吸管顶部,水浴加热。溶剂受热蒸发,遇冷后变为液体回滴入提取器中,接触药材开始进行浸提,待溶剂液面高于虹吸管上端时,在虹吸作用下,浸出液流入烧瓶,溶剂在烧瓶内因受热继续气化蒸发,如此不断反复循环 4～10 h,至有效成分充分被浸出,取提取液回收有机溶剂即得。

2. 适用范围

连续回流提取法适用于脂溶性化合物,药量较少时可用该法进行提取。

3. 特点

此法提取效率高,溶剂用量少,但浸出液受热时间长,故不适用于对热不稳定成分的提取。

4. 提示

为了防止长时间受热,成分被破坏,也可在提取 1～2 h 后更换新溶剂继续提取。大生产所用及其他各种连续回流提取器的原理与索氏提取器相同。

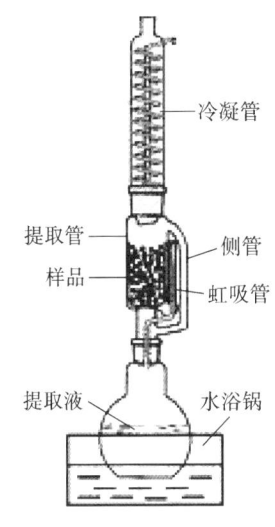

冷凝管

提取管　　侧管
样品　　　虹吸管

提取液　　水浴锅

图 2-3　索氏提取器

(六) 超声提取法

超声提取法是一种利用超声波浸提有效成分的方法。其基本原理是利用超声波的空化作用,破坏植物药材的细胞,使溶剂易于渗入细胞内,同时超声波的强烈振动能传递巨大能量给浸提的药材和溶剂,使它们做高速运动,加强胞内物质的释放、扩散和溶解,加速有效成分的浸出,极大地提高提取效率。

1. 操作技术

将药材粉末置于适宜容器内,加入一定量的溶剂,密闭后置于超声提取器内,选择适当超声频率提取一段时间(一般只需要数十分钟)后即得。

2. 适用范围

超声提取法适用于遇热不稳定成分的提取。

3. 特点

超声提取法与常规提取方法相比,具有提取时间短、提取效率高、无需加热等优点,能避免高温高压对目标提取成分的破坏。

4. 提示

此法对容器壁的厚薄及放置位置要求较高,目前仅为实验室小规模使用,大规模生产还有待解决设备问题。

知识链接

超声波是一种高频率的机械振动波,是超出人的听觉阈的声波。通常由能将机械能或电磁能与声能相互转换的超声换能器产生。小功率超声波常用于医学中 A 超、B 超、C 超等仪器显像诊断或工业中的金属测距、测厚、探伤等仪器检测。16～60 kHz 频率范围的超声波常被用于过程强化和引发化学反应,由于在媒质中传播产生的热学、力学、光学、电学和化学等系列效应具有机械、空化和热作用,使植物细胞破碎速度加快,化学成分加速扩散释放,极大地提高了提取率,故超声波可应用于天然药物有效成分的提取。

二、其他提取方法

（一）水蒸气蒸馏法

水蒸气蒸馏法是一种利用某些挥发性成分与水或水蒸气共同加热,能随水蒸气一并蒸馏出,经冷凝后分取获得的性质,使之从天然药物中提出的方法。其基本原理是当水和与水互不相溶的液体成分共存时,根据道尔顿分压定律,整个体系的总蒸气压等于两组分蒸气压之和,虽然各组分自身的沸点高于混合液的沸点,但当总蒸气压等于外界大气压时,混合物开始沸腾并被蒸馏出来。水蒸气蒸馏装置由水蒸气发生器、蒸馏瓶、冷凝管和接受器四个部分组成,见图2-4。

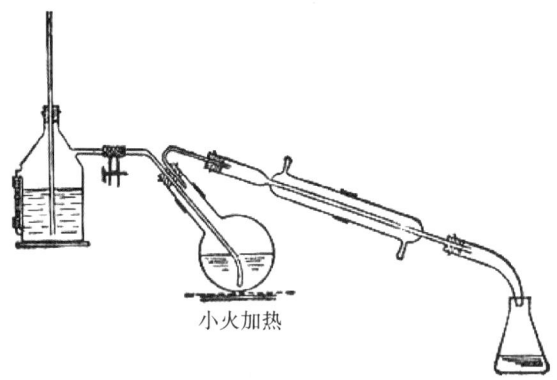

小火加热

图 2-4　水蒸气蒸馏装置

1. 操作技术

将药材粗粉装入蒸馏瓶内,加入水使药材充分浸润,体积不超过蒸馏瓶体积的1/3,然后加热水蒸气发生器使水沸腾,产生的水蒸气通入蒸馏瓶,药材中挥发性成分随水蒸气蒸馏被带出,经冷凝后,收集于接受瓶中,若馏出液由浑浊变为澄清透明,表示蒸馏基本完成,馏出物与水的分离可根据具体情况来决定。

2. 适用范围

此法适用于提取具有挥发性,能随水蒸气馏出而不被破坏,不溶或难溶于水,与水不发生化学反应的天然药物化学成分。

3. 特点

此法工艺简单、操作方便,实用性强,无需复杂的设备,易于推广。

4. 提示

蒸馏过程中需对蒸馏瓶采取保温措施,以免部分水蒸气冷凝增加蒸馏瓶内体积;蒸馏需中断或完成时,应先打开三通管的螺旋夹,使蒸馏瓶与大气相通后,再关热源,以防液体倒吸;对于某些在水中溶解度稍大的挥发性成分,馏出液可再蒸馏一次,以提高纯度。

（二）升华法

升华法是利用某些固体物质具有在低于其熔点的温度下受热后,不经熔融就直接转化为蒸气,遇冷后又凝固为原来的固体的性质,使之从天然药物中提出的方法。

1. 操作技术

预先粉碎待升华的天然药物,将粉末置于升华器皿中,铺均匀,上面放一冷凝器,加热升华器皿到一定温度,使被提取物质升华,升华物质冷凝于冷凝器表面即得。常压升华提取装置见图2-5。

2. 适用范围

此法适用于具有升华性的某些生物碱、香豆素、有机酸的提取。

3. 特点

此法操作时间长,损失较大,易使天然药物炭化,伴随产生的挥发性焦油状物常黏附在升华物上,难以去除,有时还伴随物质的分解现象。

4. 提示

升华法的加热方法一般以水浴、油浴等热浴较为稳妥。在天然药物的实际提取时很少采用。在实验室里一般只用于较少量(1~2 g)化合物的纯化。

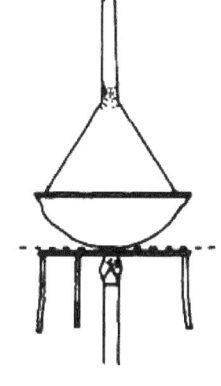

图 2-5　常压升华提取装置

(三)超临界流体萃取技术

超临界流体萃取(supercritical fluid extraction,SFE)是一种利用某物质在超临界温度形成的流体,对天然药物中有效成分进行萃取分离的新型技术,集提取和分离于一体。

1. 概念

超临界流体(supercritical fluid,SF)是指当某物质处于其临界温度(T_c)和临界压力(P_c)以上时,形成的一种既非液体又非气体的特殊相态。此状态下,流体兼有气、液两相的双重特点,既具有与气体相近的黏度,又具有与液体相近的密度,扩散力和渗透能均大大强于液体,且介电常数随压力增大而增大,因此对许多物质有很强的溶解能力,可作为溶剂进行萃取。

常用作超临界流体的物质有二氧化碳、氧化亚氮、乙烷、乙烯和甲苯等,其中二氧化碳具有无毒、不易燃易爆、安全、价廉、有较低的临界压力($P_c = 7.37$ MPa)和临界温度($T_c = 31.4$ ℃)、与大部分物质不反应、可循环使用等优点,故最常用于天然产物的提取。

2. 基本原理

利用超临界流体具有随超临界条件中温度和压力的变化而选择性溶解物质的能力,调节温度和压力,使超临界流体在程序升压过程中分步提取不同极性的化学成分,然后再通过升温、减压或吸附的方法使超临界流体回复普通气体状态,使被萃取的成分分离析出,获得分离。

3. 操作技术

超临界流体萃取工艺程序(图 2-6):将药材原料投入萃取器 6 中,对萃取器 6 和分离器 7 分别进行加热或冷却,当达到所选定的温度时,开启二氧化碳气瓶阀门及阀门 12 进气,启动二氧化碳泵 4 对系统加压,当达到预定压力时,调节减压阀 9,使分离器 7 内压力达到设定值,打开放空阀 10 调节流量。通过各阀门的调节,使萃取过程中通过的流量及萃取器内压力、分离器内压力都稳定在设定的操作条件后,关闭阀门 10,打开阀门 11,开始进行循环萃取,萃取过程中达到一定时间后,从阀门 8 放出萃取物。

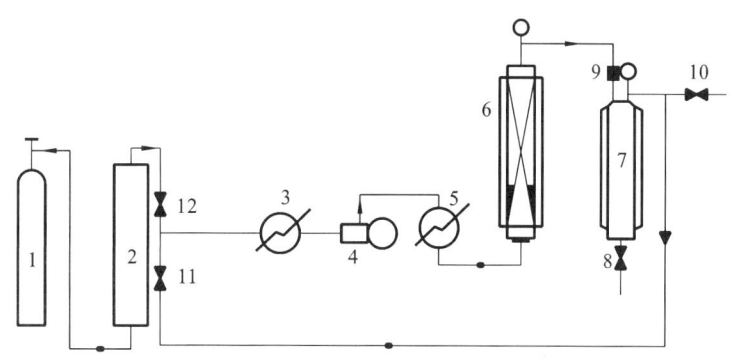

图 2-6　超临界流体萃取工艺流程图

1.二氧化碳气瓶;2.纯化器;3.冷凝器;4.高压泵;5.加热器;
6.萃取器;7.分离器;8.放油器;9.减压阀;10、11、12.阀门

4. 适用范围

此法适用于提取与分离挥发性成分、脂溶性成分、高热敏性成分及易氧化分解成分。

5. 特点

此法易于操作,可调节范围广,选择性和溶解性好,通过调节压力、温度,可改变流体的极性和密度,使萃取的有效成分富集,无溶剂残留,产品纯度高,萃取速度快,从萃取到分离一步完成,与GC、IR、MS等联用可快速有效地对天然物质进行提取、分离、测定,实现提取与质量分析一体化。

6. 提示

对极性较大或分子量较大的成分的萃取较难,需加入与溶质亲和力较强的夹带剂(水、甲烷、乙醇、戊醇等)以提高溶解度,或需在很高的压力下进行;所用设备属高压设备,投资较大,运行成本高,给工业化和普及带来一定的难度和限制。

利用超临界二氧化碳萃取技术从天然动植物及中药中分离生物活性成分,具有广阔的市场前景及强大的生命力。此项技术在天然植物挥发油的提取应用上获得了良好的效果,也开始应用于生物碱、香豆素、黄酮类、醌类等化合物。目前被广泛应用于医药、食品、香料及工业等领域。

知识拓展

天然药物提取的新方法与新技术

(1)微波辅助提取技术:一种利用磁控管所产生的每秒24.5亿次超高频率快速振动的微波,使被提取的极性分子快速转向及定向排列,从而产生分子间相互碰撞、挤压,使有效成分易于溶出和释放的提取技术。此法具有选择性高、操作时间短、溶剂耗量少、有效成分收率高的优点,已被成功地应用于天然药物活性成分的提取。

(2)半仿生提取法:从生物药剂学的角度提出的一种制备中药口服制剂的提取新技术,模仿口服药物经胃肠道的转运吸收原理,采用选定pH的酸性水和碱性水,依次连续提取中药方剂,获得含指标成分高的活性混合物。此法以一种或几种有效成分、总浸出物等作为指标和(或)主要药理作用作为指标,选择提取工艺,不仅能充分发挥混合物的综合作用,而且可利用单体成分的含量控制中药制剂的质量,且有效成分损失少,成本低,生产周期短。

(3)酶法提取:一种选用适当的酶,通过酶反应较温和地将植物组织分解,最大限度地从植物体内提取有效成分的新技术。酶法提取具有反应特异性高、快速、高效、反应条件温和且易于控制等优点,特别适合有效成分含量很低及受溶剂影响较大而易发生结构变化的有效成分的提取。近年来其应用于天然药物有效成分的提取、分离和纯化的研究开发取得了很大进展。

(4)连续逆流提取法:一种通过多个提取单元之间物料与溶剂间合理的浓度梯度排列及相应的流程配置,循环组合,使物料和溶剂同时做连续相向的逆流运动的动态提取新技术。主要的工艺原理为连续定量添加物料,物料在提取过程中连续运动,与溶剂充分接触;同时在设备内部不断更新溶剂,溶剂在流动过程中,不断获得物料的有效成分,浓度不断提高。此法适用于大规模生产,提取作业温度低,既适用于热稳定性好的物料的提取,又适用于热敏性物料的提取,所需的提取溶剂用量少,提取效率高。

第二节 分离精制和鉴定的方法与技术

提取天然药物所得的提取液是含有诸多成分的混合物,因提取液的体积一般较大,所含成分浓度较低,故在分离精制之前先要进行浓缩,以提高浓度。浓缩可通过蒸发或蒸馏的方式完成,具体方法有蒸发、常压蒸馏、减压蒸馏、薄膜蒸发、反渗透法和超滤法。浓缩过程应注意尽量避免热敏性成分被破坏。天然药物化学成分的分离是根据提取物中各成分之间物理或化学性质的差异,运用一定的方法使各成分彼此分开,获得单一化合物的过程。当获得的化学成分有一定纯度,但仍有部分杂质时,进一步除去杂质的分离过程一般称为纯化或精制。

系统溶剂分离法

（1）概念：系统溶剂分离法是一种选择两种以上极性不同的溶剂组成溶剂系统，按照极性由小到大的顺序依次萃取分离提取液，使溶解度有差异的各个成分得到分离的方法。

（2）操作技术：适当浓缩总提取液，或拌入适量惰性吸附剂，如粗硅胶、纤维粉及硅藻土等，低温或自然干燥后粉碎，然后依次用石油醚（或苯）、乙醚、氯仿、乙酸乙酯、丙酮、乙醇及水分步进行抽提，使溶解度不同的各种成分得到分段分离。也可以选择其中 3～4 种不同极性的溶剂组成溶剂系统，按照极性由高到低分步进行抽提，分成若干有效部位。

（3）适用范围：适用于有效成分尚不明确的天然药物提取液的分离及提取液的初步分离，是早年研究天然药物有效成分的一种最主要的方法。

（4）特点：此法操作烦琐，相同成分可能会分散在不同的抽提部位，不易于浓集，一些微量成分及结构性质相似的成分不易被分离纯化。

一、两相溶剂萃取法

（一）简单萃取法

1. 简单萃取法的原理

简单萃取法，即两相溶剂萃取法、液-液萃取法，是指在提取液中加入一种与其不相混溶的溶剂，构成两相溶剂系统，利用混合物中各组分在两种互不相溶的溶剂中分配系数的不同而进行分离的方法。其实质是利用化学成分在两相溶剂中溶解度的差异而进行分离，只是因为在一定温度和压力下，物质在两相互不相溶溶剂系统中溶解达到动态平衡时，该物质在两相溶剂系统的浓度之比为一个常数，称为分配系数，常用 K 表示，公式表示如下：

$$K=C_u/C_l$$

式中：K 为分配系数；C_u 为物质在上相中浓度；C_l 为物质在下相中浓度。

这就是分配定律。K 值越大，物质在萃取剂和原溶液中的溶解度差别越大，萃取分离效果越好。K 值取决于温度、溶剂和被萃取物的性质，而与组分的最初浓度、组分与溶剂的质量无关。萃取过程的分离效果主要看被分离物质的萃取率，萃取率为萃取剂中被萃取的物质与原溶液中该物质的溶质的量之比。萃取率越高表示萃取过程的分离效果越好。

上述 K 值是反映两相溶剂对同一种物质分离的难易，若是混合成分，萃取分离的难易可用分离因子 β 值来表示，分离因子是表示两种物质在同一溶剂系统中分配系数的比值，可用下式表示：

$$\beta=K_A/K_B（注：K_A>K_B）$$

假设某混合物含有 A、B 两种成分，现用氯仿和水等体积配成萃取溶剂系统进行萃取分离，其中 $K_A=10$，$K_B=0.1$，则 $\beta=K_A/K_B=10/0.1=100$。此时仅做一次萃取分离，成分 A 有 90% 以上分配在水中，不到 10% 分配在氯仿中，而成分 B 正好相反，使混合物达到了 90% 以上的分离。一般当 $\beta\geq100$ 时，若想达到基本分离只需做一次简单萃取；当 $10<\beta<100$ 时，则需萃取 10～12 次才能达到分离；当 $\beta\approx1$ 时，即表示 $K_A\approx K_B$，两种成分极性非常相近，无法利用此法进行分离。若存在更多的组分，可以按照分离目标物质将组分看成两种物质。

2. 影响两相溶剂萃取效果的因素

影响萃取分离效果的主要因素包括萃取剂、被萃取物质在萃取剂与原溶液两相中的溶解度差别、萃取次数及在萃取过程中两相之间的接触情况。在一定的条件下，被萃取物质的分离效果，主要取决于萃取剂的选择和萃取次数。

（1）萃取剂的选择：萃取剂对萃取效果的影响极大，萃取剂选择的主要依据是相似相溶原理，即被萃取物质的性质与萃取剂的性质相似,同时应考虑以下几个方面。

①K值:被萃取物质在萃取剂和原溶液之间的K值是选择萃取剂首先考虑的问题,K值大,表示被萃取组分在萃取相的浓度较高(被萃取物质在萃取剂中的溶解度大),萃取剂用量少,被萃取物质容易被萃取出来。

②密度:在两相溶剂萃取中两相间应保持一定的密度差,以利于两相的分层。

③界面张力:萃取体系的界面张力较大时,细小的液滴比较容易聚集,有利于两相的分离,但界面张力过大,液体不易分散,难以使两相很好地混合;界面张力过小时,液体易分散,产生乳化现象使两相难以分离。因此,从界面张力对两相混合与分层的影响综合考虑,一般不宜选择界面张力过小的萃取剂。

④黏度:萃取剂黏度低,有利于两相的混合与分层,因而黏度低的萃取剂对萃取有利。

⑤其他:萃取剂应有很好的化学稳定性,不易分解和聚合。一般选择低沸点溶剂,以利于萃取剂与溶质分离和回收,且毒性应尽可能低。此外,价格、易燃易爆性等都应加以考虑。

常用的萃取剂有石油醚、氯仿、二氯甲烷、乙酸乙酯、乙醚及正丁醇等。从水提液中萃取亲脂性成分,一般多用苯、氯仿、石油醚或乙醚等;偏亲水性的成分,选用弱亲脂性有机溶剂,如乙酸乙酯、水饱和的正丁醇等。混合溶剂的萃取效果比单一溶剂好,如乙醚-苯、氯仿-乙酸乙酯等,也可以用在氯仿、乙醚中加入适量的乙醇或甲醇制成亲水性较大的混合溶剂来萃取亲水性成分。一般有机溶剂亲水性越大,与水进行两相萃取的效果越差。

(2)萃取次数。

利用分配定律公式,可算出经过n次萃取后原溶液中某组分的剩余量:

$$W_n = W_0 \left[KV/(KV + S) \right]^n$$

式中:W_n为经过n次萃取后溶质在原溶液中的剩余量;W_0为萃取前化合物的总量;K为分配系数;V为原溶液的体积;S为每次萃取时萃取剂用量;n为萃取次数。

当萃取剂用量一定时,n越大,W_n越小,萃取效果越好,即将全部萃取剂分为多次萃取比一次全部用完萃取效果好。但萃取总量不变时,萃取次数增加,每次萃取剂的用量就要减小,$n \geqslant 5$时,n和S这两种因素的影响几乎抵消,再增加萃取次数,W_n变化很小,所以一般同体积溶剂萃取,分$3 \sim 5$次即可。

3. 简单萃取法简介

这是一种常用的简便萃取技术,小量简单萃取一般在分液漏斗中进行。

(1)操作技术:选择大小适宜的分液漏斗,在活塞上涂润滑油脂,关好活塞,检查是否漏液,正常后装入待萃取液和萃取剂,装入量约占分液漏斗体积的1/3,盖好塞子,倒转,开启活塞,排气后关紧,开始轻轻振摇,每振摇几次后,注意打开活塞排气,如此重复数次,最后剧烈振摇$2 \sim 3$ min,静置,分层,开启活塞使下层液放出,上层液从分液漏斗的上端倒出,避免污染。此为一次萃取。重复萃取,分液漏斗内保留上层或下层根据实际情况而定。

(2)适用范围:分配系数差异较大的成分的分离。

(3)特点:操作简便,设备简单。

(4)简单萃取操作时的注意事项。

①萃取前先用小试管做预实验,观察萃取后两液相分层现象和萃取效果。如果容易产生乳化,大量萃取时要避免猛烈振摇,可通过延长萃取时间达到萃取效果。

②两相密度接近时,两液相部分互溶会引起分层不明显或不分层等现象,可通过较长时间静置,或加入食盐以增大水相的密度而使问题得到解决。萃取溶液呈碱性时,常出现乳化,处理方法:使用玻璃棒不断搅拌进行机械破乳;加入其中一种溶剂改变原来的溶剂比例,然后进一步破乳;若上述方法不能将乳化层破坏,在分液时,应将乳化层与萃余相(水层)一起放出,再进行萃取,或将乳化层单独分出,再用新溶剂萃取,或将乳化层抽滤,或将乳化层稍稍加热,或较长时间放置并不时旋转,令其自然分层,然后再进行萃取处理。

③样品水溶液的相对密度最好在 1.1~1.2 之间,过稀则萃取剂用量过大,影响操作,且有效成分的回收率低,过浓则提取不完全。

④溶剂与样品水溶液应保持一定的比例,第一次提取时萃取剂可多一些,一般为样品水溶液的 1/3~1/2,以后的用量可以少一点,一般为 1/6~1/4。

⑤一般萃取 3~4 次即可,但亲水性成分不易转入有机溶剂层时,须增加萃取次数。

(二)逆流连续萃取法

逆流连续萃取法是利用两互不相溶的溶剂相对密度不同,使密度小的相液为移动相(分散相),逆流连续穿过密度大的固定相(连续相)液,借以交换化学成分而达到分离目的的一种连续萃取技术。装置见图2-7。

1. 操作技术

将密度小的相液置于高位储存器中,密度大的相液作为固定相置萃取管中,萃取管数目可根据分配效率的需要来决定选用一根或数根,管内填充小瓷环或小不锈钢丝圈,开启活塞,则高位储存器中相液在压力下流入萃取管,遇到瓷圈或不锈钢丝圈撞击分散成小的液滴,增大了萃取接触面积,两相溶剂在萃取管中自然分层,根据需要,密度小的相液可进入下一个萃取管继续萃取交换,最后取试样用色谱、显色或沉淀反应等进行检查,判断萃取是否完全。

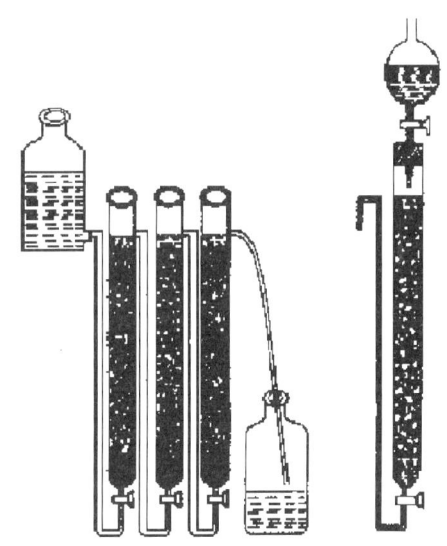

图 2-7 逆流连续萃取装置

如果萃取的有机溶剂比水轻,则欲萃取的水液盛于萃取管内,有机溶剂放在高位储存器内;如果萃取的有机溶剂比水重,则有机溶剂盛于萃取管内,欲萃取的水液放在高位储存器内。

2. 适用范围

逆流连续萃取法适用于各种密度的溶剂萃取。

3. 特点

此法操作简便,萃取较完全。

4. 提示

简单萃取操作会发生乳化现象的物质,可选用此法进行萃取。

(三)逆流分溶法

逆流分溶法(counter current distribution,CCD 法)是一种高效、多次和连续的两相溶剂萃取分离方法,也称为逆流分配法、逆流分布法或反流分布法。逆流分溶法与两相溶剂逆流萃取法原理一致,是一种在加样量一定,并不断在一定量的两相溶剂中,经多次移位萃取分配而达到混合物分离的方法,需要使用逆流分布仪。逆流分布仪由若干支管子组成,预先选择对混合物分离效果好的两种不相混溶的溶剂,并参考分配层析的行为分析判断和选用溶剂系统,通过实验测知要经过多少次萃取移位才能达到真正的分离,装置图如图 2-8 所示。

1. 适用范围

此法适用于分离中等极性、分离因子较小及不稳定的化学成分。

2. 特点

分离效率高,操作条件温和,试样容易回收。

3. 提示

逆流分溶法对于分离性质非常相似的混合物,往往可以取得良好的效果,但操作时间长,消耗溶剂多,含量微小的成分易损失于大体积溶剂中,萃取管容易因机械振荡而损坏或导致萃取溶剂系统产

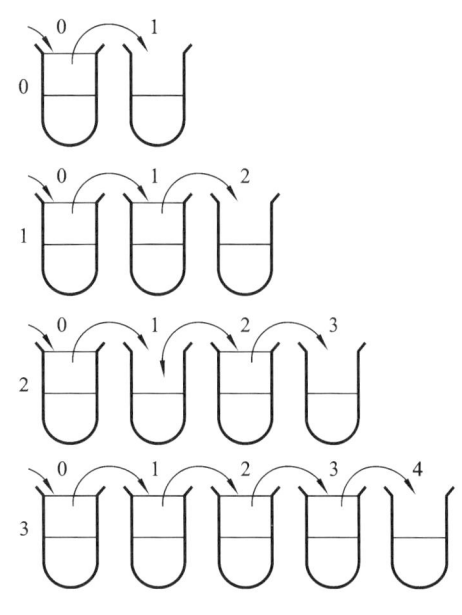

图 2-8　逆流分溶法装置图

生乳化现象。故试样极性过大或过小，或分配系数受温度或浓度影响较大或易于乳化的溶剂系统均不宜采用本法。目前应用较少。

（四）液滴逆流分配法

液滴逆流分配法又称液滴逆流色谱法，是在逆流分溶法基础上改进的新方法。利用混合物中各成分在两液相间分配系数的差异，使移动相形成液滴，通过作为固定相的液柱实现逆流分配，使各成分获得分离。

1. 操作技术

目前的装置由三个部分构成：第一部分由输液部分由微型泵、移动相溶剂贮槽和试样液注入器组成，第二部分由 $300 \sim 500$ 根内径约为 $2\ mm$、长度为 $20 \sim 40\ cm$ 的萃取管连接而成，第三部分是检出器及分步自动收集仪。操作时，先将固定相加进全部萃取管内，然后从加样口注入已溶于两相溶剂（$1:1$）中的待分离试样，再由微型泵注入移动相，移动相在萃取管中形成液滴，不断地与固定相有效地接触、摩擦形成新表面，促使溶质在两相溶剂中实现充分的分配，获得很高的分离效果，且不易乳化或产生泡沫，若用氮气驱动流动相，可避免被分离物质的氧化。从萃取管中流出的移动相通过检测器进行分部收集，完成液滴逆流分配的全过程。

2. 适用范围

液滴逆流分配法适用于皂苷类化学成分的分离。

3. 特点

此法使用溶剂较少，可定量回收试样，分离效果较逆流分溶法好。目前已广泛用于分离纯化多种天然药物化学成分，如皂苷、生物碱、蛋白质、多肽、酸性成分及糖类等。

二、沉淀法

（一）酸碱沉淀法

酸碱沉淀法是利用酸性成分在碱中成盐而溶解，在酸中游离而沉淀；而碱性成分在酸中成盐而溶解，在碱中游离而沉淀的性质来进行分离的一种方法。酸碱沉淀法分为碱溶酸沉法和酸溶碱沉法。

1. 操作技术

在提取液中加入适量碱水（或酸水），使欲分离成分生成盐而溶解于酸水（或碱水）中，分离提取液，然后加入适量碱水（或酸水），使欲分离成分生成游离分子形成沉淀而析出，过滤即得。

2. 适用范围

酸碱沉淀法适用于酸性、碱性或两性化合物的分离。如难溶于水的脂溶性生物碱遇酸生成生物碱盐而溶于水，再加碱碱化，又能重新游离使水溶性降低而形成沉淀析出；一些含有酚羟基、羧基等酸性基团且难溶于水的黄酮类化合物、蒽醌类化合物等，加碱水液可成盐溶解，加酸酸化后又可游离析出沉淀，借以提纯，去除杂质。

一些有特殊结构如具有内酯结构的化合物遇碱可开环生成羧酸盐而溶于水，再加酸酸化，内酯环重新环合后从溶液中沉淀析出，与其他成分分离。

3. 特点

应用酸碱沉淀法分离杂质时，一般生成的沉淀为有效成分，因此，要求反应必须可逆。

（二）试剂沉淀法

1. 溶剂沉淀法

溶剂沉淀法是在含有混合成分的溶液中加入某种溶剂或混合溶剂，使混合物中的某些成分沉淀出来的分离方法。水提醇沉法和醇提水沉法是在天然药物及其制剂的工业生产中被广泛使用的两种方法,利用天然药物中多数成分易溶于水或醇的特性。例如在水提取液中加入一定量的乙醇,使含醇量达到80%以上,则难溶于乙醇的成分如淀粉、树胶、黏液质、蛋白质等杂质从溶液中沉淀出来,为水提醇沉法,反之为醇提水沉法。其他溶剂也可采用沉淀法,如将粗制总皂苷溶于少量甲醇中,然后加入乙醚、丙酮或乙醚-丙酮混合溶剂,边加边摇匀,皂苷即可析出,如此反复多次,可得到较纯的总皂苷。

2. 专属试剂沉淀法

某些试剂能选择性地与某类化学成分反应而生成可逆的沉淀,借以与其他化合物分离,如水溶性生物碱可通过加入雷氏铵盐沉淀而分离、甾体皂苷可被胆甾醇沉淀、鞣质可用明胶沉淀等。但在使用该法时要注意,若用试剂来沉淀分离有效成分,则生成的沉淀应是可逆的,即得到的沉淀可用一定溶剂或试剂还原为原化合物,若被沉淀的化合物是杂质,则不需考虑这一点。

3. 操作技术

在提取液中加入某些特定试剂或溶剂,使欲分离成分生成沉淀或溶解度降低而析出沉淀,待沉淀完全后,过滤即得。

4. 适用范围

本法适用于能与某些试剂产生沉淀或在不同极性溶剂中溶解度有差异的化学成分的分离。

5. 特点

若沉淀反应可逆,可用来沉淀有效成分;若不可逆,则用来沉淀除去杂质。

三、结晶法

结晶法是利用混合物中各种成分在溶剂中不同温度下溶解度的差别,使所需成分以结晶状态析出,再进一步纯化处理,以达到分离精制目的的分离方法。反复多次结晶操作为重结晶法。结晶法适用于分离纯化溶解度随温度变化而变化较大的化学成分,可获得较纯的单体。

1. 结晶溶剂的选择

选择合适的结晶溶剂是此法的关键,理想的溶剂必须具备以下条件:①不与结晶物质发生化学反应;②对结晶物质的溶解度随温度不同有显著差异,温度高时溶解度大,温度低时溶解度小;③对可能存在的杂质溶解度非常大或非常小(即冷热均溶或均不溶);④沸点适中,不宜过高或过低,沸点过低溶剂损耗大,结晶不易控制,过高则不易浓缩,同时不易除去,一般要求30~150 ℃;⑤能给出较好的结晶。

常用的溶剂有水、乙酸、甲醇、乙醇、丙酮、乙酸乙酯、氯仿等,当不能选择到一种合适的溶剂时,通常选用两种或两种以上溶剂组成的混合溶剂。选用混合溶剂时要求低沸点溶剂对结晶物质的溶解度大,高沸点溶剂对结晶物质的溶解度小。

2. 结晶纯度判断

(1) 性状:一般纯的化合物结晶都具有一定的晶形,色泽均匀。

(2) 熔点:纯的化合物结晶有一定的熔点和较小的熔距。通过测定结晶的熔点或熔距可判断结晶的纯度。也可结合纸色谱或薄层色谱来判断结晶的纯度。

(3) 色谱法:将结晶制备成色谱溶液,在纸色谱或薄层色谱上选择合适的展开剂展开显色后,若只有一个不拖尾的圆点,或在高效液相色谱上有一个对称峰,说明结晶为单一化合物。

3. 操作技术

(1) 溶解:将需要结晶处理的固体物质或粗品溶解于沸腾或接近沸腾的适宜溶剂中,目的是使溶剂产生最大的溶解度,以利于冷却后过饱和溶液的形成和结晶的析出。为了减少样品留在母液中而造成的损失,加入溶剂的量应尽可能少。某些样品由于含少量有色杂质使结晶溶液呈色,可加入适量的活性炭脱色。活性炭的用量视活性炭活性、所用溶剂的极性和杂质含量而定,常用量为固体量的1%~2%。

(2) 热滤:将溶解有样品的溶液趁热过滤,以除去不溶性杂质,包括脱色用的活性炭。通过溶解而制得的结晶溶液是一个热饱和溶液,遇冷往往易析出结晶,因此必须趁热过滤。

（3）析晶：将滤液静置慢慢冷却，析出结晶。一般情况下溶液浓度高、降温快，析出结晶速度也快，但形成的结晶颗粒较小，杂质也可能较多。若自溶液中析晶的速度太快，超过了化合物晶核的形成和分子定向排列速度，往往只能得到无定形粉末。有时溶液浓度过高，相应杂质的浓度或溶液的黏度也较大，反而阻碍结晶的析出。因此，在操作中使溶液浓度适当并慢慢降低温度，常能析出较大和纯度较高的结晶。

（4）过滤：滤出结晶。滤出的结晶要用少量冷的溶剂洗涤，以便除去附在晶体表面的母液。

（5）干燥：用红外灯烘干或用真空恒温干燥器干燥，除去晶体表面吸附的少量溶剂。

4．适用范围

结晶法适用于可结晶固体成分的分离纯化。

5．特点

结晶法可获得较纯的单体，为分离纯化固体成分的重要方法之一。

6．提示

除了溶剂的选择是关键外，还要考虑结晶物质在溶液中的含量，含量越高则越易结晶，有的物质需要比较纯时才能结晶。其次是结晶物质在所选溶剂中的浓度：一般来讲，浓度较高容易结晶，但浓度过高时，相应的杂质的浓度或溶液的黏度也增大，反而阻止结晶的析出。选择合适的温度和时间：一般温度低些较好，有时在室温下不能结晶，可以放置在冰箱或阴凉处，而且结晶的形成常需要较长的时间，因此经常需要静置，有时甚至需要静置 3～5 天或更长时间。

四、色谱法

色谱法（chromatography）又称为色谱分离法、层析法，是一种分离、纯化和鉴定化合物的现代物理化学分离分析方法。色谱法起源于 20 世纪初，1906 年俄国植物学家茨维特将植物色素的提取液加在填充于玻璃管的碳酸钙柱上，以石油醚洗脱，经过一段时间之后，植物色素在碳酸钙柱中实现分离，由一条色带分散为数条平行的色带。由于这一实验将混合的植物色素分离为不同的色带，茨维特将这种方法命名为色谱法。1950 年以后，色谱法得到飞速发展，随着与电子学、光学、计算机等技术结合，色谱技术也日趋仪器化、自动化和高速化，在食品、医药、化工等领域逐渐成为一种重要的分离分析方法。

色谱法的基本原理是利用混合物中各成分在固定相和移动相中吸附、分配及其亲和力不同，当两相做相对运动时，这些成分在两相间进行反复多次的吸附或分配等，从而达到分离。色谱法的种类很多，不同的分类依据，有不同的色谱方法。如按分离原理不同，色谱法可分为吸附色谱法、分配色谱法、离子交换色谱法、凝胶色谱法、大孔吸附树脂色谱法等；按操作方式不同，色谱法可分为柱色谱法、纸色谱法、薄层色谱法等；按固定相或支持剂种类不同，色谱法可分为氧化铝色谱法、硅胶色谱法、聚酰胺色谱法、凝胶色谱法等；按移动相种类不同，色谱法可分为气相色谱法、液相色谱法、超临界流体色谱法等。下面重点介绍柱色谱法、纸色谱法、薄层色谱法及气相色谱法和液相色谱法。

色谱法具有高效、快速、灵敏、准确、试样用量少、应用范围广、可同时分离分析混合物等特点，尤其是其对有机混合物的快速分析分离是其他分析方法所无法比拟的。色谱法的高效性体现在它可同时分离分析含有几十种到上百种组分的混合物；色谱法的快速性体现在它可在数分钟内完成一个试样的分析；其灵敏性体现在它的检出限可达 $10^{-12} \sim 10^{-6}$ g/L。

（一）柱色谱法

柱色谱法是一种将分离材料装入柱状容器中，以适当的洗脱溶剂进行流动洗脱而使不同的成分得到分离的色谱分离方法。它是最早的色谱法形式。由于其分离试样量大，常用于制备性分离。根据分离原理不同，柱色谱法可分为吸附色谱法、分配色谱法、离子交换色谱法、大孔吸附树脂色谱法和凝胶过滤色谱法。

1．吸附色谱法

（1）概念：吸附色谱法是一种利用固定相吸附剂对混合物中各种成分吸附能力的不同，使成分得以分离的方法。

（2）基本过程：当溶液中的混合成分碰到吸附剂时，由于吸附剂表面与混合物成分的吸附作用，成分就会停留在吸附剂表面，当吸附剂表面溶质的浓度大于溶液中溶质的浓度时，这种现象被称为吸附。当移动相连续通过吸附剂表面时，移动相就会与混合物成分竞争吸附剂表面，混合物成分溶解于移动相，即解吸；随着移动相的移动，混合物就不断进行"吸附—解吸"的可逆过程，利用各成分在两相中"吸附—解吸"的迁移速度不同而达到分离。

（3）吸附原理：吸附剂对化学成分的吸附作用可分为化学吸附、半化学吸附和物理吸附。化学吸附具有选择性，吸附剂与化合物间吸附力强，常为不可逆吸附，如酸性硅胶吸附生物碱或氧化铝吸附黄酮等酸性物质等，故在应用吸附色谱分离时应尽量避免；半化学吸附介于化学吸附与物理吸附之间，有一定的选择性，如聚酰胺与黄酮类化合物之间的氢键吸附，结合力较弱，过程可逆，可以应用；物理吸附是一种表面吸附，无选择性，吸附过程可逆。吸附的强弱及物质迁移的快慢一般遵循"相似者易于吸附"的经验规律，与吸附剂极性越相近，就越容易吸附，反之易解吸。

（4）吸附剂：吸附色谱法常用的吸附剂有氧化铝、硅胶、硅藻土、氧化镁、碳酸钙、聚酰胺及药用炭等，常用的有以下几种。

①硅胶。

硅胶是一种呈微酸性、亲水性的中等极性多孔性物质。常用 $SiO_2 \cdot nH_2O$ 表示，硅氧烷交联结构如下：

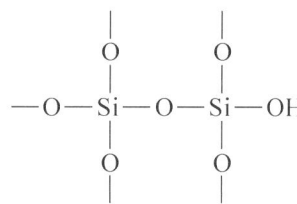

其骨架表面具有很多硅醇基，能与许多化合物形成氢键而产生吸附作用。硅胶吸附作用的强弱由游离硅醇基数目的多少决定。水容易通过氢键与硅醇基结合，随着含水量的增加，硅胶表面的游离硅醇基数目减少，硅胶吸附其他化合物的能力便随之减弱，活性降低，这一过程为去活化。当含水量达 17% 以上时，硅胶的吸附能力极弱，就不能用作吸附剂，但可以作为分配色谱的支持剂。故而硅胶的吸附能力大小可根据含水量，用不同的活度级别来表示。若一定温度下加热除去硅醇基吸附的水，使硅胶吸附能力增强，活性增强，这一过程为活化。值得注意的是，活化的温度不能无限地升高，当温度升至 500 ℃时，硅胶彻底失去吸附能力，再用水处理亦不能恢复吸附活性，因此硅胶的活化不宜在较高温度下进行，常在 100～110 ℃下加热 30 min 即可。

硅胶具有吸附容量大、机械强度高、分离范围广等优点，应用范围最为广泛，适用于中性或酸性成分的分离（包括非极性化合物和极性较小的化合物），如挥发油、黄酮、蒽醌、强心苷、皂苷、有机酸及酚类化合物、氨基酸等，但对碱性成分的分离不宜采用。

a. 色谱柱的选择：现在多用下端带有聚四氟开关和垂熔筛板的色谱柱，要是需要加压则色谱柱上端要带有标准磨口。柱内径与柱长之比一般为 1/30～1/20，柱子过短分离效果差，柱子太长，分离效果虽好，但装填难度大，流速慢，分离周期长，上样量也受限；同时长时间吸附在硅胶上或被光照会使样品中某些成分发生变化。因此对于成分复杂的样品可先用短而粗的柱子进行粗分，然后将粗分后相对简单的组分用细长的柱子分离。

b. 吸附剂的用量：吸附剂的用量要根据被分离样品的组成及其是否容易被分开而确定。一般来说，吸附剂用量为样品量的 20～50 倍。若样品中所含成分性质很相似或极性小的化合物吸附力较弱，则吸附剂用量可加大至 100 倍或更大些。

c. 装柱方法：色谱柱中固定相要求填装均匀，不带气泡。若松紧不一致，则被分离物质的移动速度不规则，影响分离效果。装柱时色谱柱应垂直固定在支架上，在柱子的下端塞少许脱脂棉，使其成一个平整的薄层,然后按下法加入固定相。

ⅰ.干法装柱:在色谱柱上端放一个漏斗,均匀、不间断地慢慢向柱内加入硅胶,必要时可用橡皮榔头轻轻敲打色谱柱,使其均匀,尤其在填装较粗的柱子时。装好后打开活塞,沿管壁缓慢倒入洗脱剂,但不得冲起硅胶,使硅胶润湿,不带有气泡,若有气泡,通过搅拌等方法除去。

ⅱ.湿法装柱:湿法装柱是色谱法常用的装柱法。首先将硅胶置于烧杯中,加入一定量的洗脱剂,充分搅拌,排除气泡,然后一次性慢慢加入柱子内,边沉降边添加,直到加完。加入时,不宜过快,免得带入气泡,必要时可用橡皮榔头敲击柱子。硅胶加完后,使洗脱剂流出至恰好与硅胶面相平,计算柱内所含洗脱剂体积,便于掌握收集流分的时间和体积。装柱的吸附剂不超过柱子容积的 3/4,保持洗脱剂高于吸附剂平面,防止柱子干涸。为了使柱子均匀,提高分离效果,除去硅胶中杂质,通常色谱柱装好后,先不上样,而是先用洗脱剂洗脱一段时间,待回收的洗脱剂不出现残渣时再上样。

d. 加样:样品加入也分干法加样和湿法加样。

ⅰ.干法加样:将样品溶解于易溶的溶剂中,样品溶解体积不宜过大,一般不超过色谱柱保留体积的 30%,否则会造成死吸附过多和大量样品进入硅胶内部,影响分离效果和降低样品回收率;样品溶解体积也不宜太小,太小易造成溶液过浓而影响拌样质量,进而影响分离效果。一般称取色谱柱中硅胶量的 10%～15%,置于蒸发皿中,用胶头滴管缓慢加入样品溶液,边加边搅拌,待硅胶已完全被样品溶液润湿时自然挥干(为提高效率可提前拌样),若样品溶液未加完,重复上述步骤,直到加完。注意色谱柱硅胶面上在加样前要留一段洗脱剂,再加入附有样品的硅胶,且不能使柱面受到影响,保持平整、无气泡。

ⅱ.湿法加样:先将样品溶解于洗脱剂中,放出色谱柱中多余的洗脱剂至硅胶面,再用胶头滴管慢慢加入样品溶液,加入样品时不能使柱面受到影响,免得影响分离效果。

e.洗脱:样品加好后,打开活塞,将多余液体徐徐放出,当液面与柱面相平时,用少量溶剂洗涤盛样品的容器,并全部加入色谱柱内,然后等液面与柱面相平时,慢慢加入洗脱剂,并使洗脱剂液面高出吸附剂柱面约 15 cm,再加入厚度为 2～3 cm 的硅胶,最后在硅胶上方加一团脱脂棉,防止加入洗脱剂时破坏色谱柱面,影响分离效果。流分多按等流分收集法收集,每份洗脱液的收集体积应根据所用硅胶的量和样品分离难易程度的具体情况而定,通常每份洗脱液收集体积不高于柱子的保留体积或硅胶的用量。如硅胶用量为 200 g,则每份洗脱液收集体积最大为 200 mL。若洗脱剂的极性较大或被分离成分结构很相近,每份洗脱液收集体积应适当小些。

②氧化铝。

氧化铝是一种吸附力很强的亲水性吸附剂,有酸性、碱性、中性三种规格。其吸附活性也与含水量有关,随着含水量的增加,吸附能力减弱。氧化铝的吸附能力大小亦可根据含水量用不同的活度级别来表示,通过活化或去活化的操作得到不同活度级别的氧化铝,一般在 400 ℃左右加热 6 h,即可得Ⅰ～Ⅱ级的氧化铝。

氧化铝与硅胶一样同属极性吸附剂,其色谱柱的吸附力与结构关系,样品用量、洗脱剂选择、上样方法及一般操作技术等与硅胶柱色谱法大致相同。碱性氧化铝适合对弱碱稳定的生物碱、甾体类、醇类等化合物进行分离,对含羧基化合物,酸性较强的酚类及对碱敏感的内酯或酯类化合物形成化学吸附,不易分离,与醛、酮化合物有时可发生聚合反应等,也不合适。中性氧化铝可用于醛、酮、醌类、某些苷类、内酯类等化合物的分离。酸性氧化铝主要适用于酚酸类化合物的分离。

③聚酰胺。

聚酰胺是一类由酰胺聚合而成的高分子化合物。商品名又称为绵纶、尼龙。目前在天然药物有效成分的分离中有十分广泛的用途。常用的聚酰胺有聚己内酰胺(绵纶 6)和聚己二酰己二胺(绵纶66)。

a. 基本原理:聚酰胺分子内的酰胺基能与酚类的羟基、酸类的羧基及醌类的酮基形成氢键而产生吸附(图 2-9)。

b. 影响因素:聚酰胺对化合物吸附力的强弱取决于形成氢键的能力,形成氢键的能力与洗脱溶

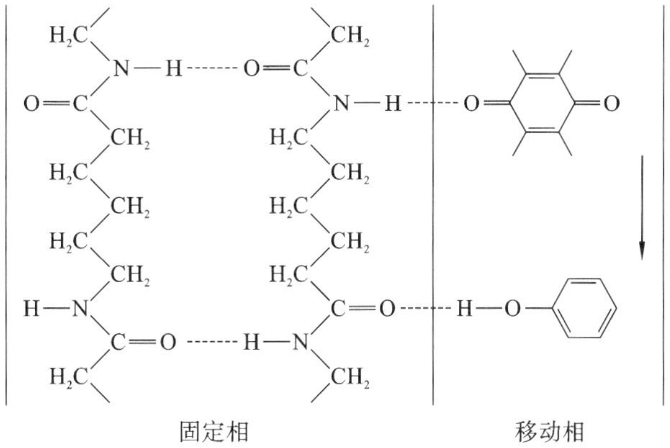

图 2-9　聚酰胺吸附色谱的原理

剂的种类及被分离物质的分子结构有关。一般聚酰胺在水中形成氢键的能力最强,在有机溶剂中较弱,在碱性溶剂中最弱。因此若应用各种溶剂在聚酰胺柱色谱中作为洗脱剂,则洗脱能力刚好相反,顺序如下:水<甲醇或乙醇<丙酮<稀氢氧化钠溶液或稀氨溶液<甲酰胺或二甲基甲酰胺<尿素水溶液。其次,化合物的分子结构是关键因素,在含水溶剂中,化合物分子结构对氢键缔合的影响有以下几点规律。

ⅰ.化合物分子中能形成氢键的基团数目越多,聚酰胺对其吸附力越强,如:

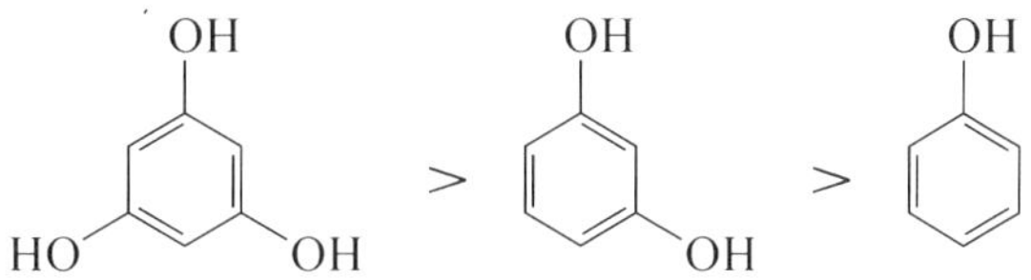

ⅱ.成键基团所处的位置不同,聚酰胺对其吸附力不同,如:

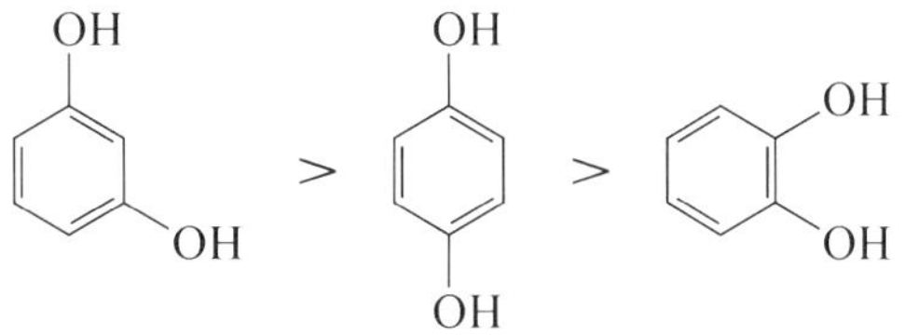

ⅲ.分子中芳香核、共轭双键多者,聚酰胺对其吸附力增大,少者则吸附力减小,如:

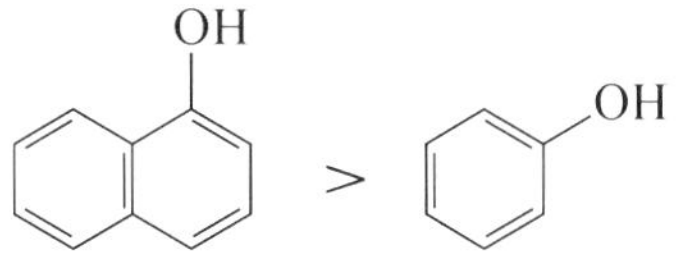

ⅳ.能形成分子内氢键者,吸附力减小,如:

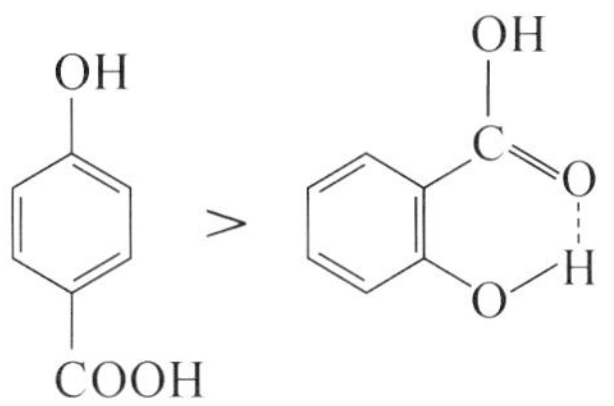

c.操作技术。

ⅰ.预处理:从市场购买或自制的聚酰胺,一般含有两种杂质:一种是锦纶的聚合原料单体己内酰胺及其小分子聚合物,另一种是锦纶带来的蜡质(锦纶丝制成后表面涂的蜡),必须在使用前除去。除去方法如下:聚酰胺颗粒,加入 90%～95%乙醇溶液浸泡 1～2 天,不断搅拌,去除气泡后湿法装入色谱柱中,用 3～4 倍量的 90%～95%乙醇溶液洗涤,洗至洗液澄清并蒸干后无残渣或极少残渣为止。

再用 2～3 倍量的 5％NaOH 溶液、蒸馏水、2～3 倍量的 10％醋酸溶液洗涤,最后蒸馏水洗至中性即可使用。色谱分离后再生重复 5％NaOH 溶液、1 倍量蒸馏水、10％醋酸溶液、蒸馏水操作。对于不可逆吸附鞣质等多元酚类,每天色谱柱用 5％NaOH 溶液浸泡,放出一次,添加新的 5％NaOH 溶液浸泡,连续一周,鞣质基本被除去,蒸馏水洗至 pH 为 8～9,再用 2 倍量的 10％醋酸溶液洗涤,蒸馏水洗到中性即可。

ⅱ.装柱:根据所要分离物质的类型确定洗脱剂,若是多元酚类、多硝基类和羧酸类化合物(黄酮类、醌类及酚酸类等)等,因洗脱剂多为水或含水醇,通常以水为溶剂装柱。对于聚酰胺预处理除杂质在色谱柱中进行的,可以不用重新装柱,直接使用。若是分离萜类、皂苷类、甾体类、生物碱和含酚羟基较少的酚酸类化合物,通常所用的洗脱剂是极性较小的有机溶剂,装柱所用的溶剂则要用柱色谱的起始溶剂。因预处理的溶剂是水,不能直接用极性较小的溶剂替换水,这样会导致分离失败,应该先用乙醇将柱中水洗去,再换中等极性溶剂如乙酸乙酯等将乙醇洗去,最后用装柱所用的有机溶剂将乙酸乙酯洗去(聚酰胺预处理或转换溶剂时内部充满水或其他溶剂,故在各类溶剂更替时,要经过一个充分的浸泡时间,以便让聚酰胺颗粒内部的溶剂能被充分地替换出来)。

ⅲ.加样:聚酰胺的加样量较大,通常每 100 g 聚酰胺颗粒可上样 1.5～2.5 g。可根据具体情况适当增减,若样品较易分离或成分不太复杂可适当增加样品量,若样品较难分离或成分较复杂需要适当减少样品量。上样方法与硅胶等大体相同,可参考相关内容。利用聚酰胺柱色谱除去天然药物中的鞣质,样品上柱量可大大增加,一般采用鞣质在色谱柱上的橙红色色带移动情况确定是否继续加入样品,当橙红色色带移至近柱底端时,停止加样。拌样常用水溶解,如果样品在水中不溶,可用乙醇、甲醇、丙酮、乙醚等易挥发性溶剂溶解,拌入聚酰胺颗粒干粉中,均匀后自然挥干,不能残存有机溶剂,然后用洗脱剂浸泡装柱。

ⅳ.洗脱:聚酰胺柱色谱的洗脱剂分为半化学吸附即氢键吸附色谱洗脱剂和物理吸附色谱洗脱剂。当主要是氢键吸附色谱时,常用的洗脱剂是水和不同浓度的乙醇,先用水洗脱,然后依次用不同浓度的乙醇洗脱,乙醇浓度由低到高,如 10％、30％、60％、95％等,若仍有物质没有洗脱下来,可采用 3.5％的氨水洗脱。当主要是物理吸附色谱时,其色谱行为看作正相分配色谱,此时聚酰胺中酰胺基和酰胺基通过氢键吸附的水分子为极性固定相,洗脱剂与硅胶、氧化铝色谱大体相同。一般根据洗脱液的颜色或蒸干后的残留量确定是否更换溶剂,当洗脱液颜色很淡或蒸干后残渣很少时需更换下一种溶剂。以适当体积分瓶收集,一般一个柱保留体积一份,若样品较易分离或成分不太复杂时可适当增加每份体积;反之减小每份体积。收集液减压浓缩,分别采用薄层色谱法检查,相同者合并,再根据结果决定是否用其他色谱方法分离。

d.适用范围。

该方法广泛用于黄酮类、醌类、酚酸类、木脂素、生物碱、萜类、甾体类及糖类、氨基酸等各种极性、非极性化合物的分离,尤其对黄酮类、醌类、酚酸类等多元酚类化合物、含羧基和羰基的化合物的分离具有独特优势。

④活性炭。

活性炭吸附作用与硅胶不同,它是一种非极性吸附剂,其吸附性来源于表面积较大的多孔性和范德瓦尔斯力。它的特点是对非极性物质,尤其是对芳香族化合物的吸附性特别强,它可以在极性较强的水中,吸附弱极性的有机物,但在有机溶剂中吸附力较弱。据此,水的洗脱能力最弱,而有机溶剂洗脱能力较强。如用乙醇和水的混合溶剂作为洗脱剂时,则随着乙醇浓度的递增而洗脱能力增强。又由于活性炭对芳香族化合物的吸附力大于脂肪族化合物,对大分子的吸附力大于小分子化合物,利用这种差别可将水溶性的芳香族化合物与脂肪族化合物分开,单糖与多糖分开,氨基酸与多肽分开。市售的活性炭有粉状和颗粒状两种。粉状的吸附力强,但解吸速度很慢,要在加压下进行;颗粒状有大小之分,一般用粒度 100～200 目的活性炭。通常活性炭含有铁和重金属等杂质,不除去会发生不可逆吸附而影响色谱效果,精制方法是用浓乙酸进行加热,溶出重金属,用去离子水洗至中性,再在烘箱中于 110～120 ℃下活化 4～5 h。

2. 离子交换色谱法

离子交换色谱法(图 2-10)是利用离子交换树脂上的功能基团能在水溶液中解离出离子,并与溶液中其他带同种电荷的离子进行可逆交换的性质,以离子交换树脂为固定相,使混合成分中离子型与非离子型物质或具有不同解离度的离子型化合物得到分离的一种色谱方法。

(1) 基本原理。

离子交换树脂是一种不溶于酸、碱和有机溶剂的固态高分子材料,是一类带有官能团的网状结构的高分子化合物,其结构由三部分组

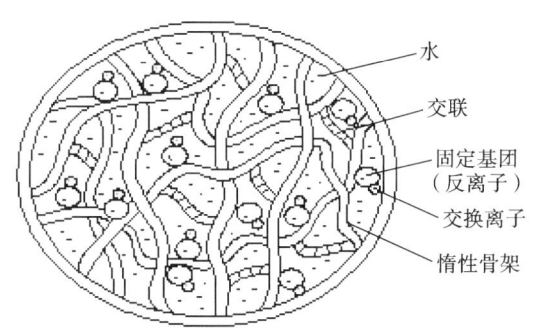

图 2-10 离子交换色谱原理示意图

成:不溶性的三维空间网状骨架,连接在骨架上的官能团和官能团所带的相反电荷的可交换离子。当样品随流动相流过交换柱时,中性分子和具有与离子交换基团相反电荷的离子将不被交换,从柱子下端随流动相一起流出,而具有与离子交换基团同种电荷的离子则被交换吸附到柱子上。吸附交换完毕后,改用其他溶剂洗脱,即可达到分离混合物的目的。

(2) 离子交换树脂的类型。

按所带功能基团的性质不同,离子交换树脂大致可分为阳离子交换树脂和阴离子交换树脂两大类。

①阳离子交换树脂:一类骨架上结合有磺酸或羧酸等酸性功能基团,可与阳离子进行交换的聚合物。按功能基团酸性强弱程度的不同,阳离子交换树脂可分为强酸性阳离子交换树脂和弱酸性阳离子交换树脂两大类。

a. 强酸性阳离子交换树脂:具有$-SO_3H$、$-PO_3H_2$、$-HPO_3Na$、$-AsO_3H_2$、$-SeO_3H$ 等功能基团的树脂极易电离,其酸性相当于盐酸或硫酸,故属强酸性阳离子交换树脂。此类树脂可在酸性、中性和碱性条件下与水溶液中的阳离子进行交换。对于氢型强酸性阳离子交换树脂,离子交换方程式为

$$R-SO_3H + NaCl \longrightarrow R-SO_3Na + HCl$$

对于钠型强酸性阳离子交换树脂,离子交换方程式为

$$2R-SO_3Na + MgCl_2 \longrightarrow (R-SO_3)_2Mg + 2NaCl$$

强酸性阳离子交换树脂失效后,可用 HCl、H_2SO_4 或 $NaCl$ 溶液进行再生,以便重复使用。

b. 弱酸性阳离子交换树脂:具有羧基($-COOH$)或酚羟基等功能基团的树脂不易电离,其酸性相当于有机弱酸,故属弱酸性阳离子交换树脂。

氢型弱酸性阳离子交换树脂在使用前常用 $NaOH$ 或 $NaHCO_3$ 溶液中和,即

$$R-COOH + NaHCO_3 \longrightarrow R-COONa + H_2O + CO_2$$

由于弱酸性阳离子交换树脂对 Ca^{2+}、Mg^{2+} 等离子具有极高的选择性,因此用 $NaCl$ 溶液再生时效果不佳。一般情况下,弱酸性阳离子交换树脂可用 HCl 等强酸进行再生,在强酸的作用下很容易转变为氢型强酸性阳离子交换树脂。弱酸性阳离子交换树脂只能在中性或碱性溶液中使用,其交换容量取决于外部溶液的 pH。弱酸性阳离子交换树脂对 Cu^{2+}、Co^{2+}、Ni^{2+} 等离子具有较强的亲和力,因而常用来处理含有微量重金属离子的污水,如用于电镀废水的处理等。

②阴离子交换树脂:一类骨架上带有季铵基、伯氨基、仲氨基、叔氨基等碱性功能基团,可与阴离子进行交换的聚合物。按功能基团碱性强弱程度的不同,阴离子交换树脂可分为强碱性阴离子交换树脂和弱碱性阴离子交换树脂两大类。

a. 强碱性阴离子交换树脂。

以季铵基为交换基团的树脂具有强碱性,故属强碱性阴离子交换树脂。对于强碱性阴离子交换树脂,若氮上带有三个甲基的季铵结构($-\overset{+}{N}(CH_3)_3Cl$),则称为 I 型树脂;若氮上带有两个甲基和一

个羟乙基[—$(CH_3)_2NCH_2CH_2OH$]，则称为Ⅱ型树脂。

b. 弱碱性阴离子交换树脂。

具有伯氨基（—NH_2）、仲氨基（—NH）和叔氨基（—N）等功能基团的树脂碱性较弱，故属弱碱性阴离子交换树脂。此类树脂只能与 H_2SO_4 或 HCl 等强酸的阴离子进行充分交换，而与弱酸的阴离子如 SiO_3^{2-}、HCO_3^- 等则不能进行充分交换。

$$R—N+HCl \longrightarrow (R—NH)^+ +Cl^-$$

对于弱碱性阴离子交换树脂，用微过量的碳酸钠、氢氧化钠或氨（或芳香胺）溶液处理，即可转变为羟型阴离子交换树脂，因此再生较为容易。

（3）离子交换树脂和操作条件的选择。

①选择合适的树脂是应用离子交换色谱法的关键。选用树脂的主要依据是被分离物的性质和分离目的。树脂的选择，最重要的一条是根据分离要求和分离环境，保证分离目的物与主要杂质对树脂的吸附力有足够的差异。一般来说，对强碱性产物宜选用弱酸性树脂，对弱碱性产物宜选用强酸性树脂；弱酸性产物宜用强碱性树脂，强酸性产物宜用弱碱性树脂。选择树脂还应考虑其交联度的大小，多数产物分子都较大，应选择交联度较低的树脂。但交联度过低会影响树脂的选择性，且易粉碎，造成使用过程中树脂流失，故选择交联度的原则是在不影响交换容量的条件下，尽量提高交联度。

②应注意选择合适的操作条件，最重要的操作条件是交换时溶液的 pH。合适的 pH 须满足三个条件：a. pH 应在产物的稳定范围内；b. 使产物能离子化；c. 使树脂能解离。树脂的类型也应注意，对酸性树脂可以用氢型或钠型，对碱性树脂可以用羟型或氯型。一般来说，对弱酸性和弱碱性树脂，为使树脂能离子化，应采用钠型或氯型，而对强酸性和强碱性树脂，可以采用任何型式。但如产物在酸性、碱性下易破坏，则不宜采用氢型或羟型树脂。溶液中产物浓度的影响一般如下：低价离子增大浓度有利于交换上树脂，高价离子在稀释时容易被吸附。

③根据化学平衡，洗脱条件总的选择原则：尽量使溶液中被洗脱离子的浓度降低。显然洗脱条件一般应与吸附条件相反，如吸附在酸性条件下进行，解吸应在碱性条件下进行；如吸附在碱性条件下进行，解吸应在酸性条件下进行。为使在解吸过程中，pH 不至于变化过大，有时宜选用缓冲液作为洗脱剂，如产物在碱性条件下易破坏，可以采用氨水等较缓和的碱性洗脱剂。如单靠 pH 的变化洗脱不下来时，可以试用有机溶剂。选择有机溶剂的原则是能和水混合，且对产物溶解度较大。

（4）离子交换色谱操作技术。

①树脂的预处理和装柱：所有离子交换树脂在使用前，均需经过预处理，一方面将所含的可溶性小分子有机物和铁、钙等杂质除去，另一方面离子交换树脂多以比较稳定但不适合作为离子交换色谱的钠型或氯型存在。装柱前先将树脂用蒸馏水充分溶胀，赶尽气泡，清洗至上层液透明，然后将溶胀后的树脂加少量水搅拌，连续倒入色谱柱（柱长为直径的 10～20 倍，在柱子底部放置厚度为 1～2 cm 的脱脂棉，并压平）中，打开活塞，缓缓放出水液，使树脂均匀下沉。注意液面保持在树脂层上方。

根据分离试样中离子的性质，按酸—水—碱—水—酸—水的步骤，用适当试剂处理阳离子交换树脂。强酸性阳离子交换树脂选择 7%～10% 盐酸按每分钟每平方厘米（色谱柱横截面积）1 mL 的流速交换，用量为树脂体积的 20 倍，树脂转为氢型后，用水洗至中性，然后用 4% 氢氧化钠（或氯化钠）溶液交换，转为钠型后，用水洗至不含钠离子（蒸干水后的残渣灼烧至无黄色火焰），重复操作（目的：一是除去树脂杂质，二是活化树脂，使交换容易），最后以树脂体积 10 倍量的 4% 盐酸将其转为氢型，用蒸馏水洗至中性；弱酸性阳离子交换树脂与强酸性阳离子交换树脂处理流程相似，不同的是预处理酸选用 4% 盐酸溶液，用量为 10 倍的树脂体积，4% 氢氧化钠将树脂转为钠型后，采用 10 倍量树脂体积蒸馏水洗涤到弱碱性即可（不易洗至中性）。按碱—水—酸—水—碱—水的步骤用适当试剂处理阴离子交换树脂。强碱性阴离子交换树脂开始碱液为 4% 氢氧化钠，用量为树脂体积的 20 倍，转为羟型，用 10 倍量蒸馏水洗涤，再用 10 倍量的 4% 盐酸将其转为氯型，蒸馏水洗至中性，重复操作，最后用 10 倍量 4% 氢氧化钠溶液转为羟型，多临用前转型（羟型树脂放置易吸收空气中 CO_2）；弱碱性阴离子交换树脂的处理与强碱性阴离子交换树脂相似，只是转变为氯型时，用 10 倍量蒸馏水洗涤即可。

②上样：将试样溶于适当溶液中配成浓度较稀的试样液（对离子交换剂的选择性大，利于分离），将试样液加入柱内，打开活塞，当试样液流经离子交换树脂时，溶液中的离子与树脂上的解离性基团进行交换，被吸附于树脂上，至试样液流出后，用蒸馏水冲洗树脂柱，将残液洗净。试样的用量由所选择树脂的交换容量来决定，若使用阳离子交换树脂，样品量可加至全交换容量的 1/2，若使用阴离子交换树脂，样品量可加至全交换容量的 1/4~1/3。

③洗脱：常用的洗脱剂有酸、碱、盐的水溶液或各种不同离子浓度的缓冲液等。对于不同类型的树脂，宜适当控制所选洗脱剂的 pH，并选择一种能解离出比被吸附的成分更活泼的离子或基团的洗脱剂，将吸附成分通过洗脱剂的洗脱替换下来。洗脱速度通常为 1~2 mL/min。如总生物碱精制，可用氢氧化钠、氨水等先进行碱化交换，使生物碱成游离型，然后用有机溶剂进行回流洗脱或直接洗脱。酸性物质洗脱方式与碱性物质相似。

④再生：由于离子交换树脂上的交换是可逆的，故对使用过的树脂可用与预处理相同的方法使其再生而恢复原状，重复用于交换同一样品。将盐型转化为游离型即可，不用时加水存放于广口瓶中。再生后的树脂能反复使用。

知识链接

离子交换树脂的命名

工业上，一般用 1~400 之间的数字命名离子交换树脂，如 2 号树脂、301 树脂等。数字的大小代表该树脂的酸碱程度。规定：1~100 号树脂为强酸性树脂，101~200 号为弱酸性树脂，201~300 号为强碱性树脂，301~400 号为弱碱性树脂。在 1~200 号范围，号数越小，酸性越强，如 1 号树脂为最强酸树脂，10 号树脂比 15 号树脂酸性强等。在 201~400 号范围，号数越小，碱性越强，比如 201 树脂为最强碱性树脂，209 树脂比 302 树脂碱性强等。

此外，在数字前加 D 代表大孔树脂，即树脂内孔道直径较大，如 D301 树脂，表示大孔弱碱树脂。在数字后加乘号"×"再加个数字，表示树脂的交联度，交联度与树脂内孔道直径有关，交联度越大，孔径越小。如 1×7 树脂，表示强酸树脂，交联度为 7。

通常，树脂的"型"指树脂上所带具体离子，如 1 号氢型树脂和 1 号钠型树脂分别表示带有氢离子和钠离子的 1 号树脂；301 氯型树脂表示带有氯离子的 301 树脂。树脂的转型指通过交换的办法改变树脂上所带离子。

3. 凝胶过滤色谱法

凝胶过滤色谱法（gel filtration chromatography，GFC）又称为凝胶渗透色谱法、分子筛过滤色谱法及排阻色谱法，是 20 世纪 60 年代发展起来的一种分离分析技术。其是以凝胶为固定相，选择合适的溶剂进行洗脱，使混合物中分子量大小不同的化合物得到分离的方法。

（1）基本原理：凝胶是一种球形颗粒，具网状结构，不溶于水，但可在水中膨胀的高分子化合物。当凝胶用水膨胀装柱后，加入样品，用同一溶剂洗脱时，由于各种化合物的分子量不同，受凝胶网孔半径的限制也不同，大分子不能渗入凝胶颗粒内部，随溶剂在颗粒间移动而先被洗脱；小分子因可自由渗入并扩散到凝胶颗粒内部中，受到的阻力增大，流速减慢，故后被洗脱。这样混合物就按分子量由大到小先后流出而得到分离（图 2-11）。

（2）凝胶的类型和特性：选择合适的凝胶是凝胶过滤色谱法分离的关键，常用凝胶是葡聚糖凝胶（Sephadex G）和羟丙基葡聚糖凝胶（Sephadex LH-20）。

①葡聚糖凝胶：又称为交联葡聚糖，是由葡聚糖和甘油通过醚桥（—OCH₂CHOHCH₂O—）相交联而成的多孔性网状结构物质，其部分结构见图 2-12。其具有亲水性，但不溶于水、稀酸、碱和盐溶液，能在水中溶胀成胶粒，在 pH 3~10 的溶液中稳定，适用于分离水溶性成分，如蛋白质、肽、氨基酸、糖类及苷等，应用最为广泛。葡聚糖凝胶颗粒的网孔大小取决于制备时所添加交联剂的比例。若交联剂量多，则交联度大，网孔紧密，孔径小，吸水少；若交联剂量少，则交联度小，网孔稀疏，孔径大，吸

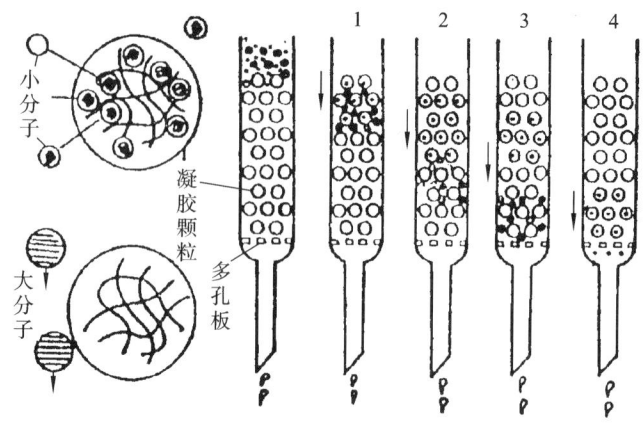

图 2-11　凝胶色谱柱分离原理示意图

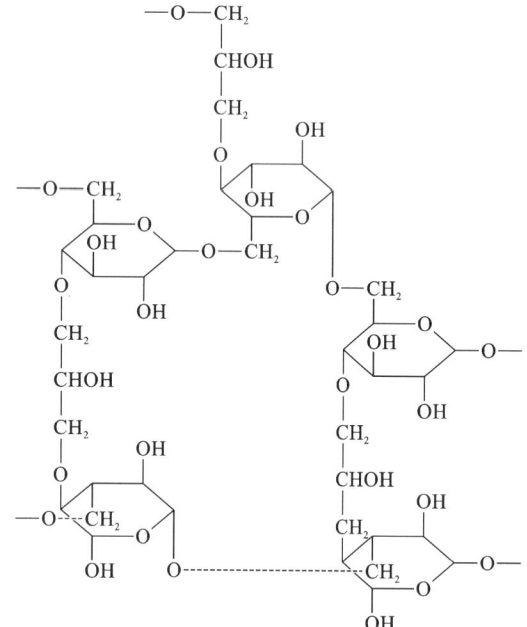

图 2-12　部分葡聚糖结构图

水多。商品型号按交联度大小分类,并以每克干凝胶吸水量 10 倍的数值来表示,如凝胶 G-25 型表示吸水量为 2.5 mL/g 的葡聚糖凝胶。不同规格的葡聚糖凝胶适用于分离不同分子量的化合物。

②羟丙基葡聚糖凝胶:羟丙基葡聚糖凝胶分子中引入了亲脂性基团,除了能在水中溶胀外,也能在许多有机溶剂如甲醇、甲酰胺、丙酮、氯仿等中溶胀(在乙酸乙酯、甲苯中溶胀不多),并在 pH>2 的无氧化剂溶液中呈稳定状态。这样增大了其应用范围,不仅可用于分离水溶性化合物,还可用于分离一些难溶于水或具有一定程度亲脂性的化合物,如黄酮类、蒽醌、香豆素等。

(3)凝胶过滤色谱柱操作技术。

①装柱:装柱前先将选定的凝胶加入相当于其吸水量 10 倍的洗脱剂中,缓缓搅拌,充分溶胀,需要时可加热。采用湿法装柱:将色谱柱竖直固定,上端放一个漏斗。先在色谱柱中加满水或洗脱剂,搅拌下通过漏斗加入凝胶悬浮液,色谱柱出口维持常规流速,待凝胶颗粒沉积到柱子底部时关紧色谱柱,使其自然沉积达 1~2 cm 时,打开出口开关,再加入剩余的凝胶到需要高度为止,用大量水或洗脱液洗涤过夜。

注意:色谱柱装填得是否均匀对分离效果影响很大,故而在用前需检查装柱质量。简单方法为直接观察色谱柱有没有气泡或纹路,在柱子背景放一根与柱子平行的日光灯管观察更方便;精细检查需要标准有色物质来检查,如蓝色葡聚糖、细胞色素 C 等。具体检查方法参考相关专著。

②上样:装好的色谱柱至少要用相当于 3 倍量柱床体积的洗脱液平衡,待平衡液流至柱上表面下 1~2 mm 时,关闭出口,用胶头滴管吸取样品溶液,在床表面上高约 1 cm 处,沿色谱柱柱壁缓缓加入样品溶液,加完后打开出口,让样品完全渗入色谱床,关闭出口,用少量洗脱液将柱壁残留的样品洗下,再打开出口,至溶液渗入柱内,最后关闭出口。柱床上面覆盖一层脱脂棉,保护床面。凝胶色谱具体加样量与凝胶吸水量有关,吸水量越大,可加入样品的量就越大。进行制备性分离时,样品体积最多可用到总床体积的 1/4 倍。样品上柱前要过滤或离心。

③洗脱:水溶性物质的洗脱常选用水、酸、碱、盐和缓冲液等作为洗脱剂,一般酸性洗脱剂洗脱碱性物质,反之碱性洗脱剂洗脱酸性物质,多糖类以水溶液洗脱为佳。对于固定相为羟丙基葡聚糖凝胶

的凝胶色谱,洗脱剂可选用各种有机溶剂,对于阻滞性较强的成分,也可使用水与有机溶剂的混合溶剂。适当控制洗脱速度,若固定相颗粒细或交联度大,流速可稍快。洗脱液分部收集,每一流分经检测后,合并相同组分。

④再生和保存:凝胶色谱不会与被分离物质发生任何作用,因此使用过的凝胶通常不需经过任何处理,只要在色谱柱用完之后,用洗脱液稍加平衡即可进行下一次色谱。表面出现"污染物"沉积,或颜色改变,用刮刀刮去,添加新溶胀的凝胶再进行平衡即可。当凝胶经多次使用后,通常在 50 ℃左右用含 2%氢氧化钠和 4%氯化钠的混合液浸泡,再用水洗净,使其再生。凝胶的保存以湿态较好,在其中加入适当抑菌剂可防止一年不生细菌而无须干燥。若需干燥,依次使用 70%、90%、95%乙醇溶液脱水,然后在 60~80 ℃条件下干燥或乙醚洗涤干燥。

4. 大孔吸附树脂色谱法

大孔吸附树脂(macroreticular resin)是一类没有可解离基团,具有多孔结构,不溶于水的固体高分子物质,呈白色颗粒状,粒度多为 20~60 目。理化性质稳定,不溶于酸、碱、有机溶剂,并不受无机盐类存在的影响。其原理是通过物理吸附有选择地吸附有机物质而达到分离的目的,同时兼有分子筛作用。大孔吸附树脂是继离子交换树脂之后发展起来的一类新型分离材料。

根据骨架材料是否带功能基团,大孔吸附树脂可分为非极性、中等极性与极性三类。大孔吸附树脂由于孔度、孔径、比表面积及构成类型不同而具有许多型号,其性质各异,在应用时需根据具体情况进行选择。常用的大孔吸附树脂有 Amberlite 系列(美国)、Diaion 系列(日本)、GDX 系列(天津试剂二厂)、SIP 系列(上海医药工业研究院),南开大学化工厂生产的多种型号的产品如 AB-8、X-5、NKA-9 等。

(1)作用特点:一般来说,大孔吸附树脂的色谱行为具有反向的性质。被分离物质的极性越大,其 R_f 值越大,反之 R_f 值越小。对洗脱剂而言,极性大的溶剂洗脱能力弱,而极性小的溶剂洗脱能力强,故大孔吸附树脂在水中的吸附性强。实际工作中,常先将欲分离的混合物的水溶液通过大孔吸附树脂柱后,依次用水、浓度由低到高的含水甲(乙)醇溶液、甲(乙)醇洗脱,可将混合物分离成若干组分。近年来,大孔吸附树脂色谱法被广泛应用于中药有效成分或有效部位的分离富集。它具有选择性高、机械强度高、再生处理方便、吸附速度快等特点。

(2)操作技术。

①预处理:大孔吸附树脂使用前,应置于容器中用自来水洗 2~3 次,然后用乙醇湿法移到柱内,继续用乙醇在柱上流动清洗,不时检查流出的乙醇,至 1 份乙醇液中加 3 份水不产生白色混浊为止,再用大量水洗净树脂中的乙醇,备用。少量乙醇残留会降低树脂的吸附力。

②上柱:样品溶于少量水中,加到柱上端,或将样品溶于少量乙醇中,以适量树脂拌样,挥去乙醇后,将拌有样品的树脂加到柱上。先用水,继而用乙醇-水梯度洗脱。洗脱完毕后,用大量水洗去柱上的乙醇,此柱可用于下一次样品的分离。

③再生:树脂经反复使用后,其颜色变深,吸附效果下降,此时可用 75%左右的乙醇洗脱。再用 1 mol/L NaOH(或 HCl)溶液洗涤或浸泡适当时间,至树脂接近原颜色为止,继而用水洗至中性即可再用。

(3)应用:大孔吸附树脂色谱法在天然药物有效成分、中药复方有效部位提取中有着广泛应用,如由国内数家中药制药企业对六味地黄丸胶囊"大孔吸附树脂新工艺"进行中试和工业化生产研究,效果良好。如运用新工艺后,服用剂量减小了 5/6(由原来服用 6 粒减到 1 粒)。又如用大孔吸附树脂提取精制三七总皂苷,提取率在 88%以上,能有效除去糖类等水溶性杂质,且所得提取物的吸潮性降低、色泽好、纯度高、质量稳定。大量实验证明,在天然药物成分分离方面,大孔吸附树脂确有优势。尤其是皂苷类成分在水溶液中,不仅吸附快,解吸也快,且吸附容量大,洗脱下来后的成分纯度高,易结晶,提取率高。但对动物药材和矿物药材则应另行处理;此外,对要保留单味药或复方中的多糖、蛋白质等大分子物质时,也须特殊处理。

（二）分配色谱法

1. 概述

分配色谱法(partition chromatography)是指以液体作为固定相和流动相的液相色谱法。其原理是利用混合物中各成分在固定相和流动相两种不相混溶的液体之间连续分配,由于各成分在两相间的分配系数不同从而达到相互分离的目的。若固定相的极性大于流动相的极性,称为正相分配色谱;若固定相的极性小于流动相的极性,则称为反相分配色谱。在分配色谱中,由于固定相和流动相均为液体,选用的溶剂应该是互不相溶的,但实际上相互间总会有少许的溶解。即使是极少量的互溶,在大量洗脱剂的洗脱下,也会使固定相液膜流失而影响分离,故在操作前要使两相预先相互饱和。

为了避免烦琐的操作和提高固定相的稳定性,现在一般使用键合固定相材料,如反相硅胶分配色谱填料系将普通硅胶经下列方式进行化学修饰,键合上长度不同的烃基(N),在载体硅胶上形成一层亲脂性表面。常用的键合的烃基为乙基、辛基和十八烷基,分别命名为 RP(reverse phase)-2、RP-8、RP-18,它们的亲脂性由强到弱依次为 RP-18、RP-8、RP-2。键合固定相也可通过键合不同极性的基团而改变其极性,如硅胶表面键合的基团若为氨基或腈基,则用于正相分配色谱。

2. 溶剂系统

分配色谱中的固定相和移动相是由二元或三元甚至三元以上溶剂按一定比例组成的复合两相溶剂系统。选择适合的溶剂系统,可提高分离的效率。常用纸色谱法或薄层色谱法探索具体的分离条件,寻找合适的溶剂系统。

3. 被分离物质

一般在正相分配色谱中,因移动相极性较固定相极性小,故被分离物质中极性较小的成分随移动相迁移速度较快;反之,在反相分配色谱中,被分离物质中极性较大的成分随移动相迁移速度较快。

4. 操作技术

(1)装柱:将所选的固定相与支持剂以(0.5∶1)～(1∶1)的用量置一定容器内,充分搅拌均匀使支持剂吸附固定相,多余的固定相则抽滤除去,然后倒入所用的移动相溶剂中,剧烈搅拌使移动相与固定相互相饱和。装柱时先将用固定相饱和的移动相溶剂加入色谱柱内,再按湿法装柱操作装入吸附有固定相的支持剂。色谱柱固定相支持剂段直径与长度的比通常为1∶(10～20),对于分配系数接近的成分分离,可减小到1∶40以下。

(2)加样:在分配柱色谱中,一般支持剂的用量为试样量的100～1000倍,对于分配系数接近的成分分离,可加大到10000倍左右。其载样量较吸附柱色谱少。根据试样溶解性能的不同,有三种加样方法:易溶于固定相的试样,将试样溶于少量固定相后,加入少量支持剂拌匀,装入柱顶;易溶于移动相的试样,则直接溶于移动相后加入柱顶;对于在两相溶剂中均难溶的,则用低沸点溶剂溶解后,加入干燥的支持剂拌匀,挥去溶剂,再用一定的固定相拌匀,装入柱顶。

(3)洗脱:洗脱所用的移动相需先用固定相饱和。洗脱的方法与吸附柱色谱法相同。

(4)特点:应用广泛,分离效果好。

(5)适用范围:正相分配色谱常用于分离极性较大的成分,如生物碱、糖类、苷类、有机酸等;反相分配色谱常用于分离极性小的脂溶性化合物,如油脂、高级脂肪酸、游离甾体类等。

(6)提示:操作前必须使固定相与移动相预饱和;操作过程中保持温度恒定;合理控制上样量。

（三）薄层色谱法

薄层色谱法(thin layer chromatography,TLC)是在平面载板上均匀涂布适宜的固定相形成一薄层,将欲分离的试样于薄层板上点样,随着移动相的移动展开,混合物中各成分获得分离的方法。

1. 原理和分类

薄层色谱法的原理与柱色谱的原理基本一致,常见的有吸附薄层色谱法和分配薄层色谱法。对于某些性质特殊的化合物的分离与检出,有时需采用一些特殊薄层色谱法。如荧光薄层色谱法:如化合物本身无色,在紫外灯下也不显荧光,又无适当的显色剂,此时可在吸附剂中加入荧光物质制成荧光薄层进行分离。展层后置于紫外灯下照射,薄层板本身显荧光而样品斑点处不显荧光,即可检出样品的色谱位置。配合薄层色谱法:常用的有 10% 硝酸银薄层色谱,用来分离碳碳双键数目和构型不同的一系列化合物。酸碱薄层色谱法:分离碱性或酸性化学成分时可改变吸附剂原来的酸碱性,在铺制薄层时采用稀酸或稀碱以代替水调制薄层板,能够提高分离效果。高效薄层色谱法是在普通薄层色谱法的基础上选择粒度更小和粒度范围更窄的吸附剂,结合特殊的黏合剂发展起来的一种薄层色谱法。其具有高效、微量、快速等特点。

2. 吸附剂和展开剂选择

根据被分离物质的溶解性、酸碱性、极性等选择合适的吸附剂和展开剂是薄层色谱法分离的关键。吸附薄层色谱法常用的吸附剂有氧化铝、硅胶、硅藻土、聚酰胺、纤维素等。硅胶、氧化铝的吸附性能好,适用于多种化合物的分离,故较为常用。展开剂的选择除了上述要求外,结合所选吸附剂的吸附性能考虑,选择单一溶剂或混合溶剂。分配薄层色谱法展开剂的选择无固定规律,主要考虑被分离物质的溶解性。

3. 操作技术

操作技术包括制板、点样、展开、显色、计算比移值 5 个步骤。

(1)制板:用于制备薄层的载板可以是玻璃板、塑料膜或铝箔,使用前先用适当的方法进行必要的处理,使载板表面光滑、清洁平整。制备的薄层板有软板和硬板两种:软板由吸附剂直接涂铺于载板上制成,因板上吸附剂易被吹散,现很少使用;硬板则是将吸附剂加黏合剂或溶剂调成糊状后涂铺载板制成,现使用较为普遍。如硅胶 G 板是由 1 g 硅胶 G 与水以 1∶(2～3)的比例调成糊状涂铺载板制成,较脆,易脱落,但能耐受腐蚀性试剂;硅胶 G-CMC-Na 板是用 1 g 硅胶 G 和 0.5%～1% 的 CMC-Na 水溶液以 1∶2 的比例调成糊状涂铺载板制成,硬度较大,不易脱落,但若存在强腐蚀性试剂,则不宜加热。铺板的方法有倾注法、平铺法和机械涂铺法等。其中机械涂铺法是用涂铺器制板的方法,目前最为常用,可一次涂铺多块薄层板,所得薄层板分离效果好,适用于定量分析。将涂铺完成的薄层板放置在水平台面上自然干燥后,放置烘箱内加热活化。硅胶板一般在 100～105 ℃ 活化 30～60 min,保存备用。也有一些薄层板不必加热活化,铺好阴干后即可使用。氧化铝板在 150～160 ℃ 活化 4 h 获得Ⅲ～Ⅳ级活化的薄板,在 200 ℃ 活化 4 h 获得Ⅱ级活化的薄板。

(2)点样:用合适的溶剂溶解试样,先配成浓度略高(约为 5%)的试样溶液,使用时再稀释到 0.01%～1% 的浓度。一般选择的溶剂应与展开剂极性相近或易于挥发,但需尽量避免选用水或甲醇。点样前在距离底边 1.0～1.5 cm 处画一基线,用毛细管(定性分析)或微量注射器(定量分析)吸取试样溶液,于基线上点加试样,试样点直径应为 2～3 mm。如果在一个薄层板上点几个样品时,样品的间隔以 0.5～1.0 cm 为宜,而且各斑点要在同一水平线上。除试样有特殊要求外,可用红外灯或吹风机在点样后加热除去原点残留的溶剂,以免残留溶剂对展开造成不良影响。

(3)展开:薄层色谱展开需在密闭的色谱缸内进行,可根据薄层板的大小选择不同式样的色谱缸。展开的方式有上行、下行、近水平、环形、单向二次展开、双向或多次展开等,常用上行法。具体操作时,预先用展开剂将密闭的色谱缸饱和片刻,然后将点样后的薄层板置于缸内支架上,勿与展开剂接触,预饱和一定时间,使与缸内饱和的展开剂气体达到平衡。饱和后,将薄层板点有试样的一端浸入展开剂中约 0.5 cm 深处(注意勿使展开剂浸泡点样斑点),开始展开,随着展开剂的上行,试样中不同成分因迁移速度不同而得到分离。待展开剂上行迁移到规定高度时取出,放置通风处使展开剂自然挥干,或用热风吹干,或用红外线快速干燥箱烘干即可。

(4)显色:薄层色谱展开结束后,显色对于物质的鉴定十分重要。天然药物所含各种成分的显色条件各不相同,通常可先在自然光下观察,标出色斑并确定其位置,然后在紫外灯 254 nm 或 365 nm 波长下观察和标记,必要时再选择显色剂显色观察。若薄层板为硬板,则采用喷雾法将显色剂直接喷洒于板上,立即可显色或稍加热后显色;若为软板,如果不能采用喷雾法,则可选用碘蒸气法、压板法或侧沁法。

(5)计算比移值:试样经色谱分离并显色后,分离所得物质在薄层色谱上的斑点位置可用比移值来表示。比移值（R_f 值）的计算公式如下：

$$R_f 值 = 原点至色谱斑点中心的距离 / 原点至溶剂前沿的距离$$

4．特点

薄层色谱具有价廉、设备简单、操作容易、展开迅速、所得斑点扩散小、分离过程受温度影响小、可使用腐蚀性显色剂、试样负荷量较大、分辨率高等优点。

5．应用

其广泛应用于天然药物化学成分的分离鉴定、定量分析、微量制备等；还可配合柱色谱做跟踪分离，了解分离的效果，指导选择溶剂系统，在薄层色谱分离中能使各组分 R_f 值达到 0.2～0.8 的溶剂系统，可选为柱色谱的洗脱条件。

6．提示

当需要用薄层色谱分离微量混合物或天然化合物的降解产物时要根据试样量决定所选薄层板的宽度和数目，薄层板的厚度要求增加至 2～3 mm；配制的试样溶液浓度增大，常为 5%～10%；一般分离试样量为 10～50 mg，随着试样量的增大可增加薄层板的块数；为提高薄层板的载样量，常将试样点成条状；色带的定位以采用紫外灯检视为最好，如果必须采用显色剂显色，可先留出一条色带，薄层板其余部分用另一玻璃板遮盖，显色并做好标记。试样需经洗脱操作，若为硬板，可直接刮取不同色带，分别洗脱；若为软板，则将色带分别吸入小色谱管中，再用适当的溶剂洗脱。经制备性薄层分离，可获得毫克量的纯品。

（四）纸色谱法

纸色谱法又称纸上层析法，它属于分配色谱法。其是以滤纸为载体，以纸上所含水或其他物质为固定相，用展开剂进行展开分离混合物的色谱方法。其原理接近萃取原理，是一种液-液分配技术。它的支撑体不是分配柱色谱用的硅胶等，而是吸水性强的高级特制的色谱用滤纸（吸收高达 22% 左右的水），根据分离和鉴定对象，固定相可以是水、水的缓冲液或硅油、凡士林等。

色谱用滤纸应质地均匀平整，具有一定的机械强度，不含影响展开效果的杂质，也不与所用显色剂起作用，必要时可进行处理后再用。色谱用滤纸有快速、中速和慢速之分；也可据其使用目的不同而分为定性定量和制备色谱用的滤纸，实验时可根据需要选择。关于纸的大小、长短、形状，视需要而定。若用于一般的分析，可用薄的中速滤纸并裁成所需的长方形；如要用于分离制备天然产物，则可用载量大、厚的制备色谱用滤纸，裁成 20 cm^2 左右的面积。常用的色谱用滤纸是 Whatman，我国新华造纸厂生产的色谱用滤纸，质量较佳。

具体操作实验技术与吸附薄层色谱法有些相似，做纸色谱时，在大小适宜的纸距底边约 10 mm 处，用很细的毛细管点上试样的斑点。最好在一个饱含水蒸气的缸内使其饱和数分钟，然后将滤纸点样的底边放在一个盛有展开剂的展开槽中，并浸入展开剂中约 0.5 cm 处（勿淹没点样斑点），盖上缸盖。展开剂借助毛细管的作用沿滤纸上行，并带着斑点中的混合物各组分在滤纸上的固定相与展开剂（移动相）间进行分配，并以不同的速度向上移动，由于固定相是水或水的缓冲液，因此混合物中水溶性最大的，或形成氢键能力最大的组分移动最慢，色谱的结果：因各组分极性不同，移动的速度也不同，在纸上形成各化合物的谱带。当移动相到达纸的上端约 10 mm 处，取出阴干。因为色谱用的特定滤纸系纯粹的天然纤维素，制造得很均匀，在测量条件全部规定好后，任何一种特定的化合物的比移值（R_f 值）基本上是一个可信赖的数据。故 R_f 值可以用在纸色谱和薄层色谱的分离鉴定监测方面。R_f 值主要受以下因素的影响：纸质和纸的厚薄，或吸附薄层板所用的吸附剂、质量和厚薄、所用的展开剂的溶剂系统，点样的相对数量等。但在给定条件下 R_f 值基本是一个常数。

纸色谱广泛用于天然产物的分离、制备、纯化和鉴定分析等方面。特别是用于氨基酸、多肽、蛋白质、单糖、多糖和脂肪酸等亲水性强的天然产物的分离与鉴定，改变其固定相，也可用于极性弱的天然产物的分离。

（五）高效液相色谱法

高效液相色谱法（high performance liquid chromatography，HPLC）在经典液相色谱法（柱色谱法）的基础上，借用气相色谱理论，色谱柱采用小粒径固定相填充，高压泵输送流动相，同时柱后连有高灵敏度的检测器，通过仪器来完成对成分物质的分析。

1. 高效液相色谱法的特点

与经典的液相色谱法和气相色谱法相比，高效液相色谱法的特点主要体现在以下几个方面。①高压：由于混合成分液体的黏度比单纯溶剂大，当混合成分液体通过柱子时会受到很大阻力，所以高效液相色谱法都采用高压输液泵，压力可达 $15\sim35$ MPa。②高选择性：高效液相色谱法使用了高效固定相，它们的颗粒小且均匀，表面孔浅，传质速度快，柱效高，并且流动相可以控制，还可以改善分离过程的选择性。③高灵敏度：高效液相色谱法采用高度灵敏的检测器，如广泛使用的紫外吸收检测器的最小检出量可达 10^{-9} g，用于痕量分析的荧光检测器的最小检出量为 10^{-12} g。④高速：溶剂通过柱子的流量可达 $1\sim100$ mL/min，可以在几分钟或几十分钟内分析一个样品。

2. 高效液相色谱仪工作流程

高效液相色谱仪主要由流动相储罐、泵、压力表、过滤器、脉冲阻尼、恒温箱、进样器、色谱柱、检测器、记录仪和数据处理器组成，其中较为关键的是泵、色谱柱、检测器 3 个部分。在分析时，储罐中的流动相被高压泵送入系统，样品经进样器进入流动相，随着流动相载入色谱柱，由于样品溶液中各组分性质不同，在两相中相对运动时移动速度也不同，分离开来的单个组分依次从柱内流出，通过检测器时样品信息被转化成电信号传送到记录仪，经数据处理器处理，以图谱形式打印出来。

3. 应用

HPLC 在有机化学、生化、医药、化工、食品卫生、环保监测等方面都有广泛的用途。

（六）气相色谱法

气相色谱法（gas chromatography，GC），是一种以气体为流动相的色谱分离方法。流动气体又叫载气，常用的为氮气。本法在形式上属于柱色谱。根据固定相的不同，分为气-固吸附色谱及气-液分配色谱两类，其中气-液分配色谱应用最为普遍。

1. 基本原理

利用混合物中各组分在流动相与固定相之间吸附能力的不同或分配系数的差异而获得分离。

2. 气相色谱仪的组成

（1）载气系统：包括气源、气体净化装置、气体流速控制装置和测量装置。

（2）进样系统：进样器、汽化室。

（3）分离系统：色谱柱和柱温箱。

（4）检测系统：各类检测器。

（5）记录系统：数据处理装置、工作站。

（6）温控系统：包括汽化室、柱温箱、检测器等处的温度控制装置。

3. 操作技术

操作时，试样随着流动相载入色谱柱进行展开分离，各组分先后进入检测器，并用记录仪记录色谱图，根据色谱图中各组分的色谱峰位置（以滞留时间和滞留容量表示），与适当对照品比较可定性，根据色谱图中分析组分的色谱峰的峰面积或峰高可定量。具体操作如下。

（1）先安装好相关设备，检查各系统连接，确定无漏气后，开始操作。

（2）打开稳压电源。

（3）打开气流总阀门，调节减压阀使气压约为 22 kg/cm²，再调节稳压器针型阀，使载气气流流速为所需要的流速值。

（4）根据工作需要设置柱温、进样口温度和火焰离子化检测器（FID）温度。一般采用与被分离物质的平均沸点相近或稍低的柱温。若被分离物质的沸程太宽，可改用程序升温法升高柱温。

（5）打开计算机与工作站。

（6）设置 FID 的灵敏度和输出信号衰减。

（7）待所设参数达到设置标准时,即可进样分析。

（8）操作完毕后,先关闭氢气与空气,用氮气将色谱柱吹净后关机。

4. 特点

本法具有分离效率高、分析速度快、试样量少(气体试样可为 1 mL,液体试样为 0.1 μL,固体试样为几微克)、选择性好和应用范围广等优点。但有不适合分离高沸点、热稳定性差、高极性的化合物,柱的载样量小,无法进行大规模制备性分离等不足。

5. 适用范围

气相色谱法适用于沸点低、易挥发混合物的分离。

6. 提示

注意开气的顺序、压力及关气顺序,防止爆炸;进样口温度一般应较柱温高 30～50 ℃;如用 FID,其温度应高于或等于柱温,但不得低于 100 ℃,以免水汽凝结;进样时防止注射器中有气泡;等温度降至 50 ℃以下才能关主机。

五、透析法

透析法是利用透析膜具有选择性透过的特点,使提取液中小分子物质通过透析膜,而大分子物质不能通过透析膜以达到分离目的的一种方法。透析膜的膜孔有大有小,操作时要根据被分离物质的分子量大小加以选择。常见的透析膜有动物性膜、火棉胶膜、羊皮纸膜(硫酸纸膜)、蛋白质胶膜、玻璃纸膜等。

1. 操作技术

选择合适的透析膜,小心加入欲透析的样品溶液,扎紧口,外面用尼龙网袋加以保护悬挂在清水容器中。经常更换清水使透析膜内、外溶液的浓度差加大,必要时适当加热,并加以搅拌,使透析速度加快。为了加快透析速度,还可应用电透析法,即在半透膜旁边加纯溶剂两端放置两个电极,接通电源,则透析膜中的带有正电荷的成分如无机阳离子、生物碱等向阴极移动,而带负电荷的成分如无机阴离子、有机酸等则向阳极移动,中性化合物及高分子化合物则留在透析膜中。透析是否完全,须取透析膜内溶液进行定性检查。

2. 适用范围

透析法适用于天然药物化学成分中分子量大小不同的物质或大分子物质的分离纯化,如皂苷、蛋白质、多肽、多糖等。通过透析可除去无机盐、单糖、双糖等小分子杂质。

3. 特点

本法操作简单,分离较完全。

六、分馏法

分馏法是利用液体混合物中各组分沸点的差异,通过反复蒸馏,在蒸馏过程中产生不同的蒸气压,从而收集到不同沸点的馏分以分离液体成分的方法。

1. 操作技术

实验室常用简单的分馏装置(图 2-13),将待分馏的试样放入圆底烧瓶中,加入沸石,安装好装置,在分馏柱外围尽量用石棉绳包住,选择合适的热浴加热。当瓶内液体开始沸腾时,注意调节温度,使蒸气缓慢升入分馏柱,由于柱外空气的冷却,部分蒸气凝成液体,显然高沸点组分容易被冷凝,随着分馏柱管的升高,越向上混合蒸气中所含高沸点组分越少,在一定高度时可获得某一纯度组分。待低沸点组分蒸完后,再逐渐升温,如此进行操作,使不同沸点组分逐一分馏出来。

2. 适用范围

在天然药物化学成分研究中,分馏法适用于挥发油和一些液体生物碱的分离。

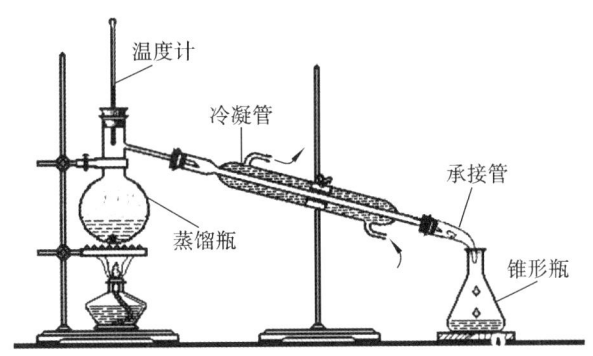

图 2-13　常用的分馏装置图

3. 特点

本法操作简单,但加热可能会破坏某些成分。

4. 提示

在分离液体混合物时,如液体混合物各成分沸点相差 100 ℃以上,可以直接蒸馏,如相差 25 ℃以下,则需采用分馏柱。沸点相差越小,需要的分馏装置越精细,分馏柱也越长。若液体混合物能生成共沸混合物或所含化学成分较复杂,且有些成分沸点相差很小,用分馏法很难得到单体,须配合其他分离方法如色谱法进一步分离才能得到单体。另外,用分馏法分离挥发油时,若挥发油中各成分沸点较高(常在 150 ℃以上),或成分在受热下易发生化学变化,则常采用减压分馏。

 目标检测

目标检测
答案

一、名词解释

1.溶剂提取法;2.水蒸气蒸馏法;3.超临界流体;4.分配系数;5.重结晶法;6.柱色谱法

二、选择题

(一) 单项选择题

1. 与水互溶的溶剂是(　　)。

A.乙醇　　　　　B.乙酸乙酯　　　C.正丁醇　　　　D.氯仿　　　　　E.甲苯

2. 从药材中依次提取不同极性的成分,应采取的溶剂顺序是(　　)。

A.乙醇、乙酸乙酯、乙醚、水　　　　B.乙醇、乙酸乙酯、乙醚、石油醚

C.乙醇、石油醚、乙醚、乙酸乙酯　　D.石油醚、乙醚、乙酸乙酯、乙醇

E.石油醚、乙酸乙酯、乙醚、乙醇

3. 不能以有机溶剂作为提取溶剂的提取方法是(　　)。

A.回流提取法　　　　　　　　B.连续回流提取法

C.渗漉法　　　　　　　　　　D.冷浸法

E.煎煮法

4. 以乙醇作提取溶剂时,不能用(　　)。

A.回流提取法　　B.渗漉法　　　　C.煎煮法　　　　D.浸渍法　　　　E.连续回流提取法

5. 提取含淀粉较多的天然药物宜用(　　)。

A.回流提取法　　B.浸渍法　　　　C.煎煮法　　　　D.蒸馏法　　　　E.连续回流提取法

6. 下列溶剂与水不能完全混溶的是(　　)。

A.甲醇　　　　　B.正丁醇　　　　C.丙醇　　　　　D.丙酮　　　　　E.乙醇

7. 比水重的亲脂性有机溶剂是(　　)。

A.石油醚　　　　B.氯仿　　　　　C.苯　　　　　　D.乙醚　　　　　E.乙酸乙酯

8. 下列溶剂中溶解化学成分范围最广的溶剂是（　　）。

A. 水　　　　　B. 乙醇　　　　　C. 乙醚　　　　　D. 苯　　　　　E. 氯仿

9. 提取挥发油时宜用（　　）。

A. 煎煮法　　　　　　　　B. 分馏法　　　　　　　　C. 水蒸气蒸馏法

D. 盐析法　　　　　　　　E. 冷冻法

10. 可将天然药物水提液中的亲水性成分萃取出来的溶剂是（　　）。

A. 乙醚　　　　B. 乙酸乙酯　　　　C. 丙酮　　　　D. 正丁醇　　　　E. 乙醇

11. 影响提取效率的最主要因素是（　　）。

A. 药材粉碎度　　　　　　B. 温度　　　　　　　　C. 时间

D. 细胞内外浓度差　　　　E. 药材干湿度

12. 两相溶剂萃取法的原理是利用混合物中各成分在两相溶剂中的（　　）。

A. 比重不同　　　　　　　B. 分配系数不同　　　　　　C. 分离系数不同

D. 萃取常数不同　　　　　E. 介电常数不同

13. 从天然药物的水提取液中萃取强亲脂性成分,宜选用（　　）。

A. 乙醇　　　　B. 甲醇　　　　C. 正丁醇　　　　D. 乙酸乙酯　　　　E. 苯

14. 采用乙醇沉淀法除去水提取液中多糖、蛋白质等杂质时,应使乙醇浓度达到（　　）。

A. 50%以上　　B. 60%以上　　C. 70%以上　　D. 80%以上　　E. 90%以上

15. 有效成分为黄酮类化合物的天然药物水提取液,欲除去其中的淀粉、多糖和蛋白质等杂质,宜用（　　）。

A. 铅盐沉淀法　　　　　　B. 乙醇沉淀法　　　　　　C. 酸碱沉淀法

D. 离子交换色谱法　　　　E. 盐析法

16. 在醇提取浓缩液中加入水,可沉淀（　　）。

A. 树胶　　　　B. 蛋白质　　　　C. 树脂　　　　D. 鞣质　　　　E. 黏液质

17. 有效成分为内酯的化合物,欲纯化分离其杂质,可选用下列哪种方法?（　　）

A. 醇沉淀法　　B. 盐沉淀法　　C. 碱溶酸沉法　　D. 透析法　　E. 盐析法

18. 影响硅胶吸附能力的因素有（　　）。

A. 硅胶的含水量　　　　　B. 洗脱剂的极性大小

C. 洗脱剂的酸碱性大小　　D. 被分离成分的极性大小

E. 被分离成分的酸碱性大小

19. 不适用于醛、酮、酯类化合物分离的吸附剂为（　　）。

A. 氧化铝　　　B. 硅藻土　　　C. 硅胶　　　D. 活性炭　　　E. 聚酰胺

20. 对化合物进行硅胶吸附柱色谱的结果是（　　）。

A. 极性大的先流出　　　　B. 极性小的先流出

C. 熔点低的先流出　　　　D. 熔点高的先流出

E. 易挥发的先流出

21. 聚酰胺薄层色谱中,下列展开剂中展开能力最强的是（　　）。

A. 30%乙醇　　B. 无水乙醇　　C. 70%乙醇　　D. 丙酮　　　E. 水

22. 具下列基团的化合物在聚酰胺薄层色谱中 R_f 值最大的是（　　）。

A. 四个酚羟基化合物　　　B. 两个对位酚羟基化合物

C. 两个邻位酚羟基化合物　D. 两个间位酚羟基化合物

E. 三个酚羟基化合物

23. 对聚酰胺色谱叙述不正确的是（　　）。

A. 固定相为聚酰胺　　　　B. 适合分离酚性、羧酸、醌类成分

C. 在水中吸附力最大　　　D. 醇的洗脱能力大于水

E. 甲酰胺溶液洗脱力最小

24. 对化合物进行正相分配柱色谱的结果是（　　）。

A. 极性大的先流出　　　　　　　B. 极性小的先流出

C. 熔点低的先流出　　　　　　　D. 熔点高的先流出

E. 易挥发的先流出

25. 对化合物进行反相分配柱色谱的结果是（　　）。

A. 极性大的先流出　　　　　　　B. 极性小的先流出

C. 熔点低的先流出　　　　　　　D. 熔点高的先流出

E. 易挥发的先流出

26. 纸色谱的色谱行为是（　　）。

A. 化合物极性大、R_f 值小　　　　B. 化合物极性大、R_f 值大

C. 化合物极性小、R_f 值小　　　　D. 化合物溶解度大、R_f 值小

E. 化合物酸性大、R_f 值大

27. 正相纸色谱的展开剂通常为（　　）。

A. 以水为主　　　　　　　B. 酸水　　　　　　　C. 碱水

D. 以醇类为主　　　　　　E. 以亲脂性有机溶剂为主

28. 薄层色谱的主要用途为（　　）。

A. 分离化合物　　　　　　B. 鉴定化合物

C. 化合物的分离和鉴定　　D. 制备化合物　　　　　E. 制备衍生物

29. 原理为分子筛的色谱是（　　）。

A. 离子交换色谱　　　　　B. 凝胶过滤色谱　　　　C. 聚酰胺色谱

D. 硅胶色谱　　　　　　　E. 氧化铝色谱

30. 凝胶过滤色谱适用于分离（　　）。

A. 极性大的成分　　　　　B. 极性小的成分　　　　C. 亲脂性成分

D. 亲水性成分　　　　　　E. 分子量不同的成分

31. 不适宜用离子交换色谱分离的成分为（　　）。

A. 生物碱　　　B. 生物碱盐　　　C. 有机酸　　　D. 氨基酸　　　E. 强心苷

32. 淀粉和葡萄糖的分离多采用（　　）。

A. 氧化铝色谱　　　　　　B. 离子交换色谱　　　　C. 聚酰胺色谱

D. 凝胶过滤色谱　　　　　E. 硅胶吸附柱色谱

33. 与判断化合物纯度无关的是（　　）。

A. 熔点的测定　　　　　　B. 选两种以上色谱条件检测

C. 观察结晶的晶形　　　　D. 闻气味　　　　　　　E. 测定旋光度

（二）B 型题（配伍选择题，选项在前，题干在后。每题有一个选项，每个选项可重复选，也可不选择）

A. 硅胶　　　　B. 氧化铝　　　C. 活性炭　　　D. 氧化镁　　　E. 硅藻土

34. 非极性吸附剂是（　　）。

35. 应用最广的吸附剂是（　　）。

36. 吸附能力最强的吸附剂是（　　）。

37. 既可作吸附剂又常用于分配色谱作载体的物质是（　　）。

A. 水　　　　　　　　　　B. 丙酮　　　　　　　　C. 甲酰胺溶液

D. 乙醇　　　　　　　　　E. 稀氢氧化钠溶液

38. 聚酰胺吸附力最强的化合物是（　　）。

39. 聚酰胺吸附力最弱的化合物是（　　）。

40. 聚酰胺吸附力处于第三位的是（　　）。

  A. 浸渍法   B. 煎煮法   C. 回流提取法 D. 渗漉法   E. 连续回流提取法

41. 适用于有效成分遇热易破坏的天然药物提取，但浸出效率较差的方法是（　　）。

42. 方法简便，药材中大部分成分可被不同程度地提出，但含挥发性成分及有效成分遇热易破坏的天然药物不宜使用的方法是（　　）。

43. 利用溶剂造成的良好浓度差进行提取，浸出效率较高，但溶剂消耗量大、费时长、操作麻烦的方法是（　　）。

44. 采用索氏提取器用有机溶剂进行提取，但提取液受热时间长，对受热易分解的成分不宜使用的方法是（　　）。

45. 采用有机溶剂加热提取天然药物成分，浸出效率高，但受热易破坏的成分不宜用，且溶剂消耗量大，操作麻烦的方法是（　　）。

  A. 硅胶色谱   B. 氧化铝色谱

  C. 离子交换色谱   D. 聚酰胺吸附色谱   E. 凝胶过滤色谱

46. 分离蛋白质、多糖类化合物优先采用（　　）。

47. 分离有机酸类化合物优先采用（　　）。

48. 分离生物碱类化合物优先采用（　　）。

  A. 吸附色谱   B. 离子交换色谱   C. 聚酰胺色谱

  D. 正相分配色谱   E. 凝胶过滤色谱

49. 一般分离极性小的化合物可用（　　）。

50. 一般分离极性大的化合物可用（　　）。

51. 分离大分子和小分子化合物可用（　　）。

52. 分离有酚羟基，能与酰胺键形成氢键的化合物可采用（　　）。

53. 分离在水中可以形成离子的化合物可采用（　　）。

（三）多项选择题

54. 既属于水溶性成分，又属于醇溶性成分的是（　　）。

  A. 苷类   B. 生物碱盐 C. 挥发油   D. 鞣质   E. 蛋白质

55. 选择水为溶剂可以提取下列哪些成分？（　　）

  A. 苷   B. 苷元   C. 生物碱盐 D. 树脂   E. 鞣质

56. 属于亲脂性成分的是（　　）。

  A. 叶绿素   B. 鞣质   C. 油脂   D. 挥发油   E. 蛋白质

57. 下列溶剂极性由强到弱的顺序正确的是（　　）。

  A. 乙醚＞水＞甲醇   B. 水＞乙醇＞乙酸乙酯

  C. 水＞石油醚＞丙酮   D. 甲醇＞氯仿＞石油醚

  E. 水＞正丁醇＞氯仿

58. 用溶剂法从天然药物中提取化学成分的方法有（　　）。

  A. 升华法   B. 渗漉法

  C. 两相溶剂萃取法   D. 水蒸气蒸馏法   E. 煎煮法

59. 用水蒸气蒸馏法提取天然药物化学成分，要求此类成分（　　）。

  A. 能与水反应 B. 不易溶于水 C. 具挥发性 D. 热稳定性好 E. 极性较大

60. 天然药物化学成分的分离方法有（　　）。

  A. 重结晶法   B. 高效液相色谱法   C. 水蒸气蒸馏法

  D. 离子交换色谱法   E. 核磁共振法

61. 调节溶液的 pH，改变分子的存在状态，影响溶解度而实现分离的方法有（　　）。

  A. 醇提水沉法   B. 酸提碱沉法   C. 碱提酸沉法

  D. 醇提丙酮沉法   E. 等电点沉淀法

62. 如果从水提取液中萃取亲脂性成分,常用的溶剂是(　　　)。

A. 苯　　　　　B. 氯仿　　　　　C. 乙醚　　　　　D. 正丁醇　　　　　E. 丙酮

63. 下列有关硅胶的论述,正确的是(　　　)。

A. 与物质的吸附属于物理吸附　　　　　　　　B. 对极性物质具有较强吸附力

C. 对非极性物质具有较强吸附力　　　　　　　D. 一般显酸性

E. 含水量越多,吸附力越小

64. 下列化合物可被聚酰胺吸附的是(　　　)。

A. 生物碱　　　　　B. 蒽醌　　　　　C. 黄酮　　　　　D. 鞣质　　　　　E. 萜类

65. 凝胶过滤色谱法适合分离(　　　)。

A. 多肽　　　　　B. 氨基酸　　　　　C. 蛋白质　　　　　D. 多糖　　　　　E. 皂苷

66. 大孔吸附树脂的分离原理包括(　　　)。

A. 氢键吸附　　　　　　　　B. 范德瓦尔斯力　　　　　　　　C. 化学吸附

D. 分子筛　　　　　　　　E. 分配系数差异

三、简答题

1. 天然药物有效成分的提取方法有哪几种? 采用这些方法提取的依据是什么?

2. 常用溶剂极性的强弱顺序如何排列? 哪些与水互溶? 哪些与水不互溶?

3. 简述常见吸附剂的特点。

4. 大孔吸附树脂的原理是什么? 具体操作技术包括哪些内容?

(陈辉芳)

第三章

糖与苷

扫码看 PPT

学习目标

【知识目标】

- 掌握苷的性状和溶解性,苷键的酸催化水解,苷的提取与分离。
- 熟悉苷的结构与分类,糖和苷的旋光性,苷键的碱、酶催化水解。
- 了解糖的结构与分类,糖的检识,苷键的氧化裂解法。

【能力目标】

- 能运用糖与苷的结构和性质从天然药物中提取与分离糖及苷类化合物。
- 能根据糖与苷的结构和性质采用化学和色谱法进行鉴定。

【思政育人目标】

- 通过对多糖新的药理作用的探索培养学生与时俱进的思维和眼光。
- 通过对甘露寡糖二酸等新药的学习增强学生的民族自信和文化自信。

学习思维导图

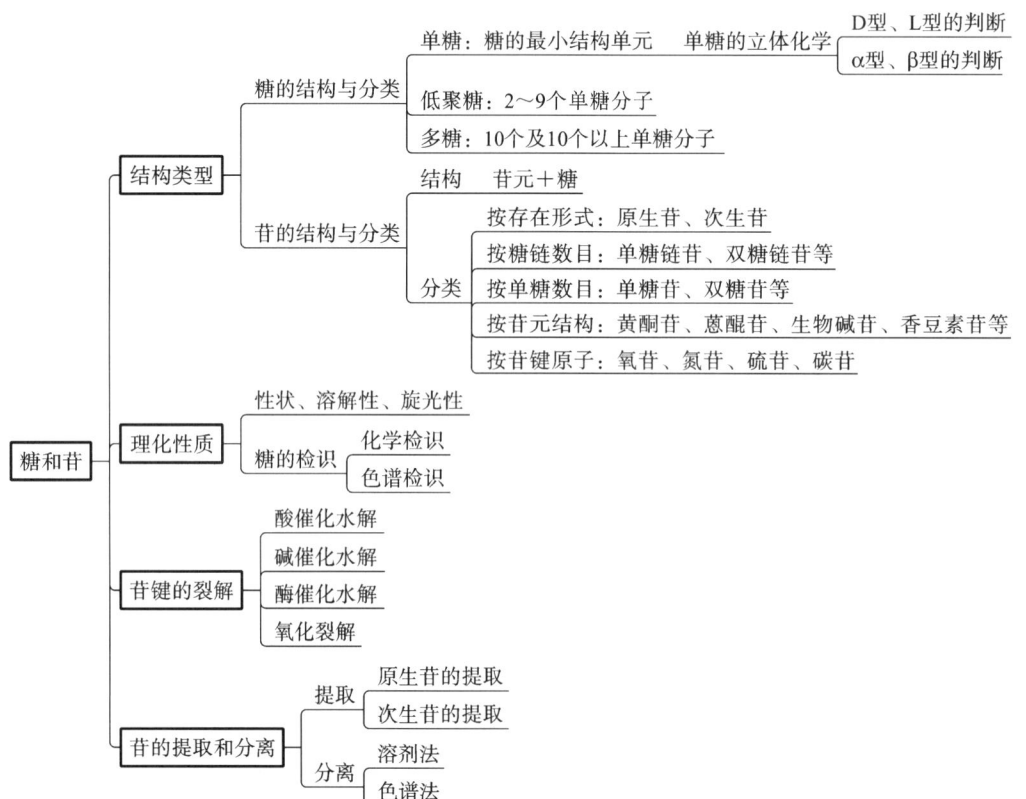

第一节 结 构 类 型

一、糖的结构与分类

糖(saccharide)又称碳水化合物(carbohydrate),广泛存在于自然界,是植物光合作用的初生产物,也是植物生命活动不可缺少的能量物质及支撑物质,占植物干重的80%～90%。糖还可与其他非糖物质结合形成苷等存在于生物体中。糖及其衍生物是天然药物的重要生物活性物质之一,如具有强身健体作用的药物人参、黄芪、枸杞等都含有大量的糖与苷。

从结构上看,糖是多羟基醛或多羟基酮及其衍生物、聚合物的总称。根据能否水解以及水解后获得单糖数目的不同,糖可分为单糖、低聚糖和多糖三类。

单糖的结构式有三种表示方法,即 Fischer 投影式、Haworth 投影式和优势构象式。如葡萄糖的三种构型如下。

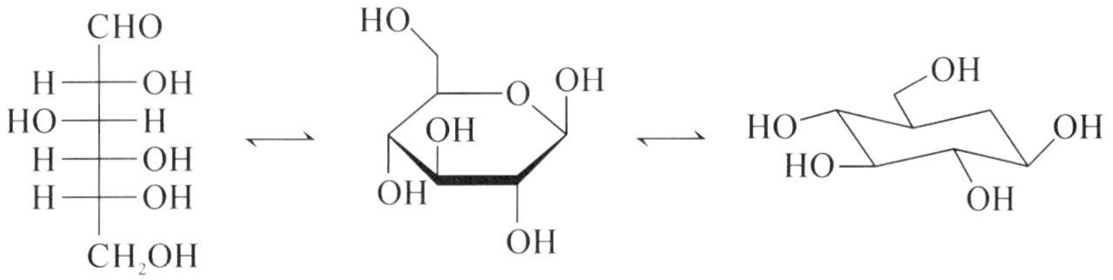

Fischer投影式　　　　　Haworth投影式　　　　　优势构象式

糖在水溶液中主要以环状半缩醛或半缩酮的形式存在,自然界中的糖都以六元氧环或五元氧环形式存在。五元氧环的糖称为呋喃型糖(furanose),六元氧环的糖则称为吡喃型糖(pyranose)。

习惯上,单糖的绝对构型仍以 D、L 表示,在 Fischer 投影式中,距离羰基最远的手性碳原子上的羟基在右侧的称为 D 构型(该手性碳为 R 构型),在左侧的称为 L 构型(该手性碳为 S 构型)。在 Haworth 投影式中,五元呋喃型糖,C_4 位羟基取代基向上为 D 型,向下为 L 型;六元吡喃型糖,C_5 位羟基取代基向上为 D 型,向下为 L 型,若 C_5 位无羟基取代,观察 C_4 位,C_4 位羟基取代基向下为 D 型,向上为 L 型。

单糖成环后形成一对端基差向异构体,有 α、β 两种构型。在 Fischer 投影式中,新形成的羟基与距离羰基最远的手性碳原子上的羟基在同侧者称为 α 型,异侧者称为 β 型。在 Haworth 投影式中,五元呋喃型糖,C_1、C_4 位羟基同侧者为 β 型,异侧者为 α 型;六元吡喃型糖,C_1、C_5 位同侧者为 β 型,异侧者为 α 型,若 C_5 位无羟基取代,观察 C_4 位,C_1、C_4 位羟基同侧者为 α 型,异侧者为 β 型。

糖的主要结构类型见表3-1。

表 3-1　糖的主要结构类型及代表化合物

结 构 类 型		代表化合物
单糖:糖的最小单元。多数单糖在生物体内呈结合状态,只有少数单糖以游离状态存在。	五碳醛糖	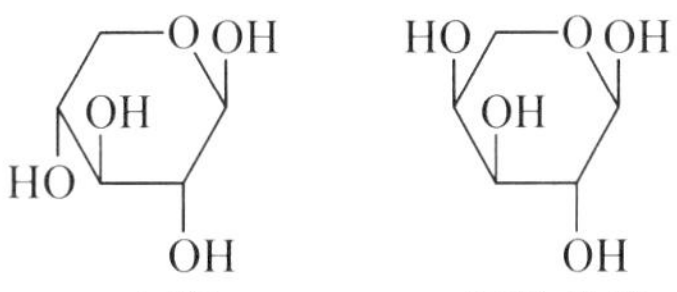 D-木糖　　　　　L-阿拉伯糖

结 构 类 型		代 表 化 合 物
单糖:糖的最小单元。多数单糖在生物体内呈结合状态,只有少数单糖以游离状态存在。	六碳醛糖	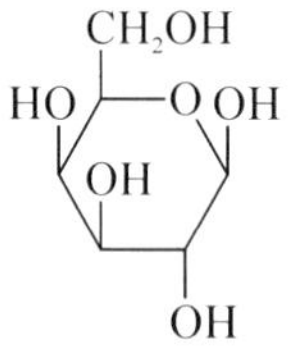 D-半乳糖 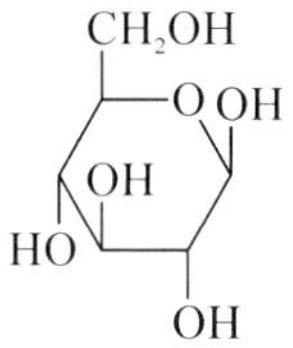　　D-葡萄糖
	甲基五碳糖	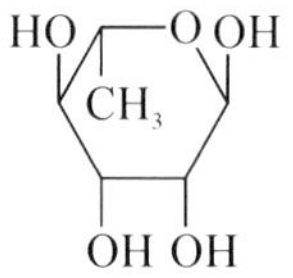 L-鼠李糖 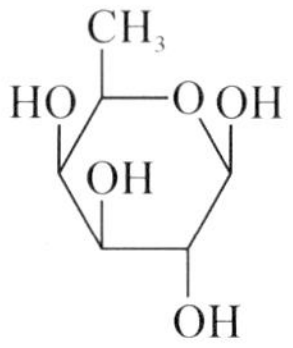　　D-岩藻糖
	六碳酮糖	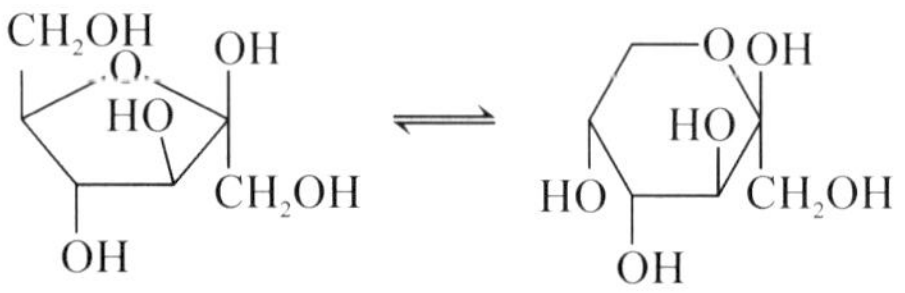 D-呋喃果糖　⇌　D-吡喃果糖
	糖醛酸	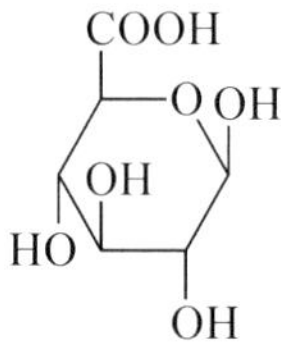 D-葡萄糖醛酸
	α-去氧糖	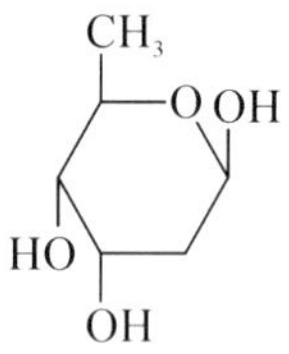 D-洋地黄毒糖
低聚糖:由2～9个单糖分子通过苷键聚合而成。低聚糖按含有的单糖个数不同,可分为二糖、三糖、四糖等;按是否含有游离的醛基或酮基,可分为还原糖和非还原糖。		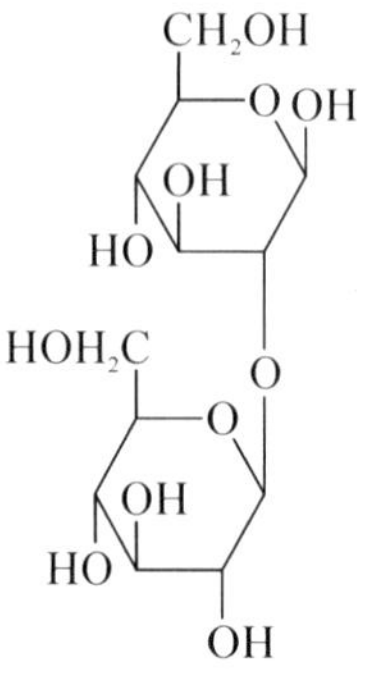 槐糖 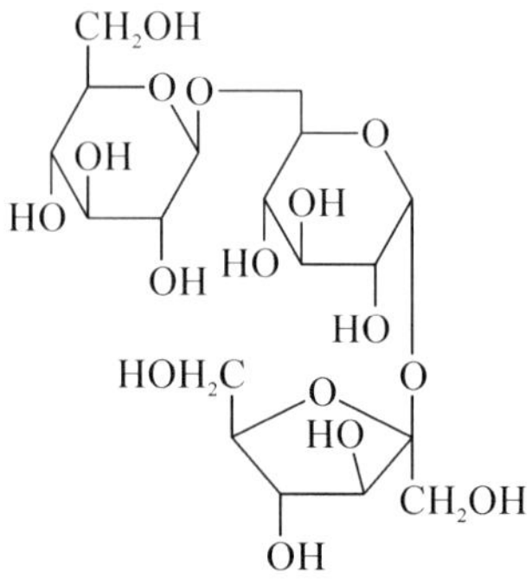　　棉籽糖

续表

结 构 类 型	代表化合物
多糖:由 10 个及 10 个以上单糖通过苷键连接而成的糖。通常多糖中的单糖都在 100 个以上,多的可达数千个。根据多糖在生物体内的功能可分为两类,一类是动植物的支持组织,该类成分不溶于水,分子呈直链形;另一类是动植物的储存养料,该类成分可溶于热水形成胶体溶液,能经酶催化水解释放出单糖为动植物提供能量,多数分子呈支链形。多糖按照组成的单糖的种类是否相同又可分为均多糖和杂多糖。	 纤维素

知识链接

甘露寡糖二酸(GV-971)-老年痴呆症患者的福音

2019 年 12 月 29 日,我国原创的治疗阿尔茨海默病的新药(甘露特钠胶囊(九期一),代号:GV-971)正式在国内上市。患者可凭医生处方,在全国各大专业药房购买。"九期一"作为国家Ⅰ类新药上市,用于轻度至中度阿尔茨海默病,改善患者认知功能。该药是中国科学家原创、中国企业投入、拥有完全自主知识产权的治疗阿尔茨海默病的新药,也是自 2003 年以来全球第一个被批准用于治疗阿尔茨海默病的新药。

"九期一"是以海洋褐藻提取物为原料,制备获得的低分子酸性寡糖化合物。临床前作用机制表明,"九期一"通过重塑肠道菌群平衡,抑制肠道菌群特定代谢产物的异常增多,减少外周及中枢炎症,降低 β-淀粉样蛋白沉积和 Tau 蛋白过度磷酸化,从而改善认知功能障碍。

"九期一"研发历时 22 年。新药上市申请从受理到获批不到 1 年,是国家药品审评审批制度改革后,通过优先审评审批通道获批的第一个神经精神类中国原创药物,为全球阿尔茨海默病患者提供了"中国处方"。

二、苷的结构与分类

苷(glycosides)旧称甙,又称配糖体,是由糖或糖的衍生物与另一非糖物质(称为苷元或糖苷配基)通过糖的半缩醛或半缩酮羟基与苷元脱水形成的一类化合物。连接糖和苷元的化学键称为苷键,形成苷键的原子称为苷键原子。苷类在天然药物中分布很广泛,具有多方面的生物活性,临床上显示了多方面的疗效,是非常重要的一类天然成分。

【课堂讨论】

比较强心苷、甾体皂苷、三萜皂苷、黄酮苷以及蒽醌苷等苷类的结构特点,并根据苷元的酸碱性进行分类。

苷类有多种分类方法。根据苷在生物体内是原生的还是次生的,苷可分为原生苷和次生苷(从原生苷中脱掉一个以上单糖的苷称为次生苷或次级苷)。根据与苷元直接相连的糖链数目不同,苷分为单糖链苷和双糖链苷等。根据苷糖中所含单糖的数目不同,苷可分为单糖苷、双糖苷、三糖苷等。根据苷元的化学结构类型不同,苷可分为黄酮苷、蒽醌苷、生物碱苷等。根据苷的生物活性或特殊性质不同,苷可分为强心苷、皂苷等。最常见的分类方法是按苷键原子的种类进行分类,常分为氧苷、硫苷、氮苷和碳苷四类,其中氧苷最多。

（一）氧苷

形成苷键的原子为氧。这类苷通常是由糖中的苷羟基与非糖成分的羟基（或羧基）失水缩合而成的化合物，天然的苷多属于氧苷。根据苷元结构的不同，氧苷可分为以下几类。

（1）醇苷：糖的苷羟基与苷元中的醇羟基脱水缩合而成的苷。苷元是醇类化合物，如龙胆苦苷。

（2）酚苷：糖的苷羟基与苷元中的酚羟基脱水缩合而成的苷。苷元属于酚类化合物，如天麻苷。

（3）氰苷：多为糖与氰醇衍生物中的羟基缩合而成的苷。苷元多属于氰醇衍生物，苷中有氰基结构（—CN），这类成分具有一定的毒性，如苦杏仁苷。

（4）吲哚苷：糖与羟基吲哚缩合而成的苷称吲哚苷。苷元为羟基吲哚，常见的有靛苷等。

（5）酯苷：糖与苷元中的羧基缩合而成的苷称酯苷。苷元为羧酸化合物，苷中有酯的结构，如山慈菇苷。

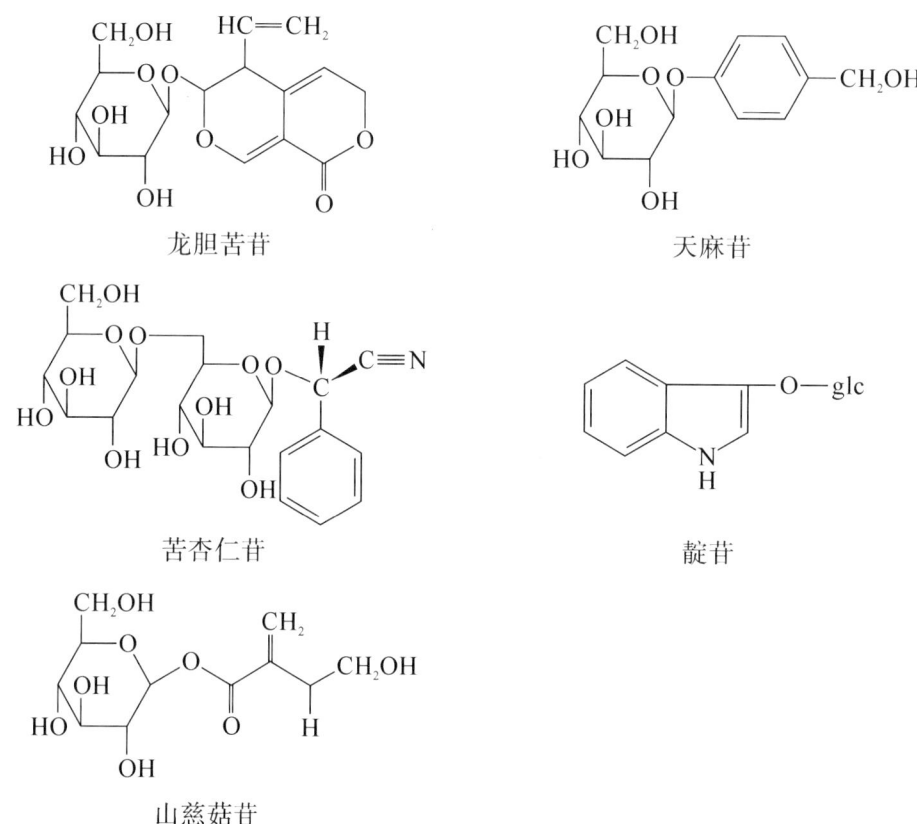

龙胆苦苷   天麻苷

苦杏仁苷   靛苷

山慈菇苷

（二）硫苷

形成苷键的原子为硫。这类苷是由糖中的苷羟基与非糖成分中的巯基（—SH）缩合而成的一类苷，苷元中有硫元素，这类成分主要分布在十字花科植物中，如萝卜苷。

萝卜苷

（三）氮苷

由糖的端基碳与非糖成分中的氮原子连接而成的一类苷，苷元多为嘌呤或嘧啶的衍生物，如腺苷。

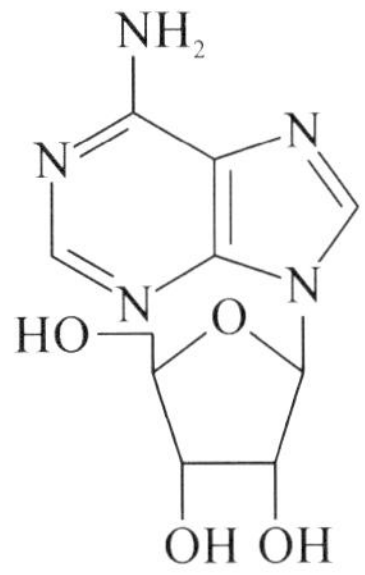

腺苷

（四）碳苷

由糖基与非糖成分中的碳原子直接相连接而成的一类苷,多为糖的苷羟基与苷元上活泼氢失水缩合而成,如葛根素。

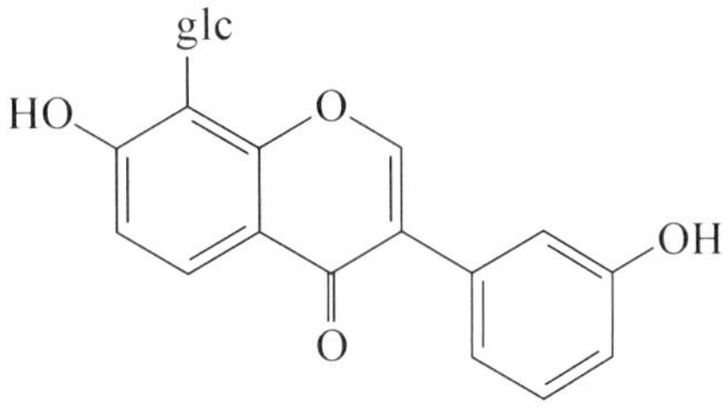

葛根素

第二节　理 化 性 质

一、苷的性状和溶解性

苷多为固体,含糖基少的可形成结晶,糖基多的如皂苷,则多为具有吸湿性的无定形粉末。一般无味,但也有的具苦味,如龙胆苦苷,极少有甜味,如甜菊苷。苷是否有颜色取决于苷元部分共轭体系的大小和助色团的存在与否。多数苷为无色,有的呈黄色、橙黄色或其他颜色。

苷的溶解性与苷元和糖的结构有关。一般而言,苷元是弱亲水性物质而糖是亲水性物质。苷类的亲水性与糖基数目、苷元分子大小、糖和苷元中的亲水基团有关,其亲水性往往随糖基的增多而增大,随苷元碳原子数目增多而减少,随糖和苷元中亲水基团数目增多而增大。苷类多数可溶于水、甲醇、乙醇及含水正丁醇等亲水性有机溶剂,难溶于乙醚、苯等亲脂性有机溶剂。苷元由于失去了苷糖,亲脂性增强,一般易溶于乙醇、氯仿、乙醚、苯等多种有机溶剂,难溶于水。碳苷的溶解性较特殊,无论是在水还是在其他溶剂中,其溶解度一般都较小。

二、旋光性

苷均有旋光性,一般呈左旋光性。但苷水解后,由于生成的糖常是右旋的,因而混合物呈右旋光性。苷的旋光度的大小与苷元和糖的结构,以及苷元和糖、糖和糖之间的连接方式均有关。

三、糖的检识

（一）化学检识

1. Molish 反应

Molish 反应又称 α-萘酚-浓硫酸反应。取待检液 1 mL,加入 3%的 α-萘酚乙醇溶液 1～3 滴,摇匀后沿试管壁缓缓加入浓硫酸,静置,若在两液面交界处出现紫红色环,说明待检液中含有糖或苷。

2. Fehling 反应

Fehling 反应用于还原糖的检识,还原糖能使 Fehling 试剂还原,产生砖红色的氧化亚铜沉淀。

3. Tollen 反应

Tollen 反应用于还原糖的检识,析出的银在薄层板或滤纸上为褐斑,在试管壁上则呈光亮银镜,也称银镜反应。

非还原糖和苷对 Fehling 反应及 Tollen 反应呈阴性。但将反应液酸水解后再进行 Fehling 反应或 Tollen 反应,如果为阳性反应,说明存在多糖或苷。

(二)色谱检识

1. 纸色谱

糖类极性较大,适合用纸色谱法进行鉴定。常用水饱和的有机溶剂为展开剂,如正丁醇-乙酸-水 (4∶1∶5)、正丁醇-乙醇-水(4∶2∶1)和水饱和的苯酚等。R_f 值与糖的结构中碳原子数和羟基数有关。在单糖中,一般碳原子数少的糖,其 R_f 值大;若碳原子数相同,则酮糖的比醛糖的 R_f 值大,去氧糖的 R_f 值更大。常用的显色剂为硝酸银试剂,显色后产生棕褐色斑点。以纸色谱法鉴定糖类通常需用标准品同时点样作为对照。

2. 薄层色谱

薄层色谱通常选用硅胶作固定相,用极性较大的含水溶剂为展开剂,如正丁醇-乙酸-水(4∶1∶5,上层)、氯仿-甲醇-水(65∶35∶10,下层)、乙酸乙酯-正丁醇-水(4∶1∶5,上层)等三元溶剂系统。由于糖的极性大,进行薄层色谱分析时,点样量不宜过大,否则会出现明显的拖尾现象,使 R_f 值下降,使一些 R_f 值相近的糖难以获得满意的分离。若用 0.3 mol/L 硼酸溶液或用一些无机盐的水溶液(如 0.02 mol/L 硼酸盐缓冲液,0.1 mol/L 亚硫酸氢钠水溶液)代替水制备薄层板,则样品承载量可明显增加,硅胶吸附能力下降,有利于斑点的集中。薄层色谱常用的显色剂除了硝酸银试剂外,还有茴香醛-硫酸试剂、α-萘酚-浓硫酸试剂。喷后一般需要在 100 ℃左右加热数分钟至斑点显现。

第三节　苷键的裂解

苷键的裂解对于了解苷元与糖及糖与糖的连接方式、苷键的构型等具有重要作用。常用的苷键裂解方法有酸催化水解、碱催化水解、酶催化水解和氧化裂解法。

一、酸催化水解

苷键为缩醛(酮)结构,对酸不稳定,对碱稳定,易被酸催化水解。反应一般在水或稀醇溶液中进行。常用的酸有盐酸、硫酸、乙酸、甲酸等。其反应机制是苷键原子先被质子化,然后苷键断裂形成糖基正离子或半椅式的中间体,该中间体再与水结合形成糖,并释放催化剂质子。以葡萄糖氧苷为例:

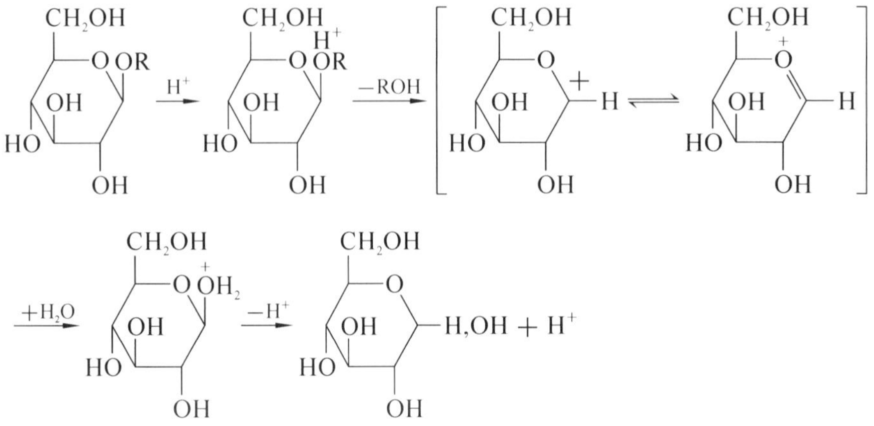

从酸催化水解反应机制可看出,凡有利于苷键原子质子化和中间体形成的一切因素均有利于苷键的水解。通常苷键水解难易程度有如下规律。

(1)在形成苷键的 N、O、S、C 四个原子中,N 的碱性最强,最易质子化。C 上无共用电子时,几乎无碱性,最难质子化。因而水解的难易程度:C-苷>S-苷>O-苷>N-苷。

(2)氮原子虽然碱性较强,易于质子化,但当氮原子在酰胺或嘧啶环上时,由于受到强烈的 p-π 共轭效应和诱导效应的影响,此时的氮已几乎没有碱性,甚至在酰胺中还有一定的酸性,所以这类苷很难水解。

(3)因 p-π 共轭作用,酚苷及烯醇苷的苷元在苷键原子质子化时,芳环或双键对苷键原子有一定的供电作用,故酚苷及烯醇苷比醇苷易于水解。

(4)按糖的结构不同,水解难易顺序如下。

①呋喃糖苷较吡喃糖苷易水解。这是由于五元呋喃环的平面性使各取代基处于重叠位置,空间张力大,形成水解中间体后可使张力减小,故有利于水解。

②酮糖苷较醛糖苷易水解。因酮糖多为呋喃糖结构。

③在吡喃糖苷中,C_5 取代基会对质子进攻苷键原子形成一定的位阻,故 C_5—R 体积越大,越难水解,故水解易难顺序:五碳糖苷>甲基五碳糖苷>六碳糖苷>七碳糖苷>糖醛酸苷。

④氨基糖较羟基糖难水解,羟基糖又较去氧糖难水解。原因是糖结构中吸电子基团对苷键原子产生诱导效应,使苷键原子电子云密度降低,不利于苷键原子质子化,苷键水解速度下降。水解易难顺序:2,6-二去氧糖苷>2-去氧糖苷>6-去氧糖苷>2-羟基糖苷>2-氨基糖苷。

对于难水解的苷类,需增加酸的浓度和延长水解时间来达到水解的目的,但同时因反应条件剧烈,苷元结构会发生变化而得不到真正的苷元。这时可采用两相水解法,即在反应液中加入与水不相混溶的有机溶剂如苯,使水解后产生的苷元及时转溶于有机溶剂中,避免苷元与酸长时间接触,从而得到真正的苷元。

二、碱催化水解

通常苷键对碱稳定,对酸不稳定,不易被碱催化水解。但酚苷、酯苷、烯醇苷和 β 位有吸电子基团的苷遇碱能水解。

三、酶催化水解

酶催化水解具有反应条件温和(30~40 ℃)、专属性高的特点。通常一种酶仅能水解一种特定构型的苷键,而对其他部位没有作用。利用酶催化水解可以得到次生苷和糖,也可以得到真正的苷元和低聚糖。还可通过酶催化水解获知苷键的构型、苷元与糖、糖与糖之间的连接方式。

常用于催化苷键水解的酶:转化糖酶(只催化水解 β-果糖苷键)、麦芽糖酶(只催化水解 α-D-葡萄糖苷键)、苦杏仁酶(只催化水解 β-葡萄糖苷键)、纤维素酶(只催化水解 β-D-葡萄糖苷键)。

在植物中不同的细胞内苷和能催化水解该苷的酶往往是共存的,由于它们不在同一位置,故无法将它们催化水解。只有当植物细胞被破坏后,酶和苷才能相遇,进而水解苷。

四、氧化裂解

Smith 降解法是常用的氧化裂解法,适用于酸催化水解时苷元结构容易改变的苷以及不易被酸催化水解的 C-苷,但不适用于苷元上有邻二醇羟基结构的苷类。

Smith 降解法是先用过碘酸氧化糖苷,使之生成二元醛和甲酸,再以四氢硼钠还原,生成相应的二元醇,然后在室温下与稀酸作用,使其水解成苷元、多元醇和羟基乙醛等产物。

第四节 苷的提取与分离

一、苷的提取

由于天然药物中原生苷、次生苷、苷元的存在状态和性质各不相同,因此,首先要明确提取的目的和要求,即需要提取的是原生苷、次生苷还是苷元,然后根据它们的性质及要求进行提取。

自然界中的苷类往往与能催化水解苷的酶共存。若要提取原生苷,就必须抑制或破坏酶的活性,常用的方法是采用甲醇、乙醇或沸水提取,也可在药材中加入碳酸钙研磨。在提取过程中还需尽量避免与酸、碱接触,否则提取到的可能不是原生苷。若要提取次生苷,则又需要利用酶的活性,常用的方法是在药材粗粉中加入温水搅匀,保持温度在 $30 \sim 40 \ ℃$,发酵 24 h 左右,通过酶催化水解获得次生苷。由于次生苷失去了苷中的部分糖,因此亲水性减弱,提取时常选用适当浓度的乙醇或乙酸乙酯作为溶剂。如果药材本身呈一定酸性,可用适当的方法中和,尽可能在中性条件下提取。

由于各种苷的苷元结构不同,连接糖的种类及数目不同,性质差异很大,因此很难用统一的方法进行提取。常用的系统溶剂提取流程如图 3-1 所示。

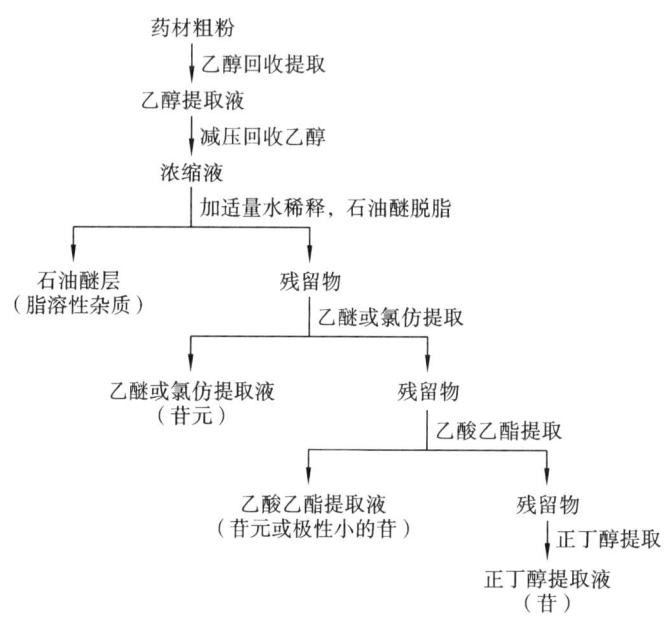

图 3-1 系统溶剂提取药材粗粉流程示意图

二、苷的分离

苷类提取物常不同程度地混有其他物质,故需进一步纯化以除去杂质,再将苷类混合物进行分离。常用的分离纯化方法有溶剂法和色谱法。分离极性较小的苷常用吸附色谱法,而极性较大的苷常用分配色谱法进行分离。

实 例

苦杏仁为蔷薇科植物山杏 *Prunus armeniaca* L. var. *ansu* Maxim.、西伯利亚杏 *Prunus sibirica* L.、东北杏 *Prunus mandshurica* (Maxim.) Koehne 或杏 *Prunus armeniaca* L. 的干燥成熟种子。夏季采收成熟果实,除去果肉和核壳,取出种子,晒干。其具有降气止咳平喘,润肠通便的功效,用于咳嗽气喘,胸满痰多,肠燥便秘。《中国药典》(2020 年版)规定,苦杏仁含苦杏仁苷($C_{20}H_{27}NO_{11}$)不得少于

3.0%。

　　苦杏仁苷又名扁桃苷，通常为三水合物斜方柱状结晶（水），熔点为 200 ℃，无水物熔点为 220 ℃，易溶于水和沸乙醇，溶于乙醇，几乎不溶于乙醚。从苦杏仁中提取苦杏仁苷的流程如图 3-2 所示。

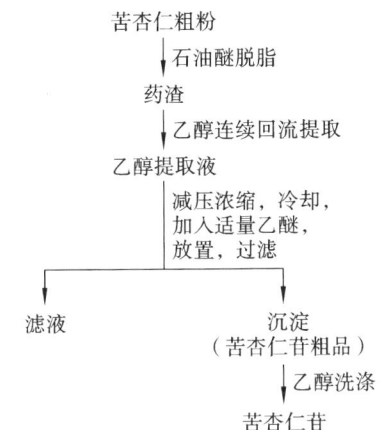

图 3-2　从苦杏仁中提取苦杏仁苷的流程

目标检测
答案

目标检测

一、名词解释

1.苷类；2.苷键原子；3.吲哚苷；4.氰苷；5.低聚糖

二、选择题

（一）单项选择题

1. 在水和其他溶剂中溶解度都很小的苷是（　　　）。

A.氧苷　　　　　B.氮苷　　　　　C.硫苷　　　　　D.碳苷　　　　　E.酯苷

2. 酸催化水解速度最快的是（　　　）。

A.葡萄糖苷　　　　　　　　B.鼠李糖苷　　　　　　　　C.2-去氧糖苷

D.葡萄糖醛酸苷　　　　　　E.阿拉伯糖苷

3. 最难被酸催化水解的是（　　　）。

A.碳苷　　　　　B.氮苷　　　　　C.氧苷　　　　　D.硫苷　　　　　E.氰苷

4. 水解糖苷常用的方法是（　　　）。

A.温和酸催化水解　　　　　B.剧烈酸催化水解　　　　　C.酶催化水解

D.碱催化水解　　　　　　　E.氧化开裂法

5. 提取苷类成分时，为抑制或破坏酶常加入一定量的（　　　）。

A.硫酸　　　　　B.酒石酸　　　　　C.碳酸钙　　　　　D.氢氧化钠　　　　　E.碳酸钠

6. 下列有关苷键酸催化水解的论述，错误的是（　　　）。

A.呋喃糖苷比吡喃糖苷易水解　　　　　　B.醛糖苷比酮糖苷易水解

C.去氧糖苷比羟基糖苷易水解　　　　　　D.氮苷比硫苷易水解

E.酚苷比甾苷易水解

7. Molish 反应的试剂组成是（　　　）。

A.苯酚-硫酸　　　　　　B.酚-硫酸　　　　　　C.萘-硫酸

D.β-萘酚-硫酸　　　　　E.α-萘酚-浓硫酸

8. 在糖的纸色谱中固定相是（　　　）。

A.水　　　　　B.酸　　　　　C.有机溶剂　　　　　D.纤维素　　　　　E.活性炭

55

9. 在自然界存在的苷多为（　　）。

A. 去氧糖苷　　　　　　　　　B. 碳苷

C. β-D-或 α-L-苷　　　　　　　D. α-D-或 β-L-苷　　　　　　E. 硫苷

10. 以硅胶分配柱色谱分离下列苷元相同的成分，以氯仿-甲醇（9：1）洗脱，最后流出色谱柱的是（　　）。

A. 四糖苷　　　B. 三糖苷　　　C. 双糖苷　　　D. 单糖苷　　　E. 苷元

（二）多项选择题

11. 水解后能够得到真正苷元的水解方法是（　　）。

A. 酶催化水解　　　　　　　　B. 剧烈酸催化水解　　　　　　C. 酸催化水解

D. 氧化开裂法　　　　　　　　E. 碱催化水解

12. 属于氧苷的是（　　）。

A. 红景天苷　　　B. 天麻苷　　　C. 芦荟苷　　　D. 苦杏仁苷　　　E. 萝卜苷

13. 自中药中提取原生苷，抑制和破坏酶的活性，常采用的方法是（　　）。

A. 在中药中加入碳酸钙　　　　B. 在中药中加入酸水　　　　　C. 沸水提取

D. 甲醇提取　　　　　　　　　E. 30～40 ℃保温

14. 自中药中提取苷类成分，常选用的溶剂是（　　）。

A. 水　　　　B. 乙醇　　　C. 乙酸乙酯　　　D. 乙醚　　　E. 石油醚

15. 从中药中提取原生苷的方法是（　　）。

A. 沸水提取　　　　　　　　　B. 70%乙醇提取

C. 取新鲜植物 40 ℃发酵 12 小时　　D. 甲醇提取

E. 在中药中加入碳酸钙

三、简答题

1. 苷键具有什么性质？常用哪些方法裂解？

2. 苷类的酸催化水解与哪些因素有关？水解难易程度有什么规律？

3. 怎么判断糖的 D 型、L 型以及 α 型、β 型？

（龚菊梅）

第四章

生物碱

扫码看 PPT

学习目标

【知识目标】
- 掌握生物碱化学成分的理化性质及提取与分离技术。
- 掌握黄连、防己中代表性生物碱的结构、性质和生物活性。
- 熟悉生物碱的主要结构分类、检识原理及典型生物碱化学成分实践应用。
- 了解常见中药生物碱的来源、分布及生物活性。

【能力目标】
- 能根据生物碱的结构特点、理化性质从天然药物中提取与分离生物碱。
- 具备典型生物碱化学成分的提取、分离、理化性质及色谱检识的能力。
- 能运用所学知识对天然药物黄连、防己中生物碱成分进行熟练提取与分离

【思政育人目标】
- 培养学生严谨制药的学术态度、实事求是的做事精神,做到拒绝毒品,珍爱生命。

学习思维导图

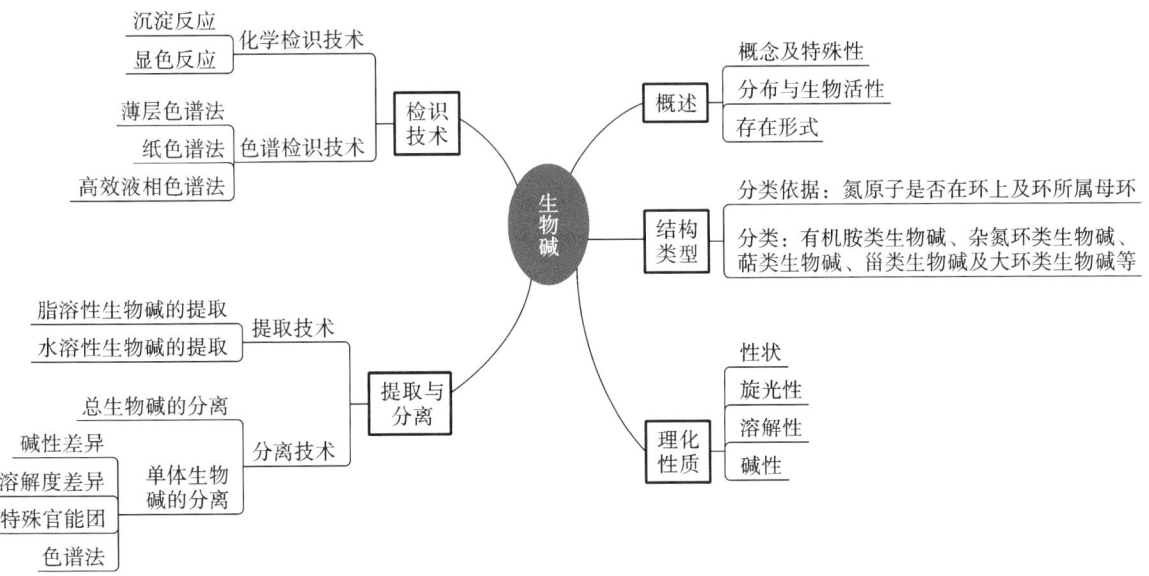

案例导入

　　1803 年巴黎药剂师查尔斯·德罗斯内(Charles Derosne)尝试设计一种测量阿片浓度的方法,结果却得到了一种他不认识的碱性物质,误以为是自己在晶体中混入了钾碱才导致结

果异常,因此并没有多想。1804 年德国药剂师弗里德里希·瑟托内尔(Friedrich Sertürner)自阿片中分离得到吗啡,他从 1805 年开始就这个题目反复发表文章,却没引起什么反响。直到 1817 年他设法将论文发表在法国最杰出的化学家盖-吕萨克(Gay-Lussac)主编的《化学年刊》(Annales de Chimie,1789 年拉瓦锡创办)上,这种极其特殊的碱性晶体才被读者所熟知,从而开启了阿片制剂的新纪元,同时也开启了阿片滥用的新时代。盖-吕萨克认为,弗里德里希·瑟托内尔最重要的成就还不是分离出吗啡,更令他兴奋的是其确立的原理,即植物中除了此前分离出的有机酸以外,还含有其他物质。

概　述

生物碱(alkaloids)是主要来源于植物界的一类含氮有机化合物,大多数具有较复杂的氮杂环结构,呈碱性,能与酸结合成盐,有较强的生物活性。但少数生物碱例外,如麻黄碱的氮原子不在环上而在侧链上、秋水仙碱接近中性等。另外,甲胺、乙胺等低分子胺类,有些来源于生物界的含氮衍生物如氨基酸、蛋白质、核酸、核苷酸、卟啉类和维生素等化合物,均不属于生物碱的范畴。

生物碱主要分布在植物界,在动物中也存在(如麝香中的麝香吡啶等)。大多数生物碱分布于高等植物中,尤其是双子叶植物,例如毛茛科、木兰科、小檗科、防己科、罂粟科、马兜铃科、芸香科、龙胆科、夹竹桃科、马钱科、茜草科、茄科、紫草科、菊科等植物中;单子叶植物中分布较少,如百合科、石蒜科、百部科、兰科等植物中;裸子植物中分布更少,如红豆杉科、麻黄科、松科、云杉科、油杉科、三尖杉科等;低等植物中只有蕨类、菌类、地衣、苔藓的极个别植物存在生物碱,如木贼科、卷柏科、石松科、麦角菌等。

在植物体的各种器官和组织中都可能存在生物碱,但对某种植物来说,往往集中在某一器官,例如,防己生物碱在防己的根部较多,黄柏生物碱主要存在于树皮中,麻黄生物碱在麻黄的髓部含量较高,三尖杉生物碱则在其叶、根、种子中都含有,但以叶和种子中的含量较高。植物中生物碱的含量受生长环境和季节等因素的影响,如我国产的麻黄中麻黄碱的含量较欧洲高,山西大同附近的麻黄碱含量较其他地区高。生物碱往往是数种或数十种共存于植物体中,如秃疮花中含生物碱达 30 多种,已知长春花中含生物碱达 70 多种。同一种植物中的生物碱往往具有类似的化学结构,同科同属植物中生物碱也往往属于同一类结构。了解这一规律,对系统研究同源药用植物资源及其化合物的结构鉴定、促进中药现代化都具有非常重要的指导意义。

在植物体内,绝大多数生物碱与共存的有机酸(如酒石酸、苹果酸、草酸等)结合成生物碱盐的形式存在;少数生物碱与无机酸(硫酸、盐酸等)结合成盐;还有的生物碱呈游离状态存在,如秋水仙碱;极少数生物碱以酯、苷、氮氧化物的形式存在,如氧化苦参碱。

生物碱多具有显著而特殊的生物活性,如止咳平喘(麻黄生物碱)、抗菌消炎(黄连碱、小檗碱、苦参碱、蝙蝠葛碱)、降压(利血平、广玉兰碱、钩藤碱)、抗癌(喜树生物碱、长春碱、三尖杉酯碱、美登木碱等)、镇痛(吗啡、延胡索乙素、乌头碱);解痉(阿托品)。

第一节　结构类型

迄今从自然界中提取与分离得到的生物碱约有 15000 种,它们具有生物来源多样性、化学结构多样性的特点。关于生物碱的分类主要有四种方法:生物来源分类法、生源途径分类法、化学结构分类法、生源结合化学结构分类法,但都存在一定的缺点。

为了便于掌握生物碱的结构特点,本书依然采用化学结构分类法简单介绍已知生物碱的结构类型。按生物碱结构中氮原子存在的主要杂环母核类型进行分类,生物碱主要分为有机胺类生物碱、氮杂环类生物碱、萜类生物碱、甾类生物碱、大环类生物碱等。

一、有机胺类生物碱

这类生物碱的结构特点是氮原子不在环上,而在环外侧链上。如中药麻黄科植物(草麻黄、中麻黄、木贼麻黄)的干燥茎叶中的麻黄碱,具有止咳平喘的作用;唇形科植物益母草的新鲜或干燥地上部分中的益母草碱,具有兴奋子宫、降压的作用;百合科植物秋水仙中的秋水仙碱(秋水仙素),具有抗癌的作用。

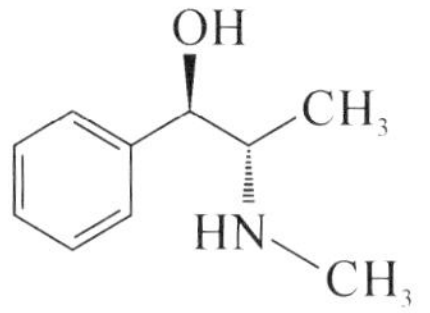

麻黄碱 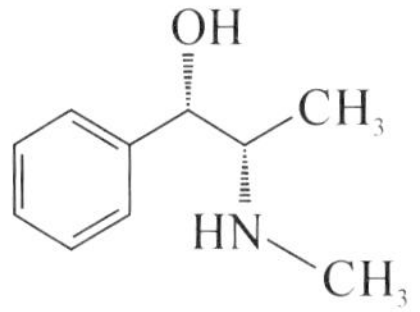　　　　　　　　伪麻黄碱

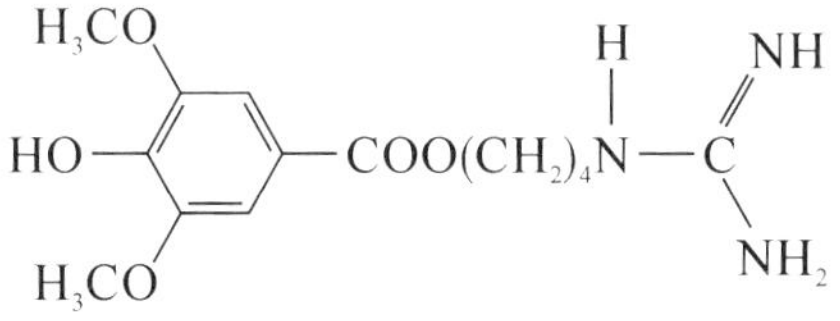

益母草碱 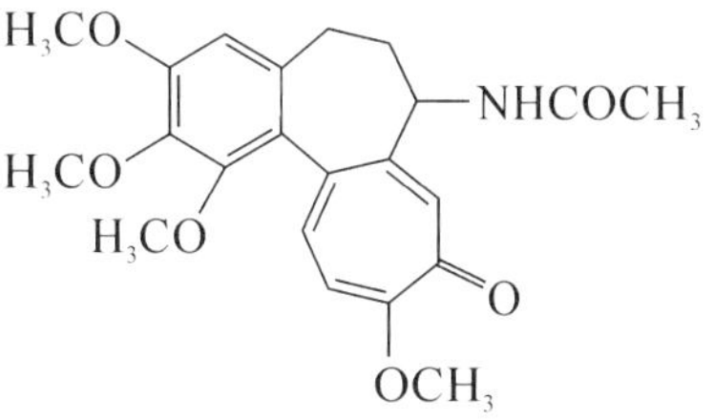　　　　　　　秋水仙碱(秋水仙素)

麻黄碱(又称麻黄素)是左旋体或消旋体,而伪麻黄碱(又称伪麻黄素)则是麻黄碱的右旋体,所以两者是一对旋光异构体。麻黄碱有较强的中枢兴奋作用。伪麻黄碱的成瘾性比麻黄碱小很多。冰毒,又名甲基安非他明、去氧麻黄碱,新型毒品的一种,是一种无味或微有苦味的透明结晶体,纯品很像冰糖,形似冰,故俗称冰毒。

二、氮杂环类生物碱

这类生物碱的结构特点是氮原子存在于不同的环上。

1. 吡咯类生物碱

由吡咯及四氢吡咯衍生的生物碱,包括简单吡咯烷类、双稠吡咯烷类(也称吡咯里西啶类)。简单吡咯烷类结构较简单,数目少,比如水苏碱、党参碱、红古豆碱。红古豆碱存在于颠茄、曼陀罗等茄科植物中,本身无药用价值,但其衍生物红古豆苦杏仁酸酯具有散瞳、抑制腺体分泌、舒张平滑肌、降压等阿托品作用。双稠吡咯烷类是由两个吡咯烷共用一个氮原子的稠环衍生物,这类生物碱的生物活性较强,但毒性也较大,能导致肝中毒。已知菊科植物所含双稠吡咯烷类生物碱有 90 余种,如千里光属植物中的阔叶千里光碱具有阿托品样活性,豆科植物农吉利及大叶猪屎青中的野百合碱具有抗癌作用。

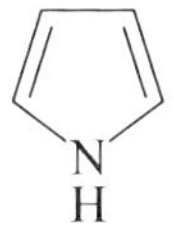

吡咯 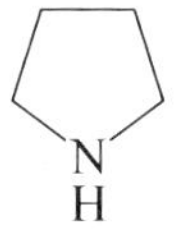　　　吡咯啶 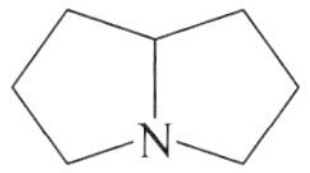　　　吡咯里西啶 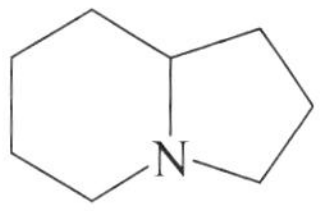　　　吲哚里西啶

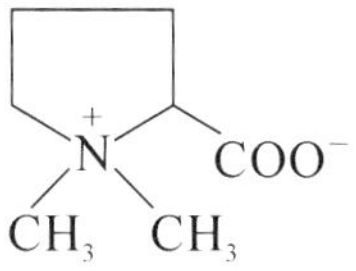

水苏碱 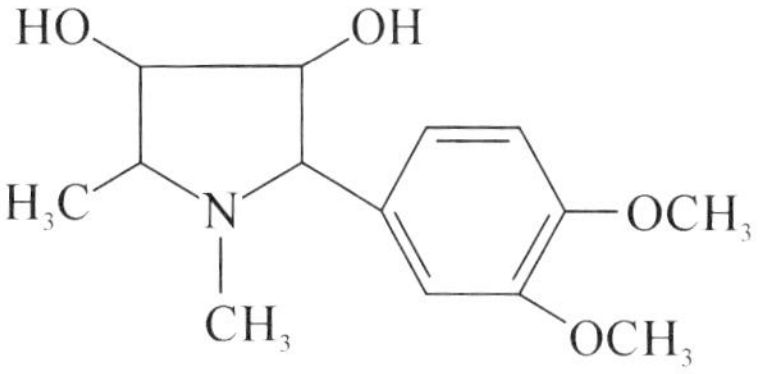　　　　　　　　党参碱

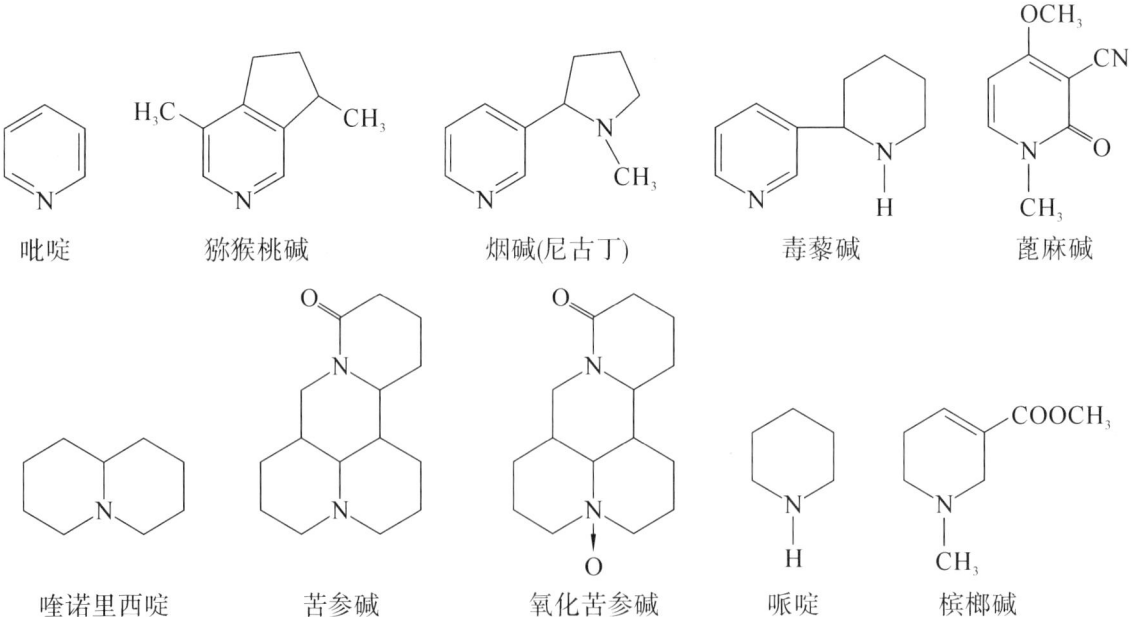

红古豆碱　　　　　　　　红古豆苦杏仁酸酯

阔叶千里光碱　　　　　　野百合碱　　　　　　一叶秋碱

　　吲哚里西啶类是由哌啶和吡咯共用一个氮原子的稠环化合物,有学者把它归为哌啶类生物碱。吲哚里西啶类化合物数目较少,但有较强的生物活性,如一叶萩碱存在于大戟科植物一叶萩的嫩枝叶及根中,有兴奋中枢神经作用,用于治疗面神经麻痹、神经衰弱,也可用于小儿麻痹症及其后遗症。

　　2. 吡啶类生物碱及哌啶类生物碱

　　这类生物碱是哌啶或吡啶的衍生物,数目较多。如猕猴桃碱、烟碱、毒藜碱、蓖麻碱属于吡啶类生物碱,槟榔碱、槟榔次碱、毒芹碱和胡椒碱属于哌啶类生物碱。

吡啶　　　猕猴桃碱　　　烟碱(尼古丁)　　　毒藜碱　　　蓖麻碱

喹诺里西啶　　　苦参碱　　　氧化苦参碱　　　哌啶　　　槟榔碱

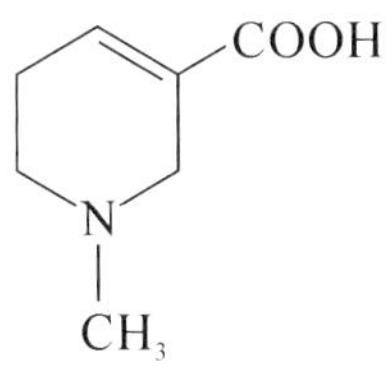

槟榔次碱 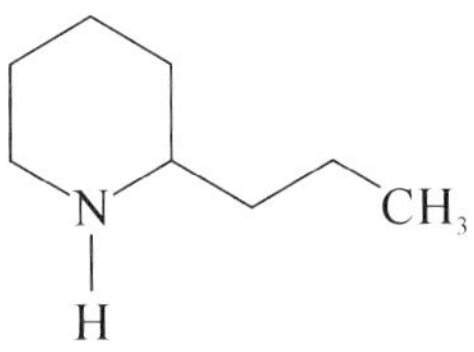　　　　　　　毒芹碱 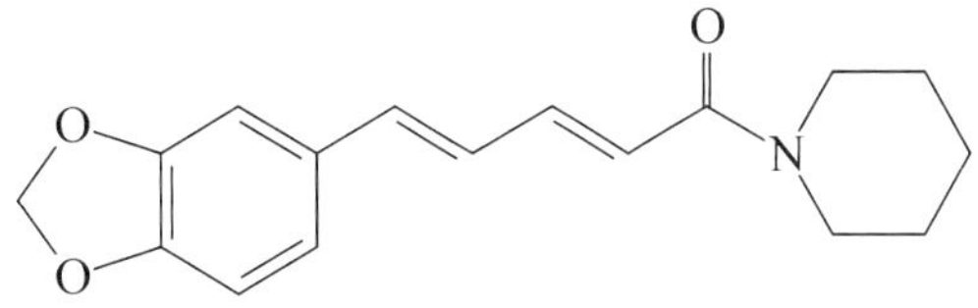　　　　　　　　　　胡椒碱

烟碱(nicotine)，俗名尼古丁，是一种存在于茄科植物茄属中的生物碱，也是烟草的重要成分，是N胆碱受体激动药的代表，对N1和N2受体及中枢神经系统均有作用。烟碱会使人上瘾或产生依赖性，重复使用烟碱会增加心跳频率、升高血压，并降低食欲，大剂量的烟碱会引起呕吐以及恶心，严重时会导致死亡。电子烟也含有传统烟草的有害物质烟碱。猕猴桃碱存在于猕猴桃、木天蓼等植物中，具有降压、镇静、促进唾液分泌的作用。槟榔碱、槟榔次碱存在于槟榔中，具有驱绦虫的作用。

喹诺里西啶类生物碱是由两个哌啶共用一个氮原子的稠环衍生物，如豆科槐属植物苦参中的苦参碱和氧化苦参碱。

3. 莨菪烷类生物碱

莨菪烷类生物碱是由四氢吡咯和六氢吡啶骈合而成的杂环化合物。如莨菪碱、东莨菪碱、山莨菪碱、阿托品、可卡因等。

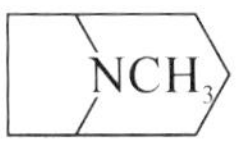

莨菪烷 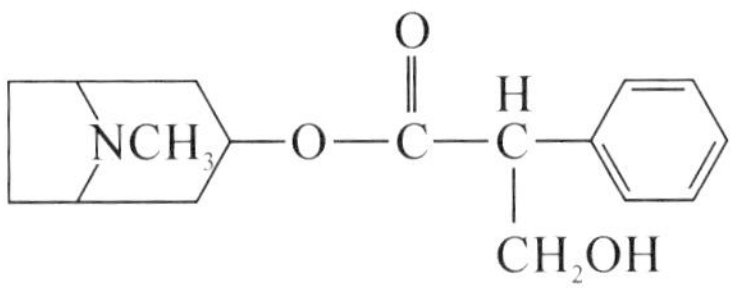　　　　　　　　莨菪碱 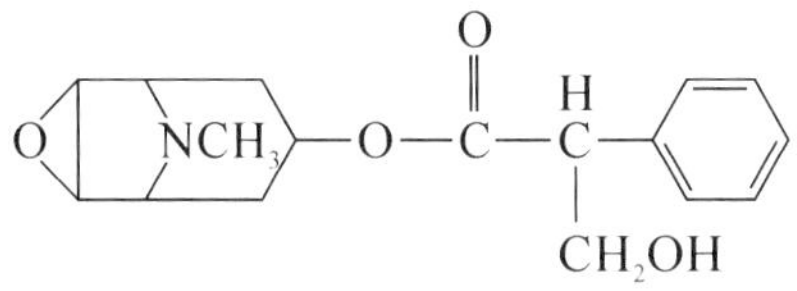　　　　　　　　　东莨菪碱

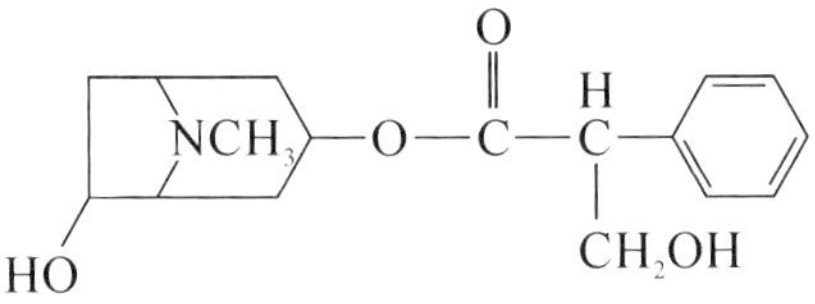

山莨菪碱 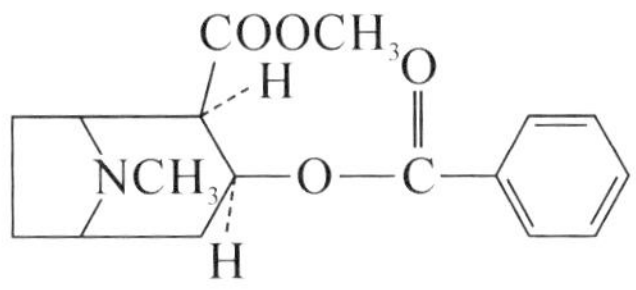　　　　　　　可卡因（古柯碱） 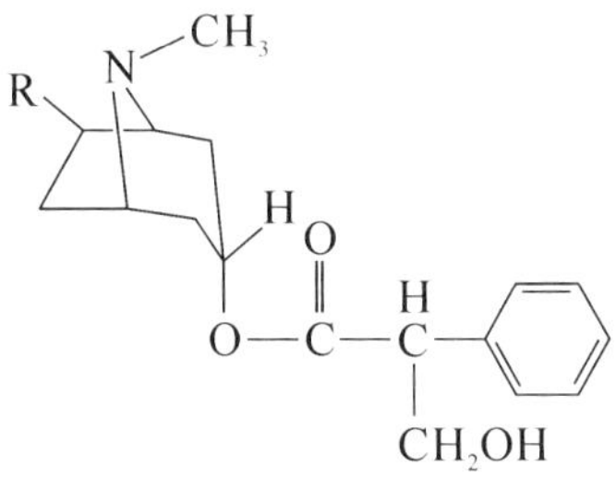　　　　阿托品　　R=H(DL)
　　　　　　　　　　　　　　　　　　　　　　　莨菪碱　　R=H(L)
　　　　　　　　　　　　　　　　　　　　　　　山莨菪碱　R=OH

知识链接

可卡因(cocaine)，又称古柯碱，1855年，由德国化学家弗里德里希(G. Friedrich)首次从古柯叶中提取，并命名为erythroxylin。1859年，奥地利化学家纽曼(Albert Newman)又精制出更高纯度的物质，命名为可卡因(cocaine)。

在医疗中，它被用作局部麻醉药或血管收缩剂，由于其麻醉效果好，穿透力强，主要用于表面麻醉，但因毒性强，不宜注射。同时可用作强烈的天然中枢兴奋剂，也因其对中枢神经系统的兴奋作用而导致滥用，1985年起成为世界性主要毒品之一。可卡因对消化系统、免疫系统、心血管系统和泌尿生殖系统都有损伤作用，尤其作为剂量依赖性肝毒素，可导致肝细胞坏死。进一步研究也证实，使用可卡因后，相应脑区的结构和功能都会发生变化。

阿托品是一种抗胆碱药，为M受体阻断剂，是从茄科植物颠茄、曼陀罗或莨菪等中提取的消旋莨菪碱，主要解除平滑肌痉挛，量大时可解除小血管痉挛，改善微循环，同时抑制腺体分泌，解除迷走神经对心脏的抑制,使心搏加快、瞳孔散大、眼压升高,兴奋呼吸中枢,解除呼吸抑制。莨菪碱、东莨菪碱和阿托品的生物活性相似,均具有解痉、镇痛和解除有机磷农药中毒的作用。

4. 喹啉类生物碱

具有喹啉母核及其衍生物的生物碱均为喹啉类生物碱,如喜树碱(camptothecin,CPT)存在于珙桐科植物喜树的木部、根皮、种子中,是一种细胞毒性喹啉类生物碱,能抑制 DNA 拓扑异构酶(TOPOI),具有抗癌(白血病、直肠癌)作用。喜树碱因泌尿系统毒性大,临床应用受到限制,10-羟基喜树碱为喜树碱的羟基衍生物,作用机制与喜树碱相似,但毒性较小。

奎宁(quinine),又名金鸡纳碱,是茜草科植物金鸡纳树及其同属植物的树皮中的主要生物碱,具有抗疟作用。

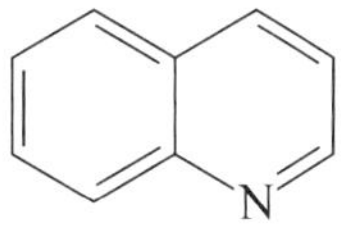

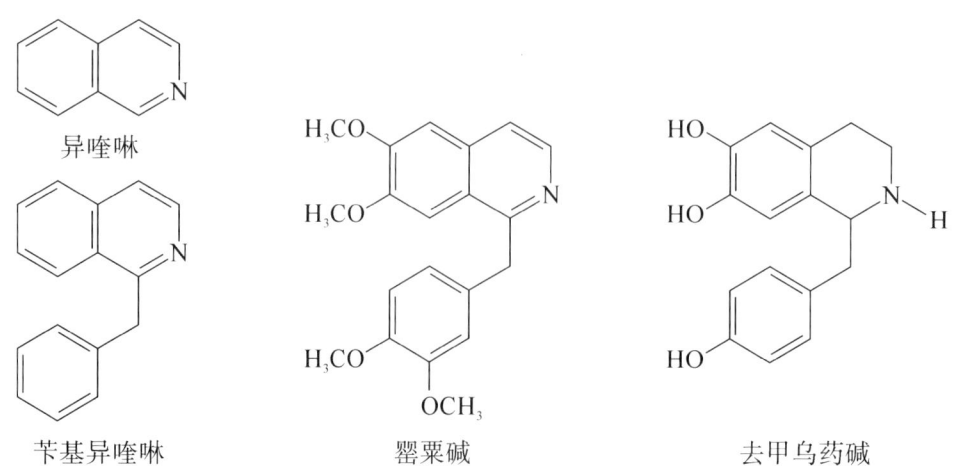

喹啉母核 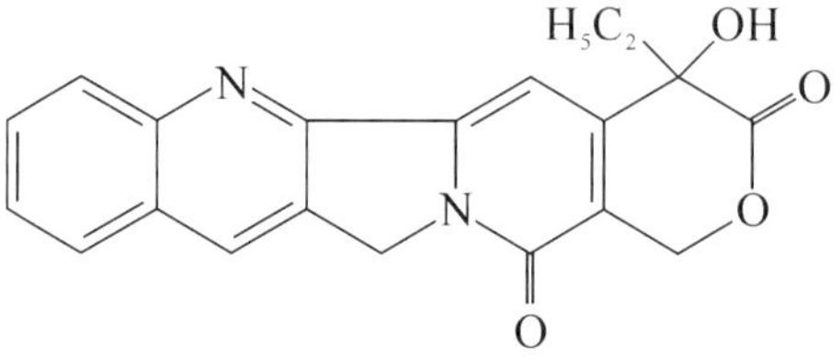　　　喜树碱

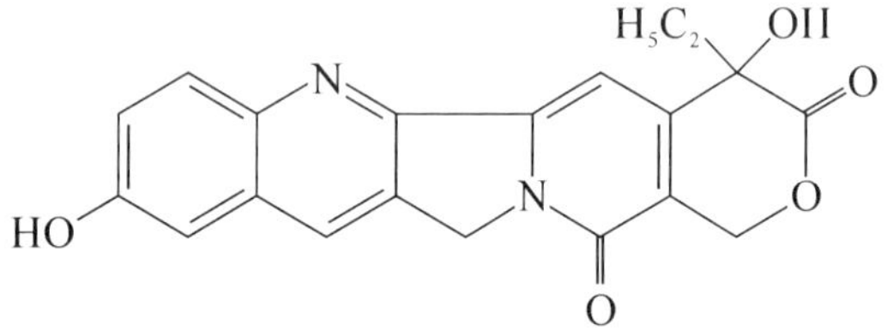

10-羟基喜树碱 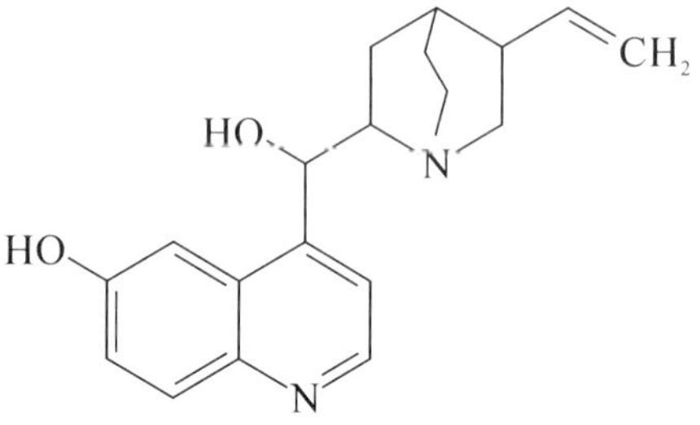　　　奎宁

5. 异喹啉类生物碱

这类生物碱以异喹啉或四氢异喹啉为基本母核,数量较多,结构复杂,活性多样,主要包括苄基异喹啉类、苯酞异喹啉类、双苄基异喹啉类、阿朴啡类、原小檗碱类、普罗托品类、苯骈菲啶类、吗啡类等。异喹啉类生物碱主要分布在防己科、毛茛科、小檗科、罂粟科、樟科、芸香科、使君子科、睡莲科等植物中。

(1) 苄基异喹啉类:这类生物碱是异喹啉母核的 1 位连接苄基。如罂粟蒴果(阿片)中具有解痉作用的罂粟碱、毛茛科乌头属植物乌头中的去甲乌药碱,木兰科木兰属植物厚朴中的木兰箭毒碱(又名厚朴碱)。

异喹啉

苄基异喹啉　　　罂粟碱　　　去甲乌药碱

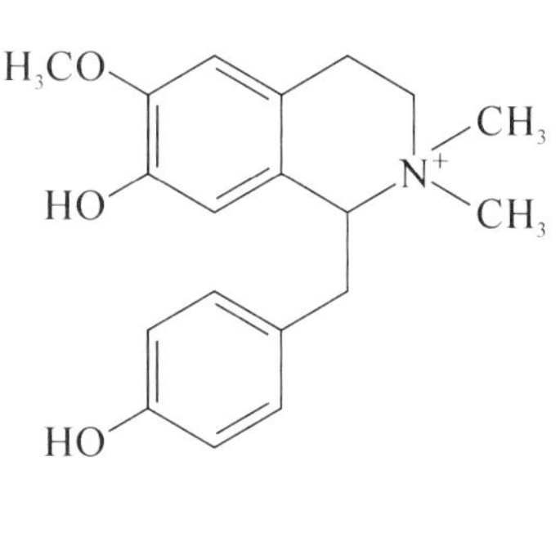

木兰箭毒碱（厚朴碱） 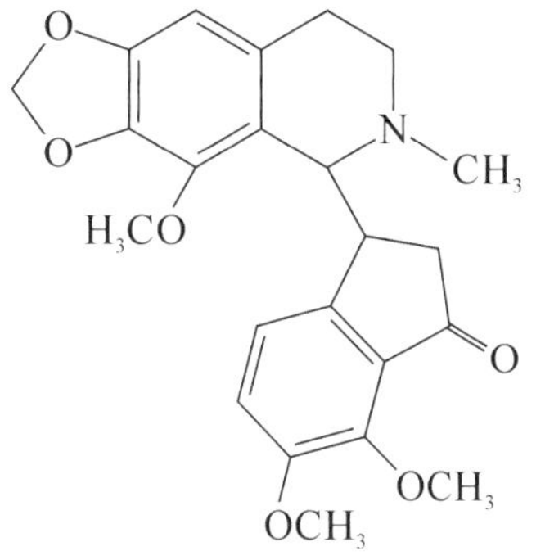　　　　那可丁

（2）苯酞异喹啉类：这类生物碱是异喹啉母核的1位连接苯酞基，如阿片中具有镇咳作用而无成瘾性的那可丁。

（3）双苄基异喹啉类：这类生物碱由两个苄基异喹啉通过1～3个醚键相连而成。如防己科植物蝙蝠葛(山豆根)根茎中的蝙蝠葛碱、粉防己根中的粉防己碱和防己诺林碱等。

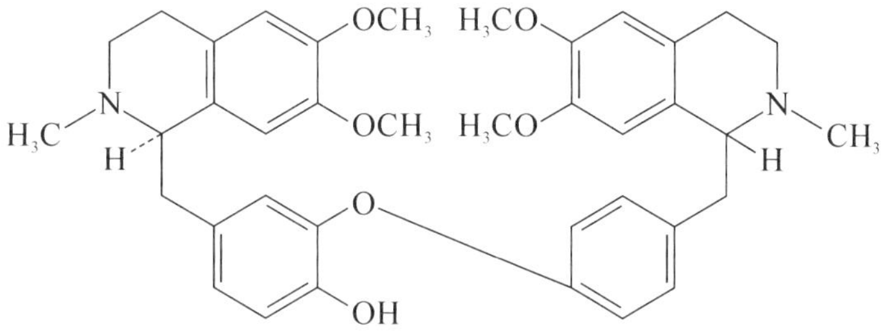

蝙蝠葛碱

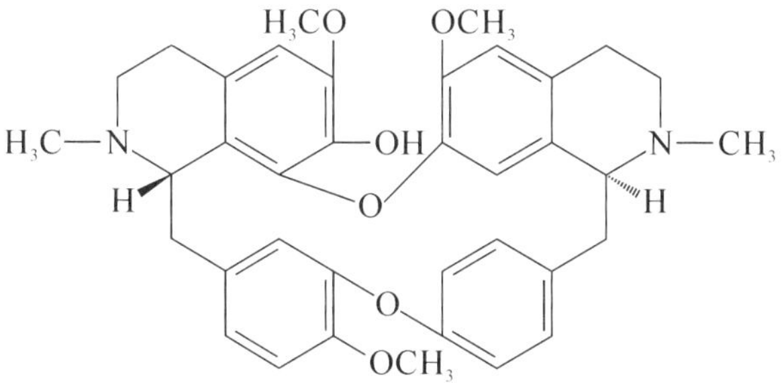

防己诺林碱 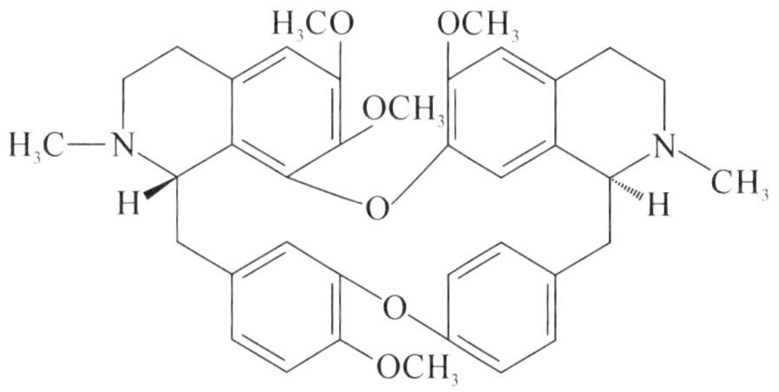　　　　　　　　粉防己碱

（4）阿朴啡类：阿朴啡类是苄基异喹啉的苄基部分苯环与异喹啉之间环合而成的四环化合物。如罂粟科秃疮花属、罂粟属、紫堇属等中含有的紫堇丁碱、异紫堇丁碱、木兰花碱、秃疮花红碱、海罂粟碱等。

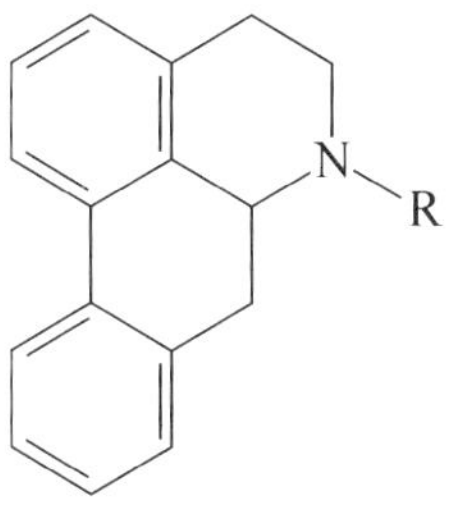

阿朴啡类 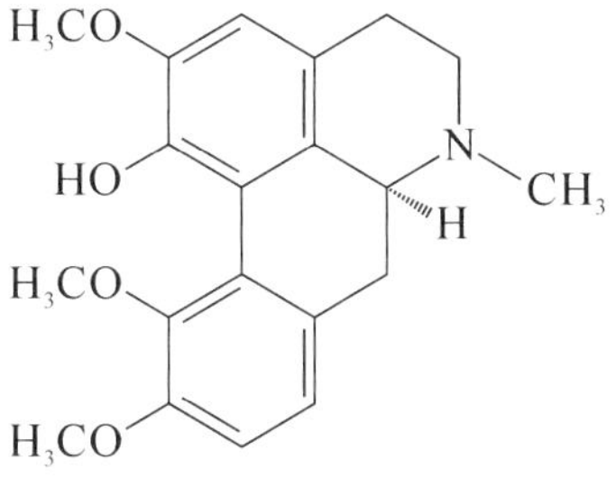　　　　　　紫堇丁碱 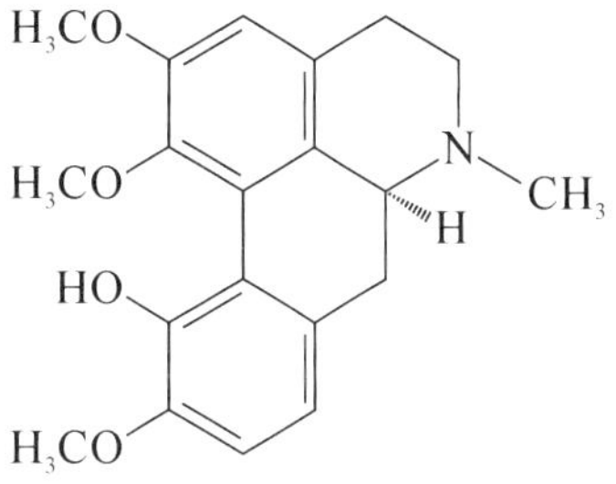　　　　　　异紫堇丁碱

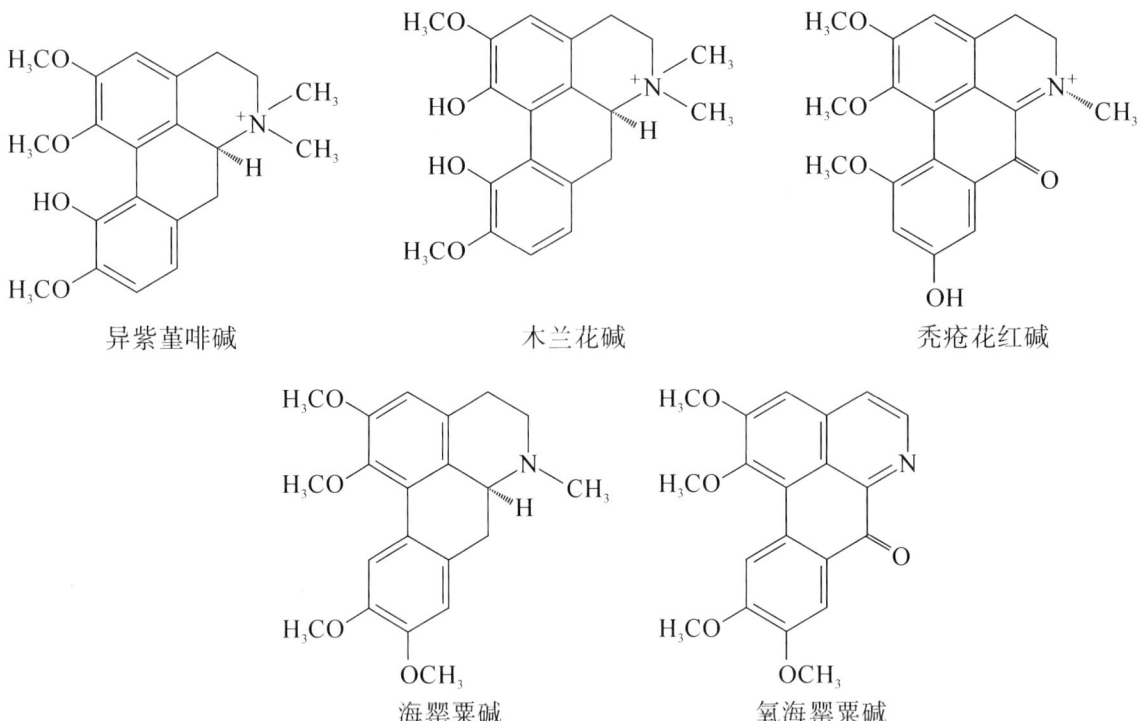

异紫堇啡碱　　　　　　木兰花碱　　　　　　秃疮花红碱

海罂粟碱　　　　　　　氧海罂粟碱

（5）原小檗碱类：这类生物碱可以看作由两个异喹啉环稠合而成。如具有抗菌消炎作用的小檗碱,在毛茛科黄连、黄柏（芸香科植物黄皮树的干燥树皮）、三颗针（小檗科植物细叶小檗、刺黑珠、蓝果小檗、猫刺小檗、匙叶小檗等多种植物的根、茎及树皮）等中均存在。

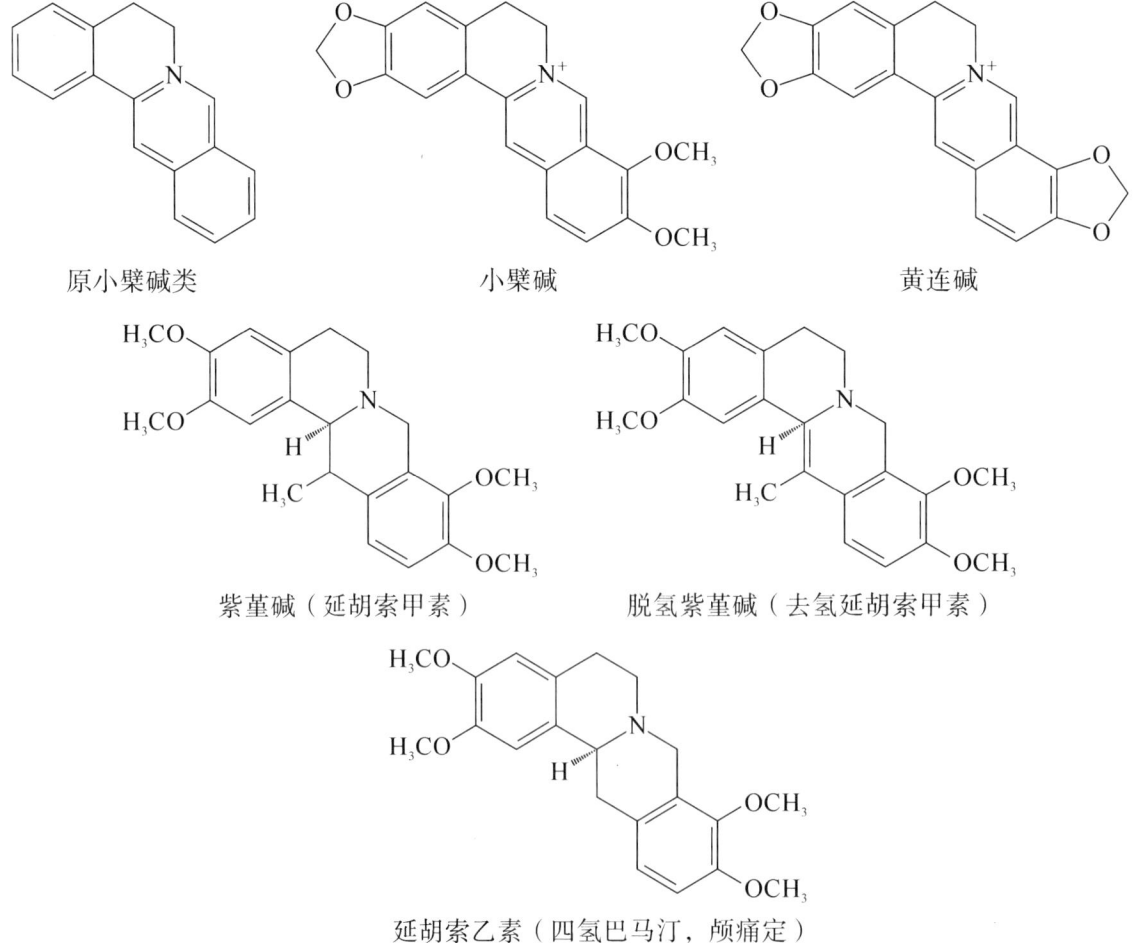

原小檗碱类　　　　　　小檗碱　　　　　　黄连碱

紫堇碱（延胡索甲素）　　脱氢紫堇碱（去氢延胡索甲素）

延胡索乙素（四氢巴马汀，颅痛定）

　　具有抗菌作用的黄连碱,存在于在罂粟科植物白屈菜的根、延胡索的块茎、丽春花果实、紫堇全草、毛茛科植物黄连的根中等。延胡索中的紫堇碱(延胡索甲素)、脱氢紫堇碱(去氢延胡索甲素)、延胡索乙素(四氢巴马汀,颅痛定)均属于原小檗碱类,后者具有显著的镇痛作用。

　　(6)普罗托品类。

　　(7)苯骈菲啶类:这类生物碱由原小檗碱类开环重排而成。如罂粟科植物白屈菜中的血根碱、白屈菜红碱、白屈菜碱、二氢血根碱、二氢白屈菜红碱均属于此类。

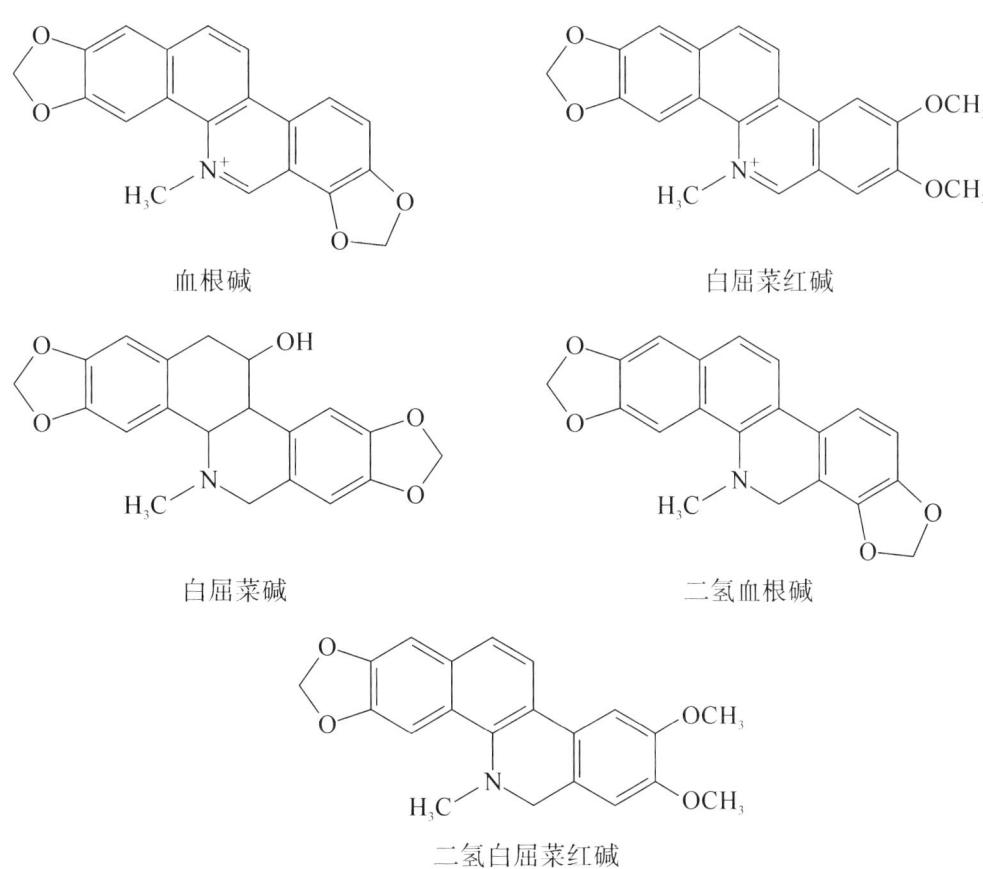

原阿片碱(普罗托品)　　　　　　别隐品碱

隐品碱　　　　　　二氢隐品碱

血根碱　　　　　　白屈菜红碱

白屈菜碱　　　　　　二氢血根碱

二氢白屈菜红碱

（8）吗啡类：这类生物碱均具有部分饱和的菲核。如阿片中的吗啡与可待因，具有较强的镇痛与镇咳作用，但成瘾性强。1835 年法国化学家佩尔蒂埃首先从罂粟中分离出蒂巴因，近年来，大红罂粟被发现不含吗啡和可待因，却含有大量蒂巴因，有镇痛麻醉作用，但有强烈的惊厥作用，毒性极大，不宜药用。从防己科植物青藤或毛青藤的藤茎中分离得到的青藤碱和青风藤碱，具有镇痛、抗炎的作用。

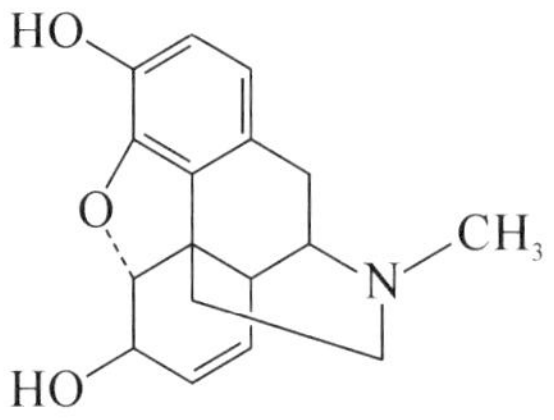

吗啡 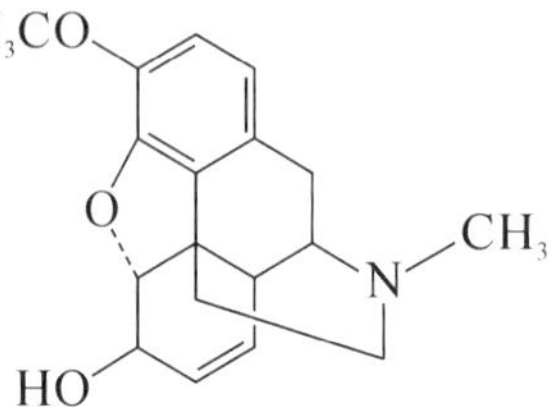　　　　　　　　可待因 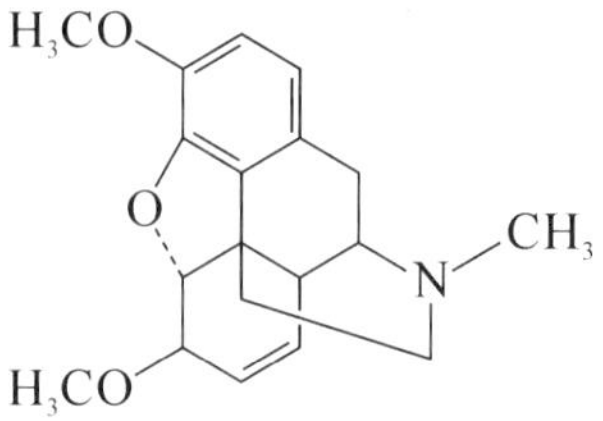　　　　　　　　蒂巴因

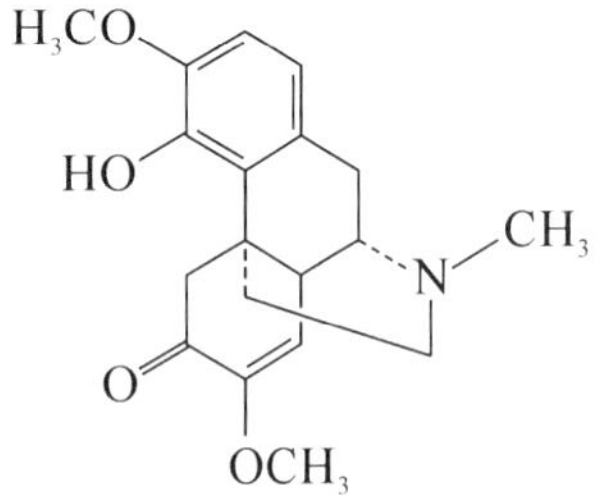

青藤碱 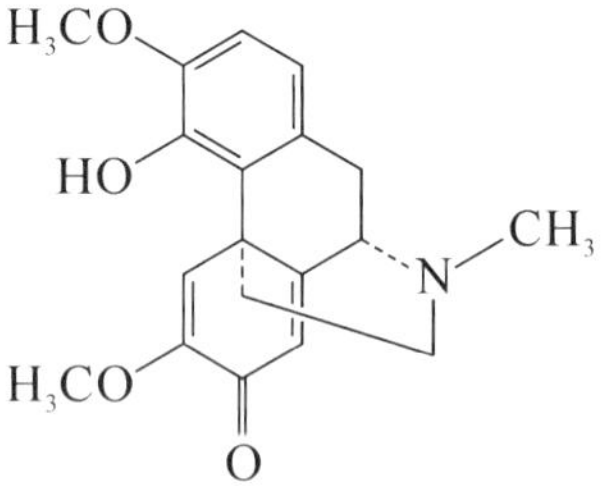　　　　　　　　　　青风藤碱

6. 吲哚类生物碱

此类生物碱数目较多，主要分布在马钱子科、夹竹桃科和茜草科，在芸香科、苦木科、番荔枝科等植物中也存在，其结构一般都较复杂，主要包括简单吲哚类、色胺吲哚类（如毒扁豆碱、相思豆碱）、单萜吲哚类（如利血平、长春碱）和二聚吲哚类（如长春碱和长春新碱）等。毒扁豆碱是从非洲出产的毒扁豆种子中提出的生物碱，为抗胆碱酯酶药，临床上主要用于缩瞳、降低眼压。利血平存在于萝芙木属多种植物中，能降低血压和减慢心率，作用缓慢、温和而持久，对中枢神经系统有持久的安定作用，是一种很好的镇静药。

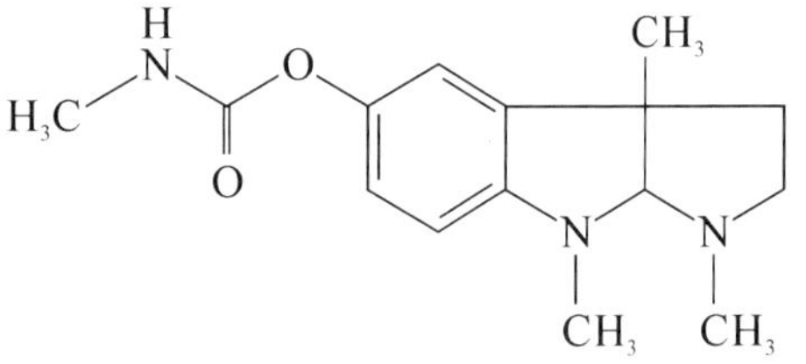

毒扁豆碱 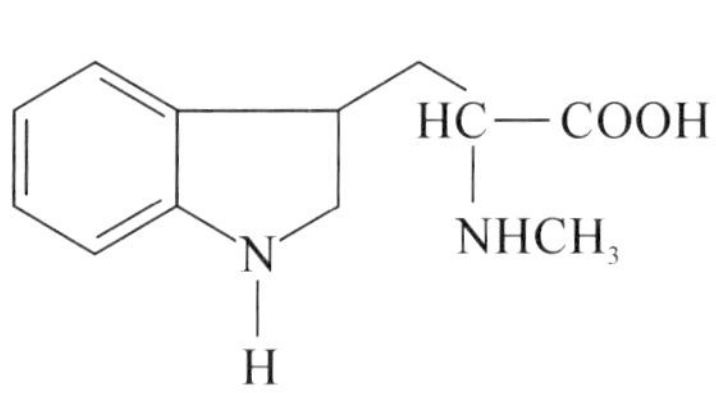　　　　　　　　　　相思豆碱

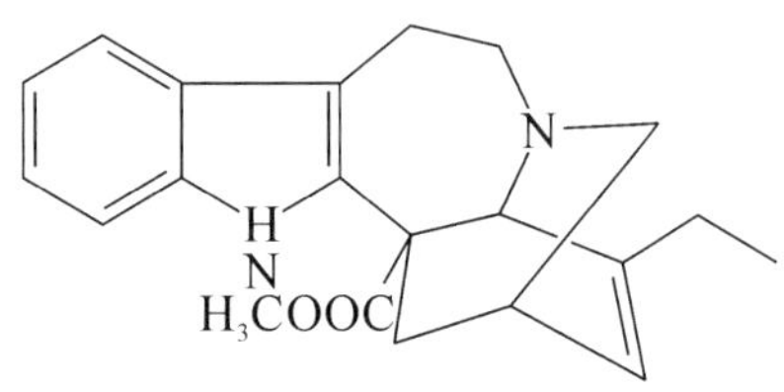

长春碱 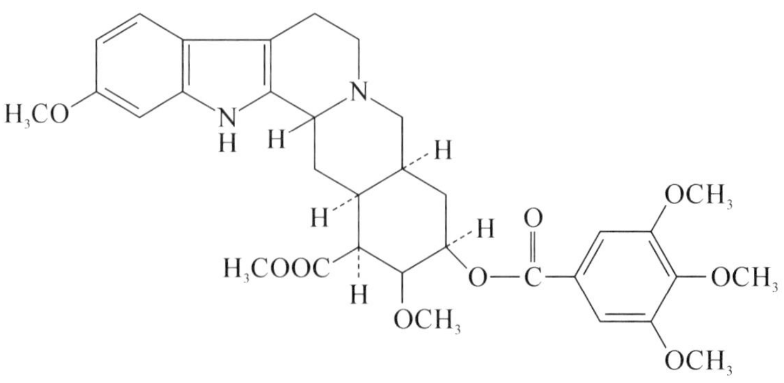　　　　　　　　　　利血平

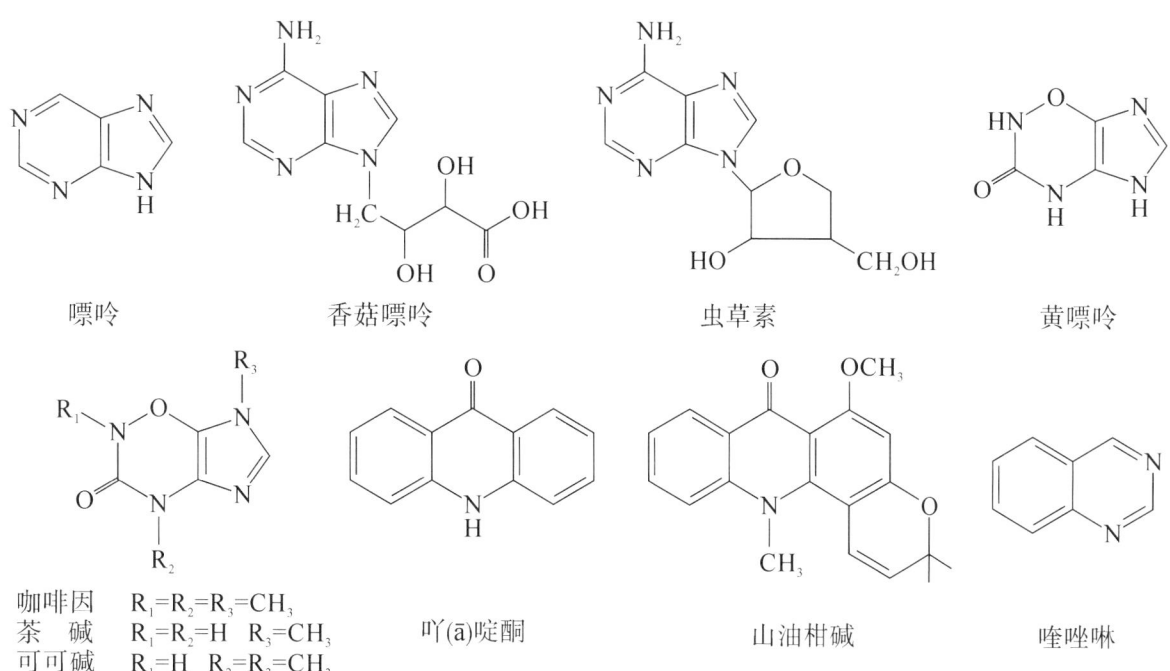

长春碱 R=CH₃
长春新碱 R=CHO

长春碱、长春碱和长春新碱均源于夹竹桃科植物长春花,前者具有降血糖作用,后两者具抗癌作用。

7. 其他杂环类

(1) 咪唑类:如毛果芸香碱(匹鲁卡品),存在于毛果芸香属植物巴西毛果芸香与小叶毛果芸香的叶中,用于治疗青光眼。

(2) 吡嗪类:如川芎嗪存在于伞形科植物川芎中,用于治疗各种闭塞性血管疾病。

咪唑　　　　　　　毛果芸香碱　　　　　　　吡嗪　　　　　　川芎嗪

(3) 嘌呤类和黄嘌呤类:如虫草素(cordycepin)存在于冬虫夏草中,具有抗菌、抗病毒、抗肿瘤等作用。香菇嘌呤(eritadenine)存在于香菇中,可降血脂、降胆固醇。存在于咖啡、茶与可可碱中的咖啡因属于黄嘌呤类生物碱,具有兴奋中枢神经的作用。茶碱主要存在于茶叶中,用于支气管哮喘、急性支气管炎、哮喘性支气管炎、阻塞性肺气肿等,以缓解喘息和痉挛症状。可可碱(又名咖啡因)是巧克力的主要苦味成分,有利尿、兴奋心肌、舒张血管、松弛平滑肌等作用。

嘌呤　　　　　香菇嘌呤　　　　　　虫草素　　　　　　黄嘌呤

咖啡因 R₁=R₂=R₃=CH₃
茶　碱 R₁=R₂=H　R₃=CH₃
可可碱 R₁=H　R₂=R₃=CH₃

吖(ā)啶酮　　　　　山油柑碱　　　　　喹唑啉

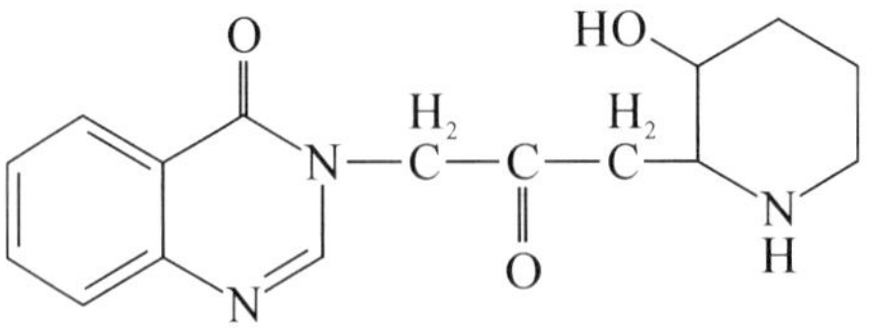

常山碱

（4）吖啶酮类：如源于云香科植物鲍氏山油柑树皮的山油柑碱，有抗癌作用。

（5）喹唑啉类：如源于虎耳草科植物常山干燥根中的常山碱，具有抗疟作用。

三、萜类生物碱

萜类生物碱具有单萜、倍半萜、二萜、三萜等基本结构，氮原子在萜的环状结构中或萜结构的侧链上。

1. 单萜类

存在于猕猴桃科和败酱科植物中的猕猴桃碱，是不常见的单萜类生物碱，对于人体具有降血压、降血糖、抗肿瘤、提高免疫力的作用。存在于列当科植物肉苁蓉中的肉苁蓉碱和龙胆科植物龙胆根及根茎中的龙胆碱，均属于单萜类生物碱。

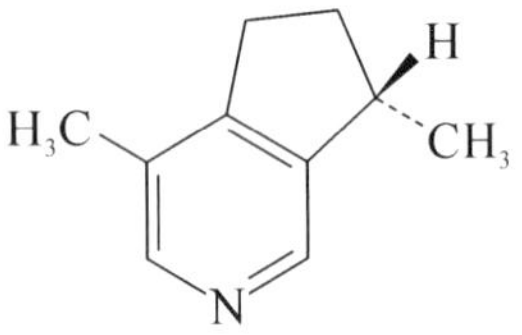

猕猴桃碱 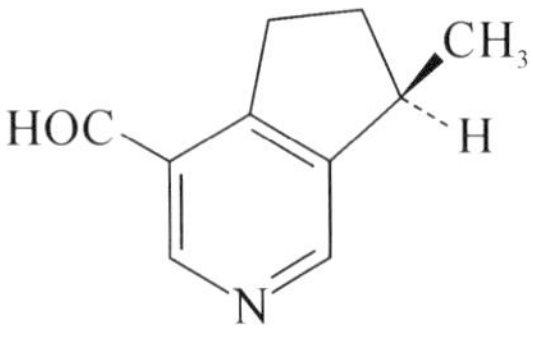　　　　　肉苁蓉碱 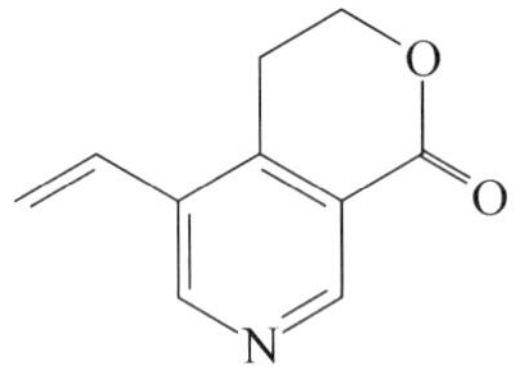　　　　　龙胆碱

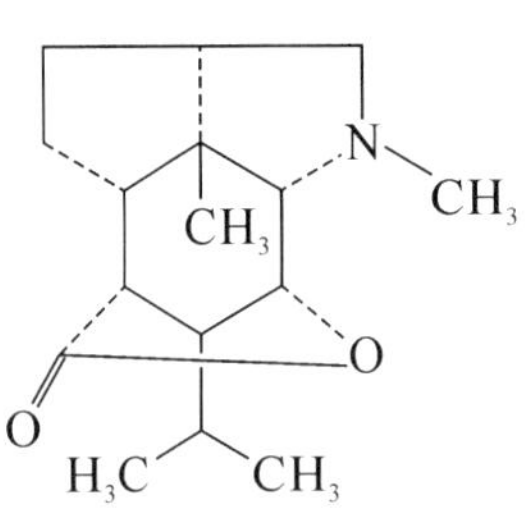

石斛碱 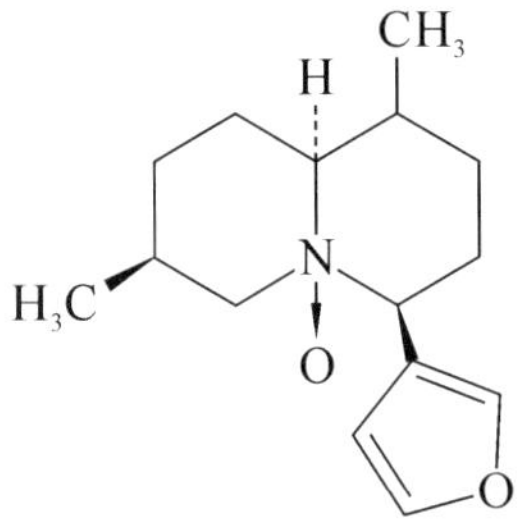　　　　　　萍蓬草定碱

2. 倍半萜类

如石斛碱，存在于兰科植物金钗石斛中，具有解热镇痛作用；萍蓬草定碱存在于睡莲科植物萍蓬草中，具有抗菌作用。

3. 二萜类

如存在于毛茛科植物乌头中的乌头碱，具有镇痛抗炎、局部麻醉作用；红豆杉醇（紫杉醇）源于红豆杉科植物红豆杉（紫杉），具有抗癌活性，主要用于治疗卵巢癌、肺癌、淋巴瘤、乳腺癌等。

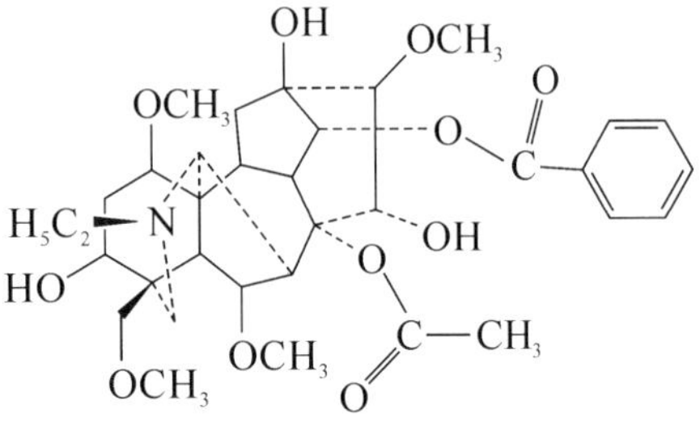

乌头碱 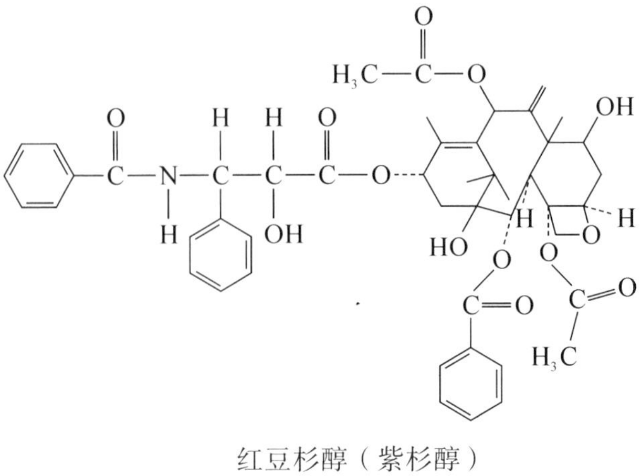　　　　　　　　　　　红豆杉醇（紫杉醇）

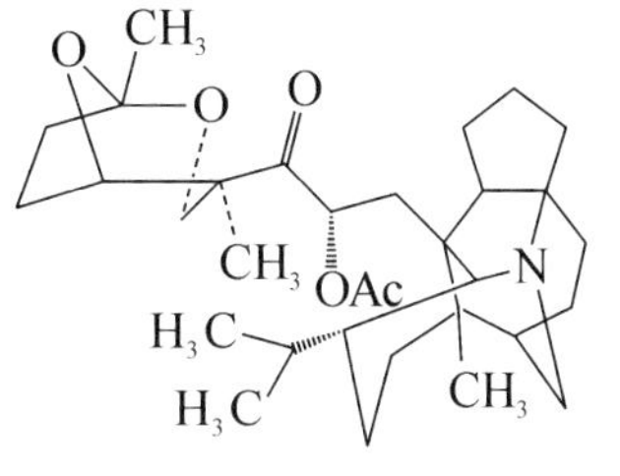

交让木碱

4. 三萜类

这类生物碱主要来源于交让木科交让木属植物,数目较少,如交让木碱。

四、甾类生物碱

这类生物碱都具有甾体母核,但氮原子都不存在于甾体母核内,而是构成杂环,或存在于环外,包括孕甾烷类、环孕甾烷类、胆甾烷类和异胆甾烷类,有的以低聚糖的形式存在。

如茄碱为胆甾烷类生物碱,存在于茄科茄属植物龙葵中,有抗癌、抗真菌作用。藜芦胺碱和贝母碱分别存在于百合科绿藜芦属、贝母属植物中,均属于异胆甾烷类生物碱。藜芦胺碱具有降压作用,贝母碱具有扩张支气管平滑肌、兴奋子宫的作用。

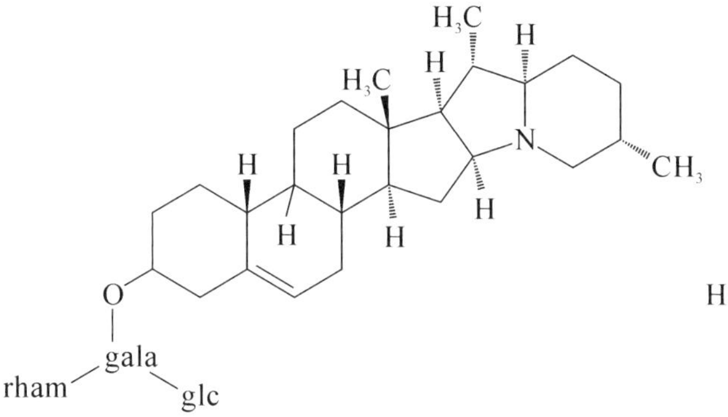

茄碱

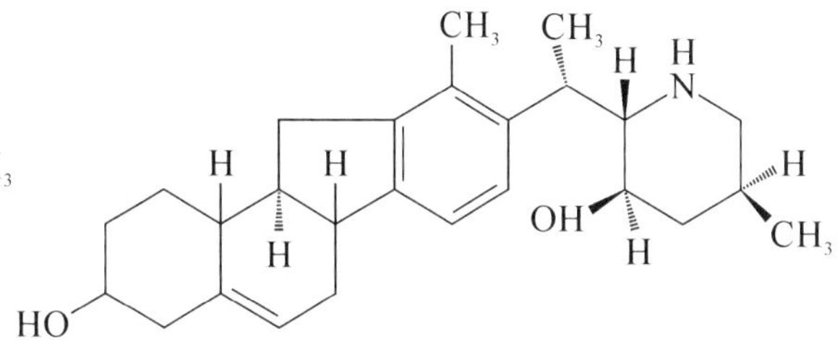

藜芦胺碱

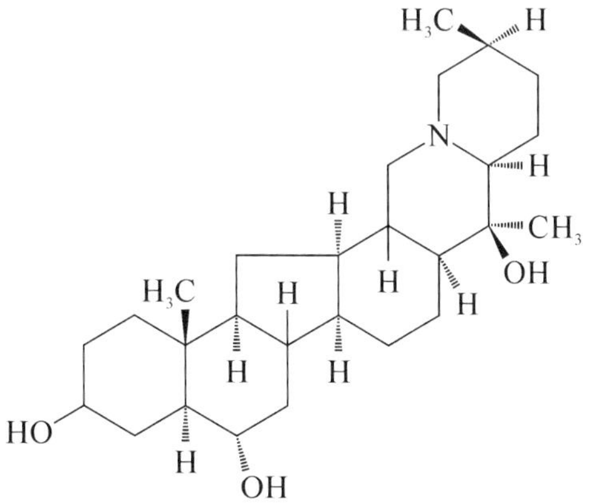

贝母碱

五、大环类生物碱

大环类生物碱可分为美登木生物碱、大环精胺和亚精胺生物碱两类。前者结构中的氮原子都以酰胺形式存在,如从卫矛科美登木属植物美登木中得到的美登木碱和从大戟科滑桃树属植物滑桃树中得到的滑桃树碱,均具有抗癌作用;劳纳灵则是精胺或精脒与带有官能团的长链脂肪酸或肉桂酸缩合形成的另一类大环类生物碱。

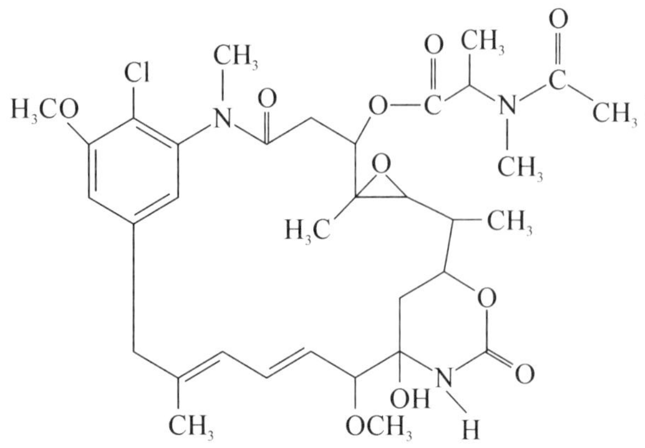

美登木碱

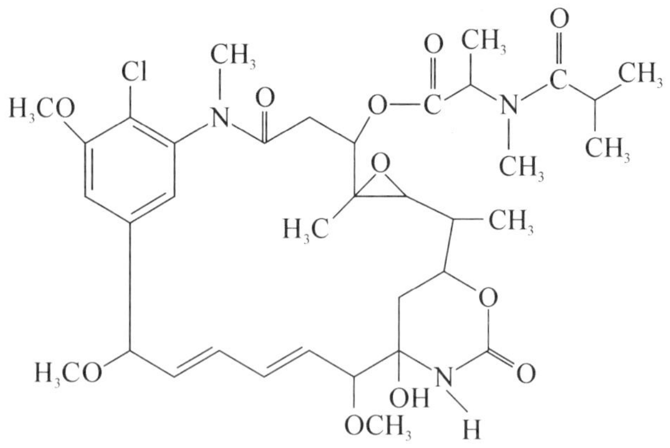

滑树桃碱

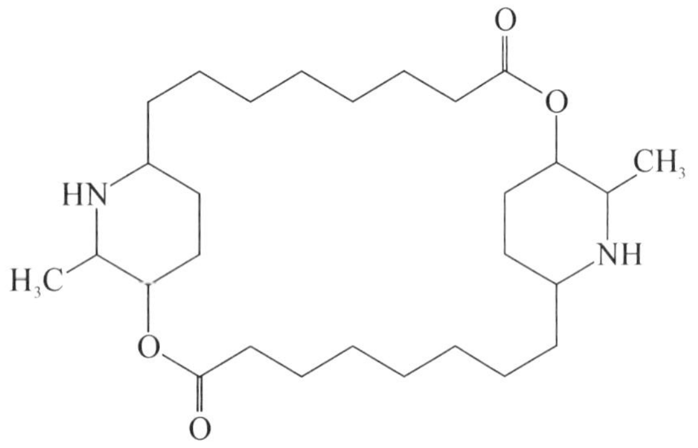

番木瓜碱

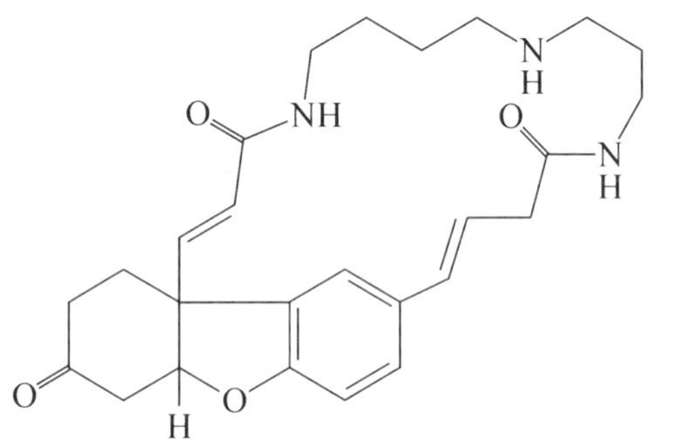

劳纳灵

第二节　理化性质

一、性状

生物碱主要由 C、H、O、N 四种元素构成,少数含 S、Cl 等元素。

多数生物碱是结晶形固体,少数是非结晶形粉末,极少数在常温下为液体,液态生物碱分子中大多不含氧原子,或氧原子以酯键形式存在,如烟碱、槟榔碱、毒藜碱等。液体生物碱在常压下可以蒸馏,个别固体生物碱具有挥发性(如麻黄碱),能利用水蒸气蒸馏法提取。个别生物碱具有升华性,如咖啡因。

多数生物碱有苦味,少数具有其他味觉,如甜菜碱具有甜味等。

生物碱多为无色或白色,少数有较大共轭体系并有助色基团,则呈现颜色,如小檗碱为黄色,但若还原成四氢小檗碱,因共轭体系减小而变为无色。喹啉无色,但在喜树碱结构中与不饱和内酰胺环形成连续的共轭体系,呈淡黄色。

二、旋光性

具有手性碳原子或本身为手性分子的生物碱,都有光学活性,且多为左旋光性。通常左旋体的生物活性强于右旋体,如左旋莨菪碱的散瞳作用比右旋莨菪碱大 100 倍。乌头中去甲乌药碱仅左旋体具强心作用。

生物碱的旋光性易受手性碳原子的构型、pH、溶剂、浓度、温度等因素影响。如烟碱在中性条件下呈左旋光性,在酸性条件下则为右旋光性。麻黄碱在氯仿溶液中呈左旋光性,在水溶液中为右旋光性。

三、溶解性

生物碱的溶解性与结构中氮原子的存在状态、分子大小、功能基团的种类和数目、溶剂的种类等因素有关。

游离状态的生物碱按其溶解性可分为脂溶性生物碱和水溶性生物碱。脂溶性生物碱数目较多，绝大多数为叔胺类生物碱和仲胺类生物碱，易溶于亲脂性有机溶剂，如苯、乙醚，尤其易溶于氯仿，可溶于甲醇、乙醇、丙酮，难溶于水。

水溶性游离生物碱主要是指季铵型生物碱，易溶于水、酸水和碱水，可溶于甲醇、乙醇和正丁醇，不溶于弱极性有机溶剂。

水溶性生物碱主要指季铵型生物碱和氮氧化物的生物碱（如氧化苦参碱），可溶于水、甲醇、乙醇，难溶于亲脂性有机溶剂。

游离生物碱由于具有碱性，能与酸结合生成生物碱盐，所以，生物碱盐一般易溶于水，可溶于甲醇和乙醇，不溶于亲脂性有机溶剂。生物碱盐的水溶液加碱至碱性，则生物碱又自水溶液中游离而沉淀析出。碱性极弱的生物碱和酸不易生成盐，其酸水液不需要碱化，即可用氯仿提取游离生物碱。

由于酸的种类不同，所形成的生物碱盐在水中的溶解度也有差异。通常情况下，无机酸盐水溶性大于有机酸盐；含氧无机酸盐（如硫酸盐、磷酸盐）的水溶性大于卤代酸盐（如盐酸盐）；卤代酸盐中盐酸盐、氢溴酸盐和氢碘酸盐的溶解度依次减小；小分子有机酸盐的溶解度大于大分子有机酸盐。

生物碱分子中含有酚羟基和羧基等酸性基团时，称为两性生物碱。这类生物碱可溶于酸，也可溶于碱。含酚羟基的亲脂性两性生物碱，其溶解性同亲脂性生物碱，可溶于苛性碱溶液。具有羧基的两性生物碱常形成分子内盐，其溶解性同水溶性生物碱。具有内酯结构或内酰胺结构的生物碱，难溶于冷的苛性碱溶液，而溶于热的苛性碱溶液，其结构可开环，形成羧酸盐而溶于水中，酸化后又重新环合从水中析出，如喜树碱、苦参碱的分离。

四、碱性

大多数生物碱具有碱性，少数显酸碱两性，可利用碱性对生物碱进行提取、分离和鉴定。

（一）碱性的产生及强度表示

生物碱结构中的氮原子具有孤电子对，可接受质子或给出电子而呈碱性。

$$-N: + H^+ \longrightarrow \left[-N:H\right]^+$$

生物碱　　　　　　　生物碱盐

生物碱的碱性强度可用酸式解离指数 pK_a 和碱式解离指数 pK_b 表示。它们之间的关系是 $pK_a = pK_w - pK_b = 14 - pK_b$。为了统一酸碱强度标准，多用 pK_a 表示碱度的强弱。

pK_a 值越大，碱性越强。根据 pK_a 值将生物碱分为弱碱性生物碱（ pK_a 2～7），如罂粟碱（ $pK_a = 6.13$）；中强碱性生物碱（ pK_a 8～11），如麻黄碱（ $pK_a = 9.58$）；强碱性生物碱（ $pK_a > 11$），如小檗碱（ $pK_a = 11.53$）。

化合物结构中的碱性基团与 pK_a 值大小顺序一般如下：

胍基＞季铵碱＞N-烷杂环＞脂肪胺＞芳胺、N-芳杂环＞酰胺基、吡咯。

（二）碱性与分子结构的关系

生物碱的碱性强弱受氮原子孤电子对的杂化方式、诱导效应、共轭效应、空间效应以及分子内氢键形成等因素影响。

（1）氮原子的杂化方式：生物碱分子中氮原子上孤电子对的杂化方式有三种，即 sp^3、sp^2 和 sp，在这三种杂化方式中，p 电子成分比例越大，与质子结合能力越强，越易提供电子，则碱性越强，其碱性强弱顺序为 $sp^3 > sp^2 > sp$。如吡啶的碱性小于六氢吡啶，异喹啉的碱性小于四氢异喹啉，季铵碱（如小檗碱）因羟基以负离子形式存在而呈强碱性。

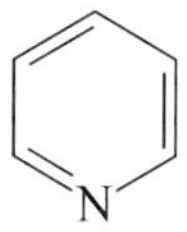

吡啶	六氢吡啶	异喹啉	四氢异喹啉	小檗碱
(pK_a=5.17)	(哌啶，pK_a=11.1)	(pK_a=5.4)	(pK_a=9.5)	(pK_a=11.5)
sp²	sp³	sp²	sp³	

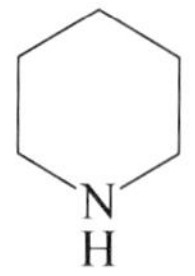

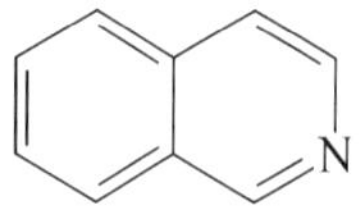

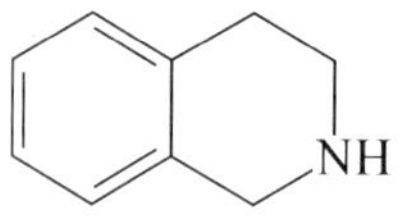

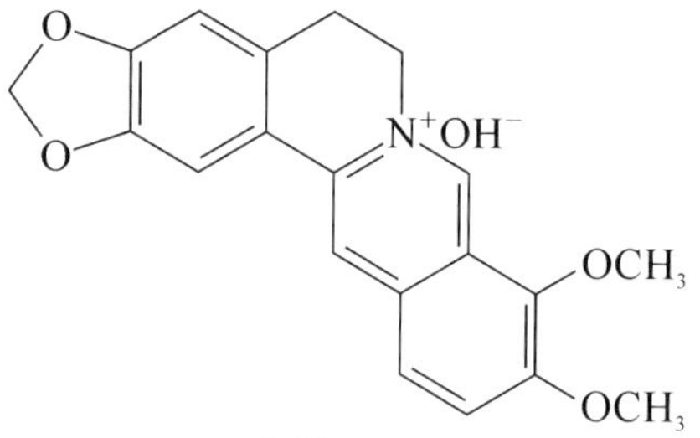

（2）诱导效应：如果生物碱分子结构中氮原子附近存在供电子基团（如甲基、乙基等烷基），能使氮原子电子云密度增加，碱性增强。但叔胺碱性弱于仲胺，原因是叔胺结构中的三个甲基阻碍氮原子接受质子，导致碱性减弱。

氨	伯胺/甲胺	仲胺/二甲胺	叔胺(pK_a=9.74)
(pK_a=9.75)	(pK_a=10.64)	(pK_a=10.7)	(空间位阻)

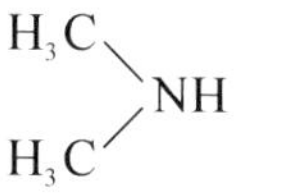

如果生物碱分子结构中氮原子附近有吸电子基团（如苯基、羰基、酯基、醚基、羟基、双键等），可使氮原子电子云密度降低，碱性减弱，如苯异丙胺、麻黄碱和去甲麻黄碱。

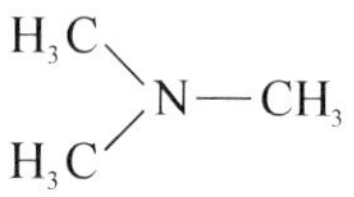

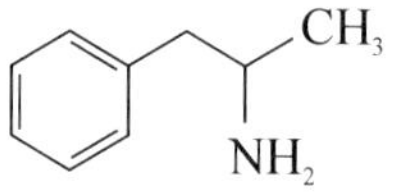

苯异丙胺(pK_a=9.8)	麻黄碱(pK_a=9.58)	去甲麻黄碱(pK_a=9.0)

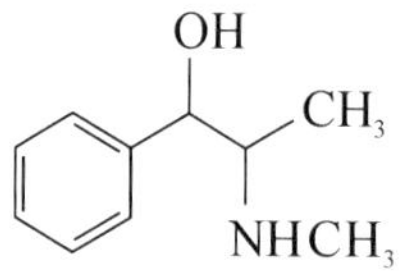

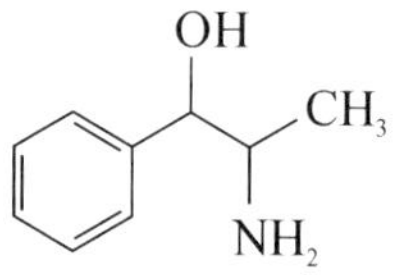

（3）共轭效应：氮原子孤电子对在 p-π 共轭体系中，电子云密度平均化趋势可使其碱性减弱，如苯胺氮原子上孤电子对与苯环 π 电子形成 p-π 共轭体系，碱性比环己胺弱；又如毒扁豆碱。

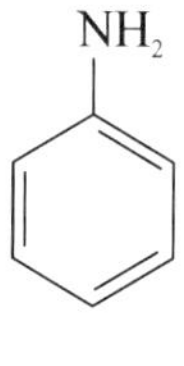

苯胺	环己胺	毒扁豆碱
(pK_a=4.58)	(pK_a=10.14)	N₁: 此处

苯胺	环己胺	毒扁豆碱
(pK_a=4.58)	(pK_a=10.14)	N$_1$：pK_a=2.10；N$_2$：pK_a=8.20

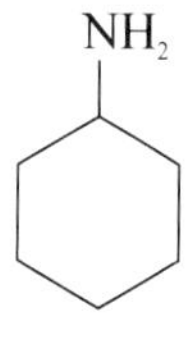

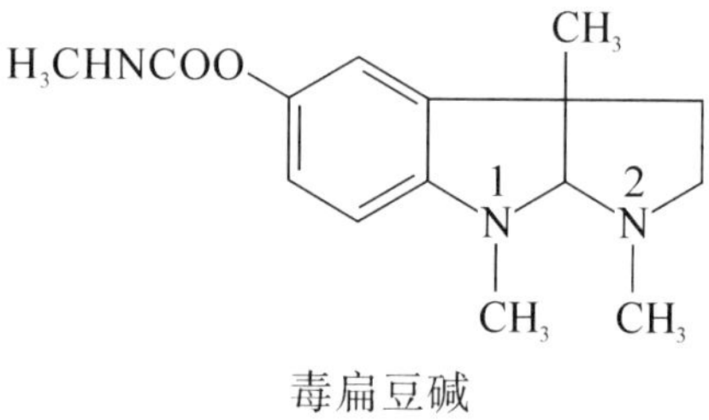

若氮原子处于酰胺结构中，其孤电子对与羰基的 π 电子形成 p-π 共轭，碱性很弱，几乎呈中性。如咖啡因（pK_a=1.22）、胡椒碱（pK_a=1.42）、秋水仙碱（pK_a=1.84）。

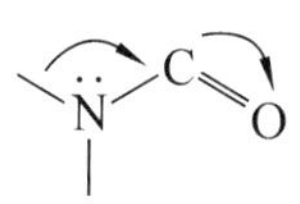

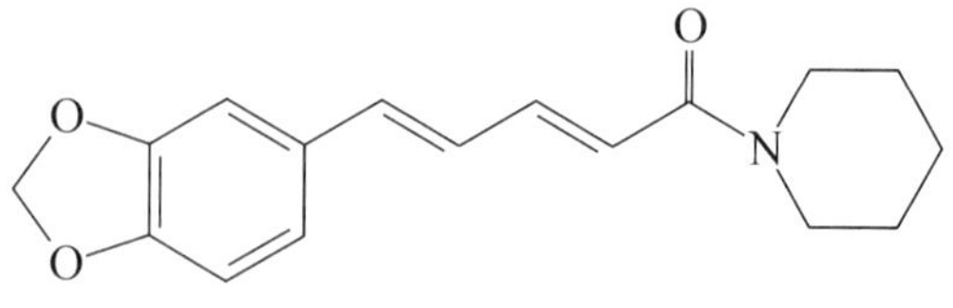

酰胺结构	咖啡因	胡椒碱
	(pK_a=1.22)	(pK_a=1.42)

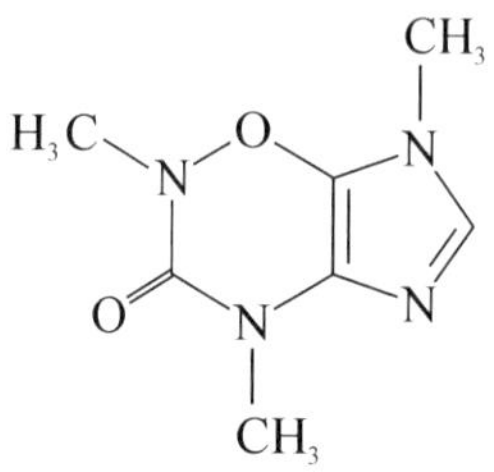

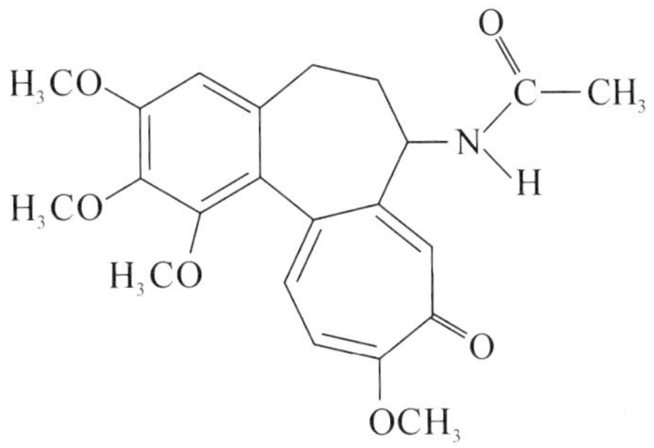

秋水仙碱
(pK_a=1.84)

（4）空间效应：虽然质子的体积较小，但是生物碱中的氮原子质子化时，仍然受到空间效应的影响，使其碱性增强或减弱。如东莨菪碱分子结构中，氮原子附近的三元环氧烷结构形成空间位阻，降低了氮原子接受质子的能力，使其碱性弱于莨菪碱。如甲基麻黄碱的碱性（$pK_a=9.30$）弱于麻黄碱（$pK_a=9.56$）；去甲麻黄碱的碱性（$pK_a=9.0$）更小。

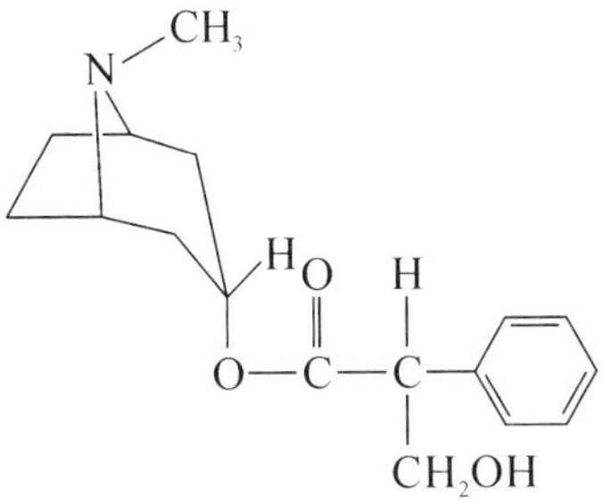

莨菪碱
(pK_a=9.65)

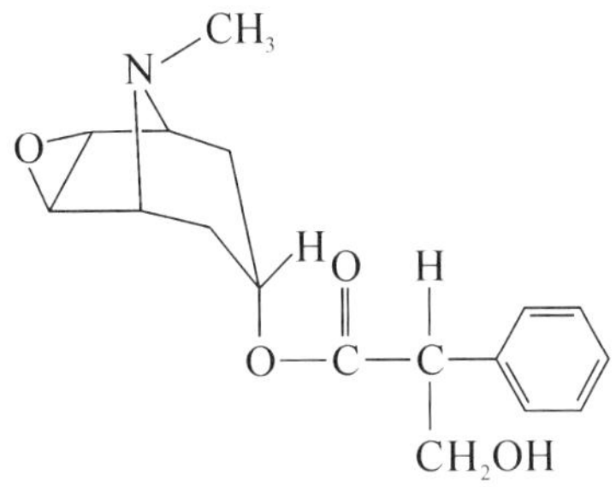

东莨菪碱
(pK_a= 7.50)

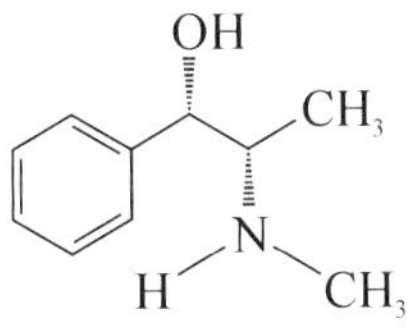

伪麻黄碱
(pK_a=9.74)

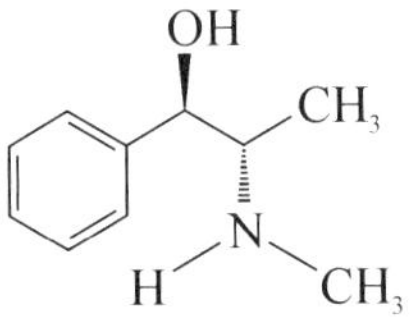

麻黄碱
(pK_a=9.58)

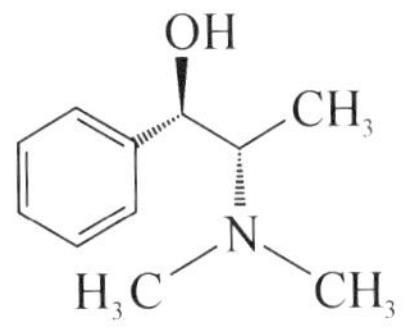

甲基麻黄碱
(pK_a=9.30)

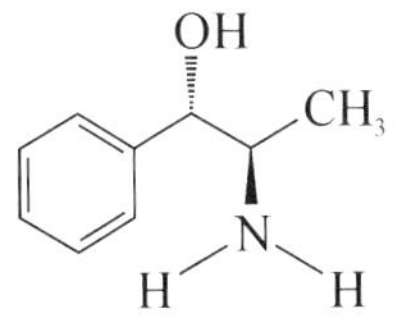

去甲麻黄碱/降麻黄碱
(pK_a=9.0)

（5）分子内氢键的形成：生物碱氮原子的孤电子对接受质子生成共轭酸，如果其附近存在羟基、羧基等取代基时，除了诱导效应及羟胺的异构季铵化效应影响其碱性外，如处于有利于形成分子内氢键的位置，易和生物碱共轭酸分子中的质子形成氢键缔合，增加了共轭酸的稳定性，使其碱性增强。如和钩藤碱的碱性强于异和钩藤碱。

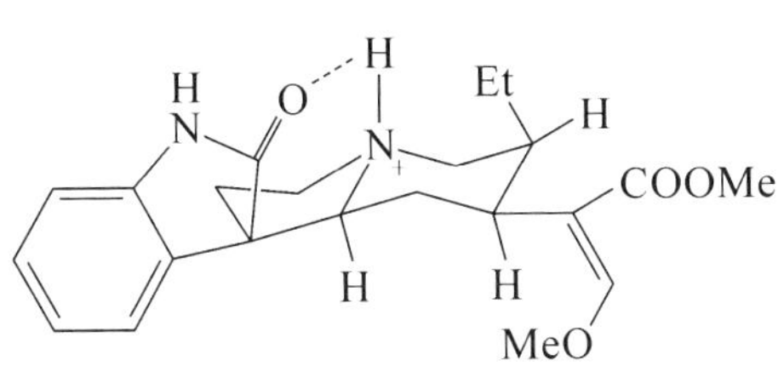

和钩藤碱
(pK_a=6.32)

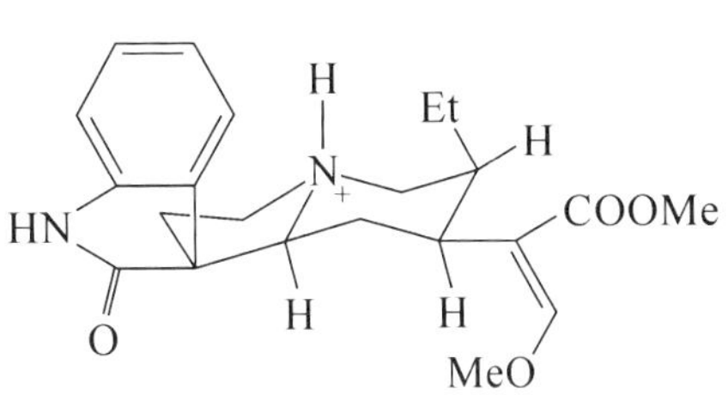

异和钩藤碱
(pK_a=5.20)

【网络自测】

1. 影响生物碱碱性强弱的因素有哪些？分析各因素造成生物碱碱性产生变化的规律。

2.苦参碱结构中有两个氮原子,它们的碱性如何?为什么?该生物碱能否溶于热氢氧化钠溶液中,为什么?

3.可溶于热氢氧化钠溶液的生物碱有(   )。

A.莨菪碱 B.氧化苦参碱 C.苦参碱 D.喜树碱 E.汉防己乙素

第三节 提取与分离

一、提取

在生物体内的生物碱以多种形式存在,大多在生物体内与有机酸结合成盐,个别生物碱与无机酸结合成盐,少数生物碱因碱性弱而以游离形式存在或与糖成苷,在提取时要考虑生物碱的性质和存在形式,选择合适的提取溶剂和方法。少数具有挥发性的生物碱,如麻黄碱及一些液体生物碱,可采用水蒸气蒸馏法提取,个别具有升华性的生物碱如咖啡因可采用升华法提取,绝大多数生物碱则采用溶剂提取法提取总生物碱,再进一步进行分离。下面主要介绍溶剂提取法。

(一)脂溶性生物碱的提取

1.酸水提取法

具有碱性的生物碱在植物体内多以盐的形式存在,利用生物碱盐易溶于水或醇、难溶于亲脂性有机溶剂的性质,加入无机酸或小分子有机酸,可将生物体内的生物碱都转为在水中溶解度较大的盐而提出。

酸水提取法常用 0.5%～1% 的硫酸、盐酸、乙酸或酒石酸等为溶剂,选用浸渍法和渗漉法提取(图 4-1)。酸水提取法经济、安全、操作简单,但提取液体积较大、浓缩困难、水溶性杂质多,可用以下 3 种方法处理。

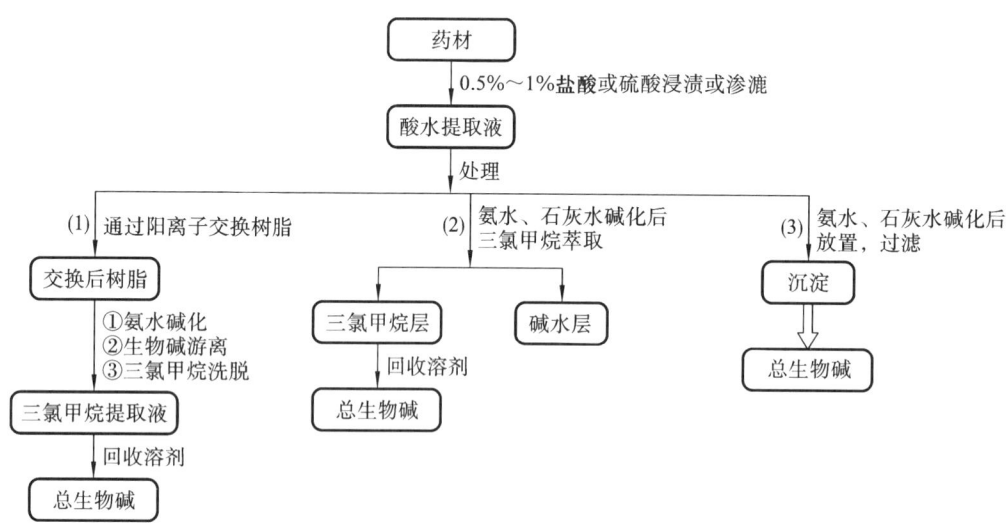

图 4-1 生物碱酸水提取法流程图

(1)离子交换色谱法:酸水提取液通过强酸性阳离子交换树脂柱时,生物碱盐的阳离子可与树脂上的阳离子发生交换,而杂质不被交换随溶液流出,使生物碱与水溶性杂质分离;然后,树脂用 10% 氨水碱化,使生物碱从树脂上游离出来;再用氯仿或乙醚等亲脂性有机溶剂洗脱,洗脱液浓缩可得到游离生物碱。其反应过程如下。

$$R-SO_3^-H^+ + [B \cdot H]^+Cl^- \Longrightarrow R-SO_3^-[B \cdot H]^+ + H_2O$$

磺酸型阳离　　生物碱盐　　　　生物碱被交

子交换树脂　　　　　　　　换到树脂上

$$R-SO_3^-[B \cdot H]^+ + NH_4OH \Longrightarrow R-SO_3^-NH_4^+ + \quad B \quad +H_2O$$

被交换到树　　　　　　　　NH_4^+ 被交　　游离

脂上的生物碱　　　　　　　换到树脂上　生物碱

这种方法得到的生物碱纯度高,有机溶剂用量少,离子交换树脂再生后可反复使用。

(2) 有机溶剂萃取法:酸水提取液用氨水、石灰乳或石灰水等碱化,使生物碱盐转变为游离生物碱,再用氯仿、乙醚或苯等亲脂性有机溶剂萃取,合并萃取液,回收溶剂可得到总生物碱。

(3) 沉淀法:酸水提取液加碱碱化后,使生物碱成为游离生物碱,在水中溶解度降低而沉淀析出。

2. 醇类溶剂提取法

生物碱及其盐可用甲醇和乙醇等溶剂进行提取,选用浸渍法、渗漉法和热回流提取法。甲醇对生物碱盐的溶解性比乙醇好,沸点也比乙醇低,但甲醇对视神经的毒性大,所以实验室多采用乙醇、60%~95%的乙醇或酸性乙醇提取。此法适用范围广,提取液易浓缩,但亲脂性杂质多,稀醇提取时水溶性杂质也会增多,需要进一步处理。提取液浓缩后,选用酸水溶解、碱化、有机溶剂萃取法继续纯化。

3. 亲脂性有机溶剂提取法

大多数游离生物碱易溶于亲脂性有机溶剂,可用氯仿、二氯甲烷、乙醚或苯等进行提取,选用浸渍法、回流提取法或连续回流提取法等方法。由于生物碱以盐的形式存在于生物组织中,用亲脂性有机溶剂提取前,先用稀氨水、碳酸钠水溶液或石灰乳等碱水将药材润湿,既可使药材吸水膨胀,又可使生物碱游离出来,再用亲脂性有机溶剂提取。亲脂性有机溶剂提取法提取的总生物碱,一般只含有亲脂性生物碱,不含有水溶性生物碱,杂质少,易进一步纯化。如果提取液中杂质多,也可将提取液适当浓缩后,用酸水溶解、碱化、有机溶剂萃取法纯化处理,得到较纯的总生物碱。由于亲脂性有机溶剂有毒性或易燃易爆,所以设备要求严格,不适合大量生产。

(二)水溶性生物碱的提取

水溶性生物碱主要指季铵碱及一些含有羧基的两性生物碱,可溶于水和醇,不溶于亲脂性有机溶剂。从中药提取物中提取出脂溶性生物碱后,碱水层仍可检识出生物碱,说明药材中含有水溶性生物碱,用雷氏铵盐沉淀法和溶剂法进行提取。

(1) 沉淀法:季铵型生物碱和雷氏铵盐沉淀试剂反应生成雷氏复盐,难溶于水而析出沉淀,由此可将季铵型生物碱提取出来。

操作过程如下:将季铵型生物碱的水溶液,用盐酸调至 pH 约为 2,加入新鲜配制的雷氏铵盐饱和水溶液至不再生成沉淀为止;滤集沉淀,用少量水洗涤 1~2 次,抽干,将沉淀溶于丙酮(或乙醇)中,过滤,滤液即为生物碱雷氏复盐丙酮(或乙醇)溶液;将此丙酮溶液用氧化铝柱净化,并用丙酮洗脱,收集丙酮洗脱液,加入 Ag_2SO_4 饱和水溶液;也可以不经过氧化铝柱净化,直接在上述丙酮溶液中加入 Ag_2SO_4 饱和水溶液,使生物碱雷氏复盐分解,生成生物碱硫酸盐和雷氏银盐沉淀,滤除沉淀,于滤液中加入计算量 $BaCl_2$ 溶液,生成生物碱盐酸盐和硫酸钡沉淀,滤除沉淀,最后所得滤液蒸干,即为季铵型生物碱的盐酸盐。

其反应过程如图 4-2 所示。

也可将生物碱雷氏复盐丙酮溶液通过氯离子型阴离子交换树脂柱,直接得到生物碱的盐酸盐。

(2) 溶剂法:水溶性生物碱能溶于极性较大又与水不相混溶的有机溶剂,如正丁醇、异戊醇或氯仿-甲醇的混合溶剂,故可选用两相溶剂萃取法,将水溶性生物碱提取出来。

二、分离

上述提取方法得到的生物碱为多种生物碱的混合物,需要根据生物碱的溶解性、酸碱性、极性或官能团的不同进一步分离。

$$B^+ + NH_4[Cr(SCN)_4(NH_3)_2] \longrightarrow B[Cr(SCN)_4(NH_3)_2]\downarrow + NH_4^+$$

季铵型生物碱　　硫氰酸铬铵　　　　　　　　生物碱雷氏复盐沉淀
阳离子

$$2B[Cr(SCN)_4(NH_3)_2] + Ag_2SO_4 \longrightarrow 2Ag[Cr(SCN)_4(NH_3)_2]\downarrow + B_2SO_4$$

生物碱雷氏复盐丙酮溶液　　　　　　　　雷氏银盐沉淀　　　生物碱硫酸盐

$$B_2SO_4 + BaCl_2 \longrightarrow BaSO_4\downarrow + 2BCl$$

生物碱硫酸盐　　　　　　　　　　　生物碱盐酸盐

图 4-2　生物碱雷氏铵盐沉淀法

（一）总生物碱的分离

利用生物碱溶解性和碱性的不同,将总生物碱按碱性强弱、溶解性初步分类,即弱碱性生物碱、中强碱性生物碱和水溶性生物碱三大部分,前两部分再根据生物碱是否有酚羟基分成酚性和非酚性两类。分离流程如图 4-3 所示。

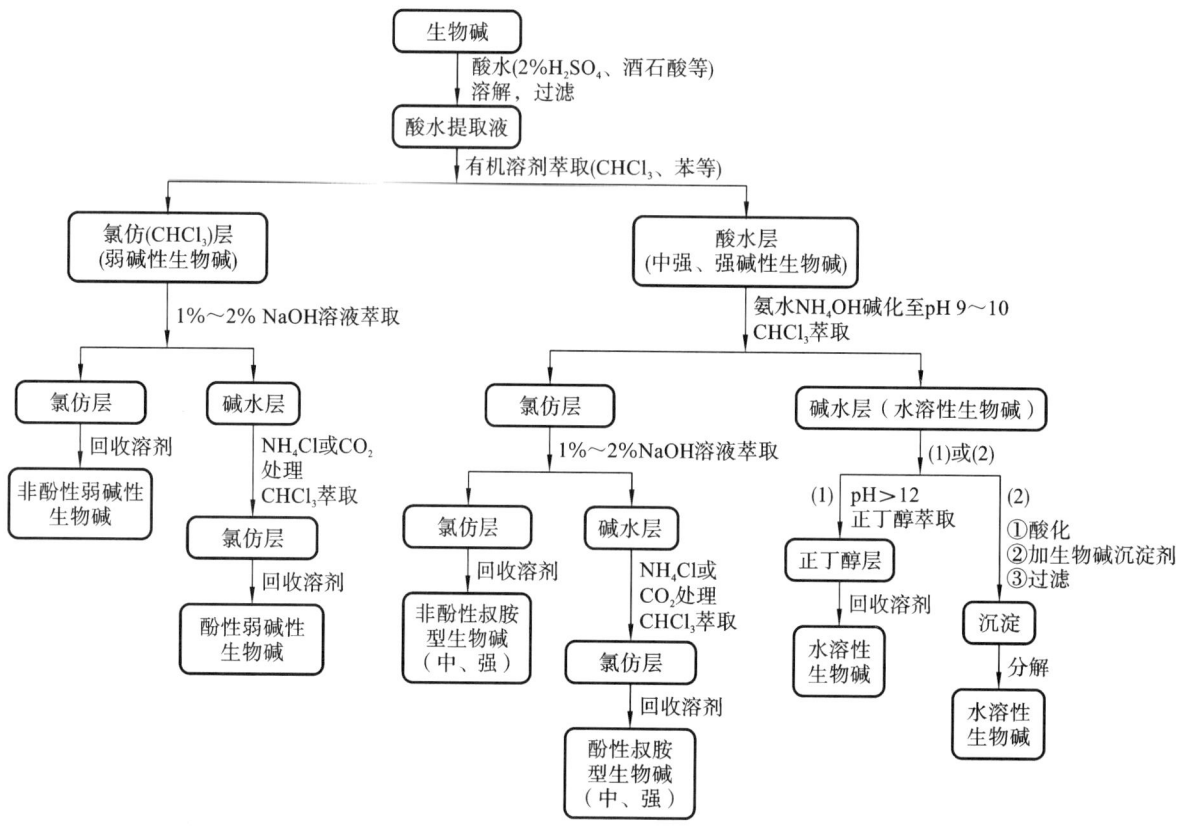

图 4-3　总生物碱的分离流程图

（二）单体生物碱的分离

1. 利用生物碱碱性的差异进行分离

总生物碱中各单体生物碱的碱性存在一定的差异,可在 pH 不同的酸、碱性条件下分离,称为 pH 梯度萃取法。操作方法有以下两种(图 4-4)。

（1）将总生物碱溶于酸水溶液中生成生物碱盐,然后,逐渐加碱使 pH 由低到高增加,每调节一次 pH,就用有机溶剂萃取一次,碱性较弱的生物碱先游离而转溶于有机溶剂层中,与碱性较强的生物碱分离,将生物碱按碱性由弱至强逐渐游离。

（2）将总生物碱溶于有机溶剂（如氯仿、乙醚）中,用不同酸性的缓冲液,使 pH 由高到低依次萃取,碱性较强的生物碱先成盐而溶于酸水溶液中,与碱性较弱的生物碱分离。生物碱按碱性由强到弱逐渐成盐依次被萃取而分离。然后各部分酸性缓冲液碱化,有机溶剂萃取后回收溶剂,即可得不同碱

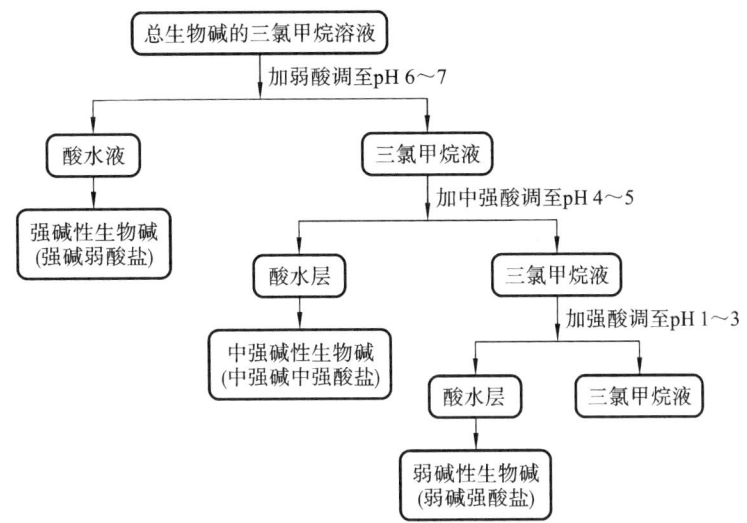

图 4-4 单体生物碱 pH 梯度萃取法分离流程图

度的生物碱。

注意:在进行梯度萃取前,可用 pH 缓冲纸色谱做预试,优选最佳 pH 梯度,根据混合物中生物碱的碱性强弱不同,采用不同 pH 的缓冲液来萃取分离。

2. 利用生物碱或生物碱盐溶解度的差异进行分离

生物碱的结构差异使其极性不同,在溶剂中的溶解度也表现出较大差异,可选用两相溶剂萃取法和沉淀法等进行分离。如自苦参总碱中分离苦参碱和氧化苦参碱,氧化苦参碱为苦参碱的氮氧化物,极性稍大,亲水性强,苦参碱溶于乙醚,而氧化苦参碱则难溶于乙醚,将苦参总碱溶于氯仿,加入 10 倍量以上的乙醚,氧化苦参碱即沉淀析出。再如分离防己中的粉防己碱和防己诺林碱,将粉防己碱的一个甲氧基换成羟基就成为防己诺林碱,因此防己诺林碱极性增大而难溶于冷苯并与粉防己碱分离。

有些生物碱盐比生物碱易于结晶,可利用不同生物碱与酸生成的盐在溶剂中溶解度的差异进行分离。如麻黄碱和伪麻黄碱与草酸生成的草酸盐在水中溶解度不同而分离,草酸麻黄碱在水中的溶解度小于草酸麻黄碱而先行析出。

3. 利用生物碱特殊官能团进行分离

(1)利用有无酚羟基进行分离:两性生物碱具有碱性和弱酸性,可与 NaOH 溶液成盐而溶于水,大多数非酚羟基生物碱游离而难溶于水,过滤后即可分离。如吗啡具有酚羟基,而可待因没有,用 5% NaOH 溶液萃取二者的氯仿混合液,吗啡进入碱水层,而可待因则留在氯仿层,两者得以分离。

(2)利用有无内酯或内酰胺结构进行分离:具有内酯或内酰胺结构的生物碱,在碱性水溶液中加热皂化开环,生成溶于水的羧酸盐,酸化后闭环自水溶液中析出,与不具有此结构的化合物分离。如喜树碱、苦参碱的分离。

喜树碱 $\xrightarrow[\text{H}^+]{\text{OH}^-}$ 喜树碱羧酸盐

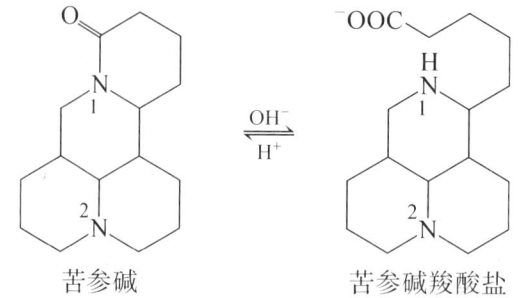

苦参碱　　　　　　　　　　苦参碱羧酸盐

4. 利用色谱法进行分离

结构相似的生物碱用色谱法分离,多采用吸附色谱法,常选用硅胶、氧化铝作吸附剂,纤维素、聚酰胺也可作为吸附剂。硅胶吸附色谱法常用苯、乙醚、氯仿和甲醇等有机溶剂作洗脱剂。组分较多的生物碱需要反复利用色谱法进行分离。

【网络自测】

1. 生物碱的提取方法有哪些?分别适合何种生物碱的提取?

2. 说出下列生物碱的分离方法:

①麻黄碱与伪麻黄碱;②吗啡与可待因;③苦参碱与氧化苦参碱。

第四节　检识技术

一、化学检识技术

(一)沉淀反应

大多数生物碱在酸性水溶液或稀醇溶液中能和某些试剂生成难溶于水的复盐或配合物,该反应称为生物碱沉淀反应,所用的试剂被称为生物碱沉淀试剂。

生物碱沉淀反应可用于检查生物碱,在生物碱的定性鉴别中,这些试剂可用于试管定性反应和用作薄层色谱的显色剂,可用于检查提取与分离是否完全,也可用于生物碱的分离和精制。

生物碱沉淀反应的条件是在酸性水溶液或稀醇溶液中进行;反应前要排除蛋白质、鞣质等成分的干扰,才能得到较可靠的结果;每种生物碱需选用三种以上生物碱沉淀试剂,因沉淀试剂对生物碱的灵敏度不同。有些生物碱与沉淀试剂不能产生沉淀,如麻黄碱。

常用的生物碱沉淀试剂见表 4-1。

表 4-1　常用的生物碱沉淀试剂及其反应现象

试 剂 名 称	化 学 组 成	反 应 现 象 及 产 物
碘化铋钾试剂 (Dragendorff 试剂)	$KBiI_4 (BiI_3 \cdot KI)$	橘红色-黄色无定形沉淀 ($B \cdot BiI_3 \cdot HI$)
碘-碘化钾试剂 (Wagner 试剂)	$KI-I_2$	红棕色无定形沉淀 ($B \cdot I_2 \cdot HI$)
碘化汞钾试剂 (Mayer 试剂)	$K_2HgI_4 (HgI_2 \cdot 2KI)$	类白色沉淀,若试剂过量,沉淀又溶解 ($B \cdot HgI_2 \cdot 2HI$)
硅钨酸试剂 (Bertrand 试剂)	$SiO_2 \cdot 12WO_3 \cdot nH_2O$	浅黄色或灰白色沉淀 ($4B \cdot SiO_2 \cdot 12WO_3 \cdot 2H_2O$)

续表

试剂名称	化学组成	反应现象及产物
苦味酸试剂 （Hager 试剂）	2,4,6-三硝基苯酚	黄色,晶型沉淀 （须在中性溶液中）
雷氏铵盐试剂 （硫氰酸铬铵） （ammonium reineckate）	$NH_4[Cr(NH_3)_2(SCN)_4]$	难溶性红色沉淀或结晶 $(BH^+[Cr(NH_3)_2(SCN)_4]$ （用于季铵盐的分离和含量测定）

注意事项：①个别生物碱如麻黄碱、咖啡因不发生上述沉淀反应；②一般在酸性溶液中反应,个别在中性条件下反应,如苦味酸；③一般三种以上的沉淀试剂均有反应,才可判断为阳性；④多糖、鞣质、蛋白质等非生物碱也能发生以上反应,所以溶液需要先净化处理排除干扰后,再进行上述沉淀反应。

（二）显色反应

一些生物碱单体能与某些试剂反应,生成具有特殊颜色的产物,不同结构的生物碱产生不同的颜色,这种试剂称为生物碱的显色试剂。例如可待因与 1%钼酸钠或 5%钼酸铵的浓硫酸溶液反应呈暗绿色至淡黄色,与 1%钒酸铵的浓硫酸溶液反应呈蓝色,与含有少量甲醛的浓硫酸反应呈洋红色至黄棕色。因为显色反应要求生物碱的纯度较高,所以显色反应主要用于检识个别生物碱。生物碱显色试剂对有些生物碱也可能不显色,如 Marquis 试剂对可卡因、咖啡因不显色；Fröhde 试剂对莨菪碱、士的宁不显色。具体情况见表 4-2。

表 4-2　常用的生物碱显色试剂

反应名称	组成	反应现象
Marquis 试剂 （马奎斯试剂）	甲醛-浓硫酸(1:20)	吗啡(橙色-紫色)；可待因(洋红色-黄棕色)
Mandelin 试剂 （曼德林试剂）	1%钒酸铵-浓硫酸	阿托品(红色)；奎宁(橙色)；吗啡(蓝紫色)； 可待因(蓝色)；士的宁(蓝紫色-红色)
Fröhde 试剂	1%钼酸钠 /5%钼酸铵-浓硫酸	乌头碱(黄棕色)；吗啡(紫色转棕色)；可待因(暗绿色-淡黄色)； 小檗碱(棕绿色)；利血平(黄色-蓝色)

二、色谱检识技术

生物碱的色谱检识常用薄层色谱法、纸色谱法和高效液相色谱法等,它们具有微量、快速、准确等优点,在实际工作中应用广泛。

（一）薄层色谱法

1. 吸附剂

生物碱常选用氧化铝、硅胶作吸附剂。如选用硅胶作吸附剂时,需要注意硅胶本身显弱酸性,可与显碱性的生物碱生成盐,而使生物碱的 R_f 值变小或拖尾,通常在碱性条件下才能获得集中的斑点。加碱的方法有三种：①在湿法制板时,用 0.1～0.5 mol/L 的氢氧化钠溶液代替水,使硅胶薄层显碱性；②向展开剂中加入一定量的二乙胺或氨水,使展开剂显碱性；③在色谱槽中放一个盛有氨水的小器皿。三种方法都可使生物碱的薄层色谱在碱性环境中进行,从而获得满意的分离效果。

2. 展开剂

生物碱薄层色谱的展开剂多以亲脂性有机溶剂为主,一般用氯仿作基本展开剂,根据色谱结果调整展开剂极性。如果生物碱极性较小,在展开剂中加一些极性较小的溶剂(如石油醚、环己烷、苯等)；如果生物碱极性较大,在展开剂中加一些极性较大的溶剂(如甲醇、乙醇、丙酮等)。在实际工作中,应该根据实验结果适当调整各溶剂的配比。

3. 显色剂

在日光和荧光下不显色的生物碱,选用改良碘化铋钾试剂显色,大多数生物碱显橘红色。如展开剂中有较难挥发的碱或甲酰胺,必须先加热挥去碱或甲酰胺,再喷显色试剂。

(二)纸色谱法

纸色谱法是用水作固定相的分配色谱。当分离离子状态的生物碱时,选择极性较大的展开剂,如正丁醇-乙酸-水(4:1:5)。也可以将滤纸用一定 pH 的缓冲液处理,选择极性较小的展开剂。或者选用缓冲纸色谱检识。当分离分子状态的生物碱时,用甲酰胺作固定相,用甲酰胺饱和的亲脂性有机溶剂(氯仿、苯等)作展开剂。

纸色谱法使用的显色剂与薄层色谱法相同,但试剂中不能含有硫酸。

(三)高效液相色谱法

高效液相色谱法分离生物碱时采用反相分配色谱。固定相:C_{18}(C_8)烷基键合相。流动相:甲醇(乙腈)-水,含有 0.01~0.1 mol/L 磷酸盐缓冲液、碳酸铵或乙酸钠(pH 4~7)。在相同的实验条件下,生物碱均有一定的保留时间,可作为定性分析的参数。若被测试样与已知对照品保留时间相同,则两者为同一化合物。

知识拓展

生物碱与毒品

阿片,俗称大烟,由罂粟未成熟果实中流出的白色乳液经干燥凝结而成,吸食时有一种强烈的香甜气味,初吸时会感到头晕目眩、恶心或头痛,多次吸食就会上瘾。吗啡是从阿片中分离出来的一种生物碱,具有镇痛、催眠、止咳、止泻等作用,吸食后会产生欣快感,比阿片容易成瘾,长期使用会引起精神失常、谵妄和幻想,过量使用会导致呼吸衰竭而死亡。其半合成类似品有海洛因、可待因等及化学合成类似品哌替啶、芬太尼、埃托啡、美沙酮等均有成瘾性。

可卡因是从古柯叶中提取的一种白色晶状的生物碱,是强效的中枢神经兴奋剂和局部麻醉剂,并可通过加强人体内化学物质的活性刺激大脑皮质,兴奋中枢神经,使人表现出情绪高涨、好动、健谈,有时还有攻击倾向,具有很强的成瘾性。上述均为特殊管理药品。

冰毒、摇头丸类毒品在化学结构上属于甲基苯丙胺类兴奋剂,服用后会产生强烈的生理兴奋,表现出妄想、好斗或摇头不止等;在药效消失后会感到疲惫不堪、全身无力、精力不济,为恢复精力,只好继续服用,但服用几次之后,就会感到困惑、抑郁、焦虑,出现人格障碍、妄想等状态,甚至有精神病性症状出现,从而更加渴望此类毒品。苯丙胺(amphetamine)有其译音名安非他明之称,故甲基苯丙胺也有甲基安非他明之称。甲基苯丙胺类在麻黄碱化学结构基础上改造而来,故又有去氧麻黄碱之称,因此麻黄碱属于国家严控产品。

实　例

实例一　麻黄中生物碱的提取与分离

麻黄为麻黄科植物草麻黄(*Ephedra sinica* Stapf)、木贼麻黄(*Ephedra equisetina* Bge.)、中麻黄(*Ephedra intermedia* Schrenk et C. A. Mey.)的干燥草质茎,为风寒解表药,是我国特产药材,为常用重要中药。其性辛苦温,具有发汗、平喘、利水等功效。主治风寒感冒、发热无汗和咳嗽、水肿等病症。现代药理实验表明,麻黄生物碱能收缩血管、兴奋神经中枢和呼吸循环中枢,有拟肾上腺素样作用,增加汗腺及唾液腺的分泌,缓解平滑肌痉挛。伪麻黄碱有升压、利尿作用。甲基麻黄碱有舒张支气管平滑肌作用。因此,中药麻黄的功效与生物碱的存在密切相关。

一、化学成分

麻黄中含有多种生物碱,总生物碱的含量与存在部位和采收季节密切相关,茎的节间含量平均为 0.687%,而茎节只有 0.287%。8—9 月采收含量达最高值,均为 7 月和 10 月的 2 倍。总生物碱以麻黄碱和伪麻黄碱为主,其中以麻黄碱为主要有效成分,占总生物碱的 40%~90%;其次是伪麻黄碱等,它们均以盐酸盐的形式存在于植物中。麻黄生物碱分子中的氮原子均存在于侧链上,属于苯丙胺衍生物,分子结构简单,且含有羟基、氨甲基等,因而其分子极性较大;麻黄碱分子中含有 2 个手性碳,应该有 4 个光学异构体,而存在于麻黄中的主要是左旋麻黄碱和右旋伪麻黄碱,二者互为立体异构体,其区别在于 C_1 的构型不同。

二、理化性质

1. 性状

游离麻黄碱和伪麻黄碱都具挥发性。麻黄碱为无色蜡状固体、结晶或颗粒,熔点为 34 ℃,游离状态有挥发性,伪麻黄碱为长斜方结晶(乙醚),熔点为 119 ℃。

2. 碱性

麻黄碱(pK_a=9.58)和伪麻黄碱(pK_a=9.74)的碱性都较强,但二者碱性强度不同,原因是伪麻黄碱的共轭酸与 C_1—OH 形成分子内氢键的稳定性强于麻黄碱的共轭酸,所以,伪麻黄碱碱性略强。

3. 溶解性

麻黄碱和伪麻黄碱的分子量较小,以游离形式和盐的形式存在时,其溶解性与一般生物碱的溶解性不完全相同;游离麻黄碱可溶于水(1:20),易溶于氯仿、乙醚、苯、醇类溶剂,但伪麻黄碱难溶于水,可溶于乙醚和乙醇。二者成盐后溶解度也不完全相同,草酸麻黄碱难溶于水,草酸伪麻黄碱可溶于水,根据盐溶解性的不同而实现分离。

三、提取与分离

1. 溶剂法(甲苯萃取法)

溶剂法是目前工业上生产麻黄碱的主要方法。麻黄碱在药材中以盐的形式存在,可溶于水。利用麻黄生物碱的盐酸盐易溶于水,而游离的麻黄生物碱易溶于有机溶剂的性质进行提取。将麻黄用水提取,提取液碱化使生物碱游离后,用甲苯萃取,与水溶性杂质分离。甲苯萃取液流经草酸溶液,使麻黄生物碱都转变为草酸盐。由于草酸麻黄碱在水中的溶解度较小而析出,并与伪麻黄碱分离。操作过程中使用大量甲苯应注意安全,为节约成本,避免污染,甲苯应循环使用(图 4-5)。

2. 水蒸气蒸馏法

游离麻黄碱和伪麻黄碱均具有挥发性,水提取液碱化后,可用水蒸气蒸馏法提取。将馏出液吸收入草酸溶液中,利用两者的草酸盐在水中的溶解度不同,麻黄碱草酸盐首先析出,伪麻黄碱草酸盐仍留在水中,从而将两者分离,然后可按溶剂法进一步操作,分离得到盐酸麻黄碱和盐酸伪麻黄碱。此法不用有机溶剂,操作简便而安全,但是加热时间长,温度较高,部分麻黄碱被分解成胺,从而影响产品的质量和收率。

3. 离子交换色谱法

麻黄碱和伪麻黄碱成盐后,如果酸溶液通过强酸型阳离子交换树脂,生物碱的阳离子因交换作用而被吸附在树脂上。由于伪麻黄碱的碱性较强,被树脂吸附得较牢固。因此,用洗脱液洗脱时,碱性较弱的麻黄碱可先被洗脱下来,从而使两者分离。

4. 化学检识

麻黄碱和伪麻黄碱不能与多数生物碱的沉淀试剂发生沉淀反应,可用下列两种特征反应鉴定。

(1)二硫化碳-硫酸铜反应:在麻黄碱和伪麻黄碱的乙醇溶液中,加入二硫化碳、硫酸铜和氢氧化钠溶液各 1 滴,可产生黄棕色沉淀。

(2)铜络盐反应:在麻黄碱和伪麻黄碱的水溶液中加入硫酸铜试剂,并加氢氧化钠试剂使溶液显

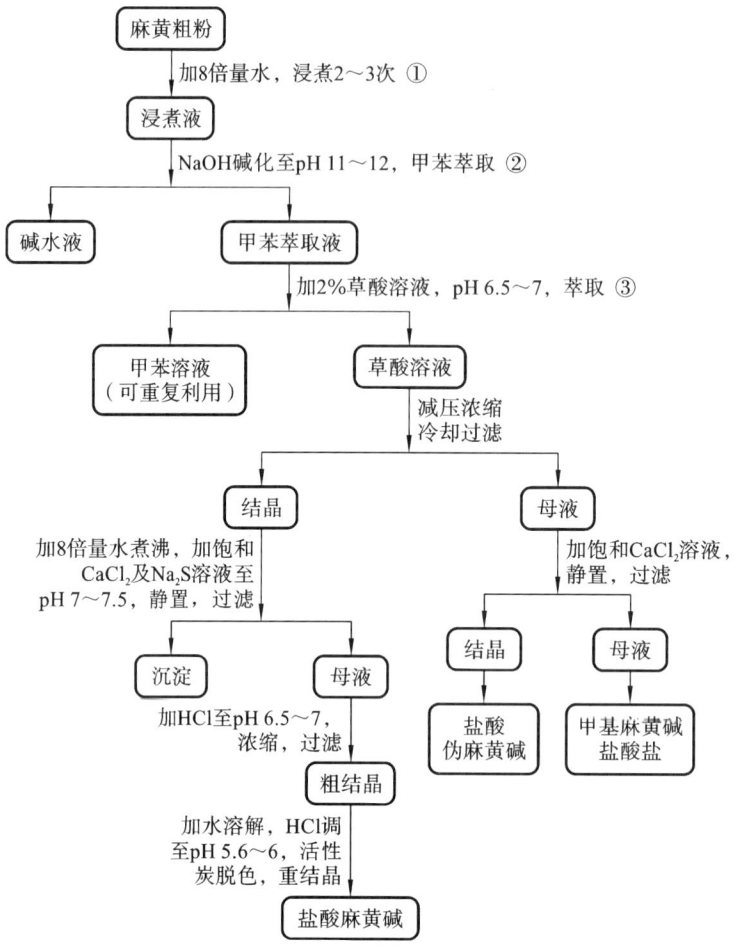

图 4-5　盐酸麻黄碱提取与分离流程图

碱性,则溶液呈蓝紫色。若向此溶液中再加入乙醚振摇,分层后,乙醚层为紫红色,水层为蓝色。

实例二　喜树中生物碱的提取与分离

喜树碱来源于珙桐科植物喜树(*Camptotheca acuminata* Decne.)的果实或根,喜树碱可用于治疗急性白血病、慢性白血病等各种癌症、银屑病以及血吸虫病引起的肝、脾肿大等。

一、主要化学成分、结构与性质

喜树主要成分为喜树碱及其衍生物羟基喜树碱、甲氧基喜树碱等其他多种生物碱,喜树碱在喜树根中含量约为 0.008%。1976 年中国化学家高怡生等成功合成消旋喜树碱。喜树碱对胃肠道和头颈部癌等有较好的疗效,但对少数患者有尿血的副作用。10-羟基喜树碱的抗癌活性超过喜树碱,对肝癌和头颈部癌也有明显疗效,而且副作用较少。10-羟基喜树碱的化学结构与喜树碱相似,仅 10 位上的氢被羟基取代。经现代药理和临床实验证明,在治疗肿瘤方面其比喜树碱具有更好的治疗效果和更低的毒副反应。1977 年,10-羟基喜树碱作为临床治疗肿瘤的一类新药,在国内通过鉴定,并应用于治疗肝癌、胃癌和白血病等。

研究表明,喜树碱及其衍生物对卵巢癌、膀胱癌、胃癌、结肠癌、直肠癌和白血病等多种恶性肿瘤均有一定的疗效。1994 年和 1996 年分别研制出了毒性较低的两种新型半合成水溶性喜树碱类衍生物伊立替康(irinotecan)和拓扑替康(topotecan),均为 DNA 拓扑异构酶Ⅰ抑制剂,其与拓扑异构酶Ⅰ及 DNA 形成的复合物能引起 DNA 单链断裂,阻止 DNA 复制及抑制 RNA 合成,为细胞周期 S 期特异性抑制剂,是近年来治疗多种恶性肿瘤的新型化疗药物。

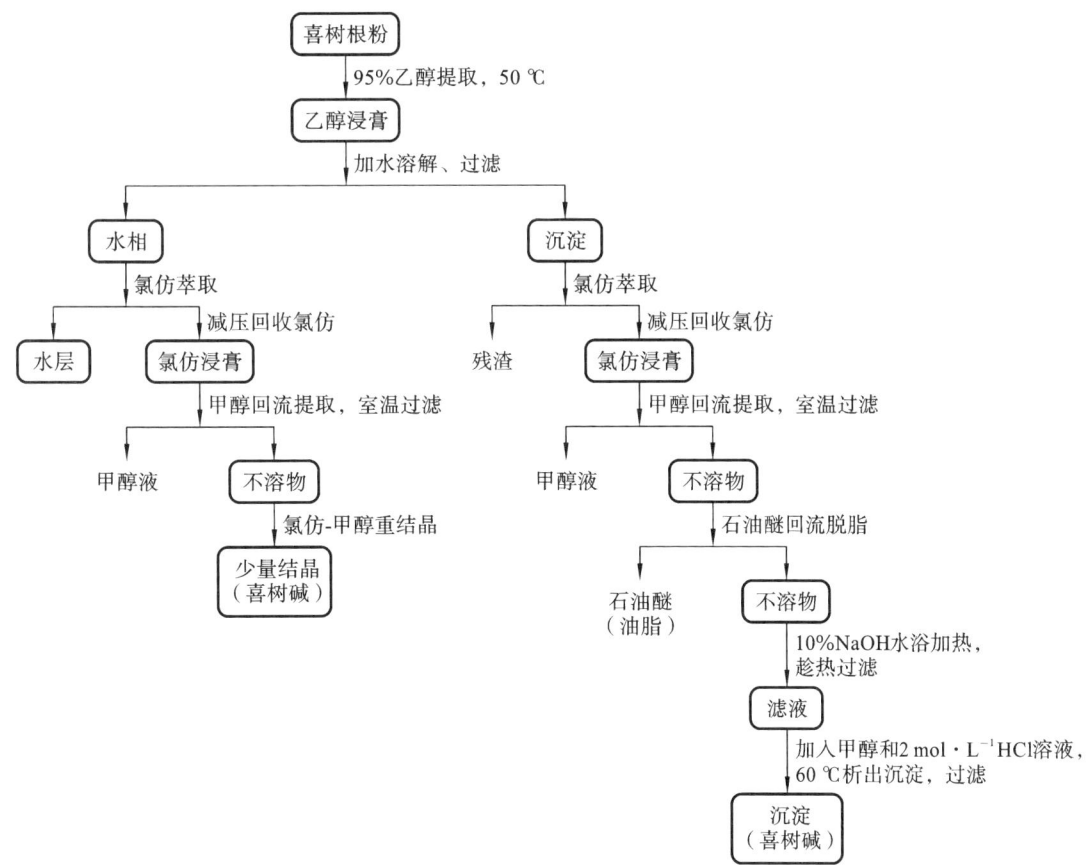

喜树碱　　　　　　　　　　　　　　　拓扑替康(topotecan)

10-羟基喜树碱

伊立替康(irinotecan)

二、主要化学成分的提取与分离

喜树根中喜树碱的提取与分离流程图见图 4-6。

```
                    喜树根粉
                       │ 95%乙醇提取，50 ℃
                    乙醇浸膏
                       │ 加水溶解、过滤
            ┌──────────┴──────────┐
          水相                    沉淀
            │ 氯仿萃取              │ 氯仿萃取
       ┌────┴────┐          ┌─────┴─────┐
      水层    氯仿浸膏        残渣      氯仿浸膏
              │ 减压回收氯仿            │ 减压回收氯仿
              │ 甲醇回流提取，室温过滤   │ 甲醇回流提取，室温过滤
        ┌─────┴─────┐          ┌──────┴──────┐
      甲醇液     不溶物        甲醇液        不溶物
                 │ 氯仿-甲醇重结晶           │ 石油醚回流脱脂
            少量结晶              ┌────────┴────────┐
           （喜树碱）          石油醚          不溶物
                             （油脂）           │ 10%NaOH水浴加热，趁热过滤
                                              滤液
                                                │ 加入甲醇和2 mol·L⁻¹HCl溶液，
                                                │ 60 ℃析出沉淀，过滤
                                              沉淀
                                            （喜树碱）
```

图 4-6　喜树根中喜树碱的提取与分离流程图

实例三　洋金花中生物碱的提取与分离

洋金花为茄科植物曼陀罗属白曼陀罗(*Datura metel* L.)或毛曼陀罗(*Datura innoxia* Mill.)的干燥花。前者又称为南洋金花,后者又称为北洋金花。洋金花主产于江苏、福建、广东等地,具有平喘止咳、镇痛解痉的功效。洋金花可用于治疗哮喘咳嗽、脘腹冷痛、风湿痹痛、小儿慢惊风,还可以用于外科麻醉。

一、化学成分

洋金花主要活性成分为托品类生物碱,这些生物碱最初自茄科植物颠茄属颠茄叶中提取,习惯上又统称为颠茄类生物碱,主要有莨菪碱(hyoscyamine)、山莨菪碱(anisodamine)、东莨菪碱(scopolamine)、樟柳碱(anisodine)、N-去甲莨菪碱(N-norhyoscyamine)。

颠茄类生物碱属于莨菪烷类衍生物,是由莨菪醇和芳香族有机酸结合生成的一元酯类化合物,莨菪醇是 C_3-羟基莨菪烷,有机酸部分主要是莨菪酸(tropic acid)和羟基莨菪酸。莨菪醇虽有 3 个手性碳原子,但整个分子无光学活性,而这些生物碱却都有旋光活性,且为左旋体,来自莨菪酸的部分,山莨菪碱的光学活性来自整个分子结构。阿托品(atropine)无旋光性,为莨菪碱的外消旋体。莨菪碱及其外消旋体阿托品有解痉镇痛、解有机磷中毒和散瞳作用;东莨菪碱的生物活性和阿托品相似,且具有镇静麻醉作用。洋金花中东莨菪碱含量较高,故为中药麻醉药的主要组成成分。莨菪碱在茄科植物颠茄中含量较高,是提制阿托品的原料。中药天仙子是茄科植物莨菪的种子,也含有莨菪碱及少量东莨菪碱。从茄科植物山莨菪中分离得到的山莨菪碱和樟柳碱都有明显的抗胆碱作用。

化学结构如下所示。

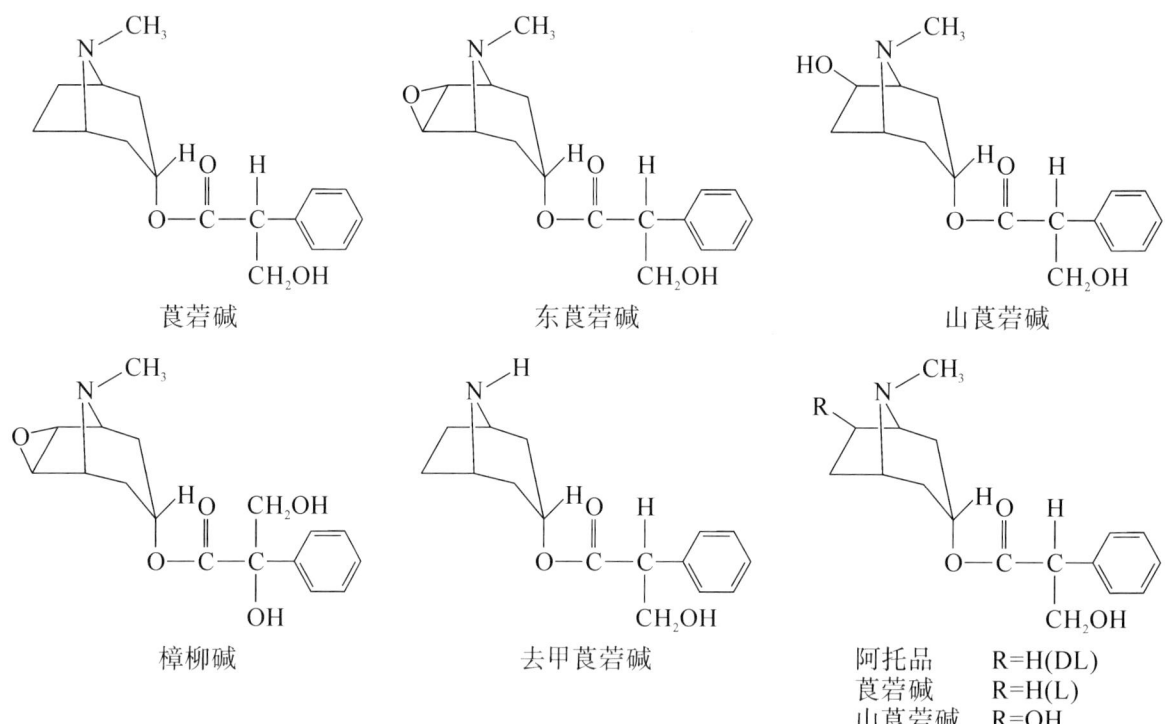

| 莨菪碱 | 东莨菪碱 | 山莨菪碱 |

| 樟柳碱 | 去甲莨菪碱 | 阿托品　　　R=H(DL)
莨菪碱　　　R=H(L)
山莨菪碱　　R=OH |

二、理化性质

1. 性状

莨菪碱为细针状结晶。阿托品为长柱状结晶。东莨菪碱为黏稠状液体,其水合物为结晶固体。山莨菪碱为无色针状结晶。樟柳碱的物理性状与东莨菪碱类似,其氢溴酸盐为白色针状结晶。

2. 旋光性

上述成分除了阿托品无旋光性外,其他均为左旋体。莨菪碱的莨菪酸部分的手性碳原子的氢位于羰基的α位,容易烯醇化发生互变异构,在酸、碱接触或加热条件下,外消旋为阿托品。因此,在莨菪碱的提取和制剂的储存过程中也易发生消旋化,致使制剂质量不易控制,所以制成外消旋体阿托品供临床应用。

3. 碱性

除 N-去甲莨菪碱属于仲胺外,其余 4 种生物碱均属于叔胺碱。由于氮原子周围化学环境、立体效应等因素的影响,其碱性强弱有所不同。东莨菪碱和樟柳碱由于 6、7 位氧环立体空间位阻效应,所以碱性较弱($pK_a=7.50$)。莨菪碱无立体位阻效应,碱性较强($pK_a=9.65$)。山莨菪碱 6 位羟基立体效应影响较小,碱性介于二者之间。

4. 溶解性

莨菪碱亲脂性较强,溶于乙醇、氯仿、苯,稍溶于水和乙醚。东莨菪碱和樟柳碱亲水性较强,易溶于热水、乙醇、丙酮、乙醚、氯仿,微溶于苯、石油醚和四氯化碳。山莨菪碱比莨菪碱多一个羟基,亲脂性弱于莨菪碱,能溶于水和乙醇。N-去甲莨菪碱略溶于水和乙醚,溶于乙醇和氯仿。阿托品易溶于乙醇、氯仿,可溶于四氯化碳、苯,较难溶于乙醚或热水,难溶于冷水,几乎不溶于石油醚。临床上用的是硫酸阿托品,为白色结晶性粉末含有一分子结晶水,易风化,遇光易变质;该品极易溶于水,易溶于乙醇或甘油,难溶于氯仿、丙酮、乙醚等有机溶剂。

5. 水解性

莨菪烷类生物碱都是氨基醇形成的酯类,易水解,在碱溶液中更易发生水解。莨菪碱水解生成莨菪醇和莨菪酸。东莨菪碱水解后生成的东莨菪醇不稳定,可立即异构化成异东莨菪醇(scopoline)。

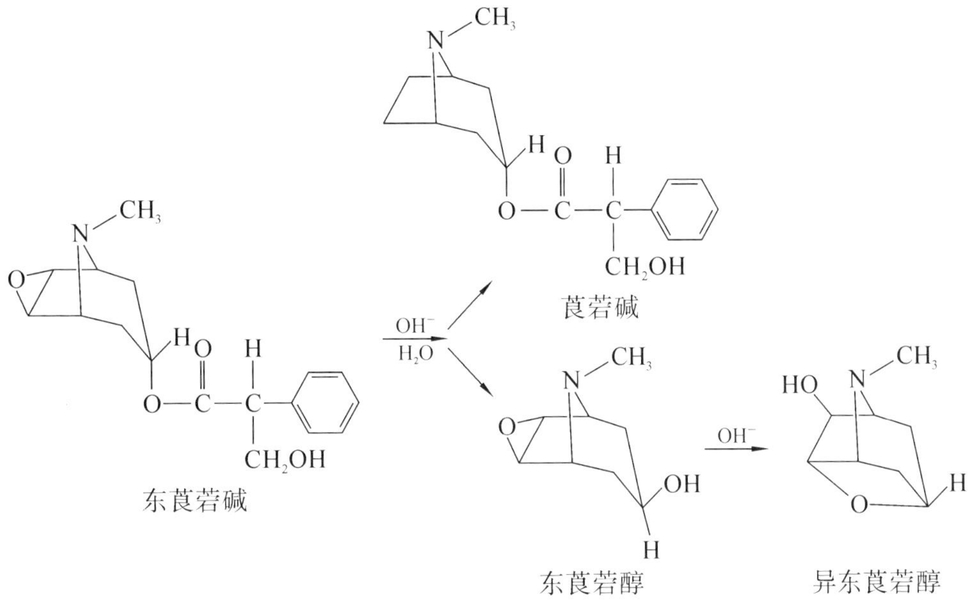

三、提取与分离

1. 洋金花中东莨菪碱、莨菪碱和去甲莨菪碱的提取与分离

洋金花常作为提取东莨菪碱的原料,用离子交换色谱法可提得总生物碱。利用东莨菪碱的碱性比莨菪碱弱的性质,用碳酸氢钠碱化就足以将交换在树脂上的东莨菪碱取代出来,借此和莨菪碱分离。溶除东莨菪碱后的离子交换树脂,改用氨水碱化,则可将莨菪碱取代出来。此法可用于小量生产东莨菪碱,方法简便,收率较高,产品纯度较好。

从北洋金花中分离得到去甲莨菪碱的方法:将北洋金花的乙醇浸出液浓缩后碱化到 pH 9～10,用氯仿萃取。氯仿萃取液再用稀酸水萃取,所得的酸液用碳酸氢钠(固体)碱化后,用氯仿萃取出东莨菪碱,水层继续用氢氧化铵碱化到 pH 为 10,用氯仿萃取,得莨菪碱及去甲莨菪碱的混合物。将此混合生物碱通过氧化铝柱色谱,以苯-氯仿-异丙胺(99:1:0.2)为洗脱剂,先后洗脱出莨菪碱和去甲莨菪碱。其流程如图 4-7、图 4-8 所示。

2. 硫酸阿托品的制备

颠茄(*Atropa belladonna* L.)或曼陀罗(*Datura stramonium* L. inn)叶主要含有莨菪碱,是生产阿托品的原料,其制备流程如图 4-9 所示。

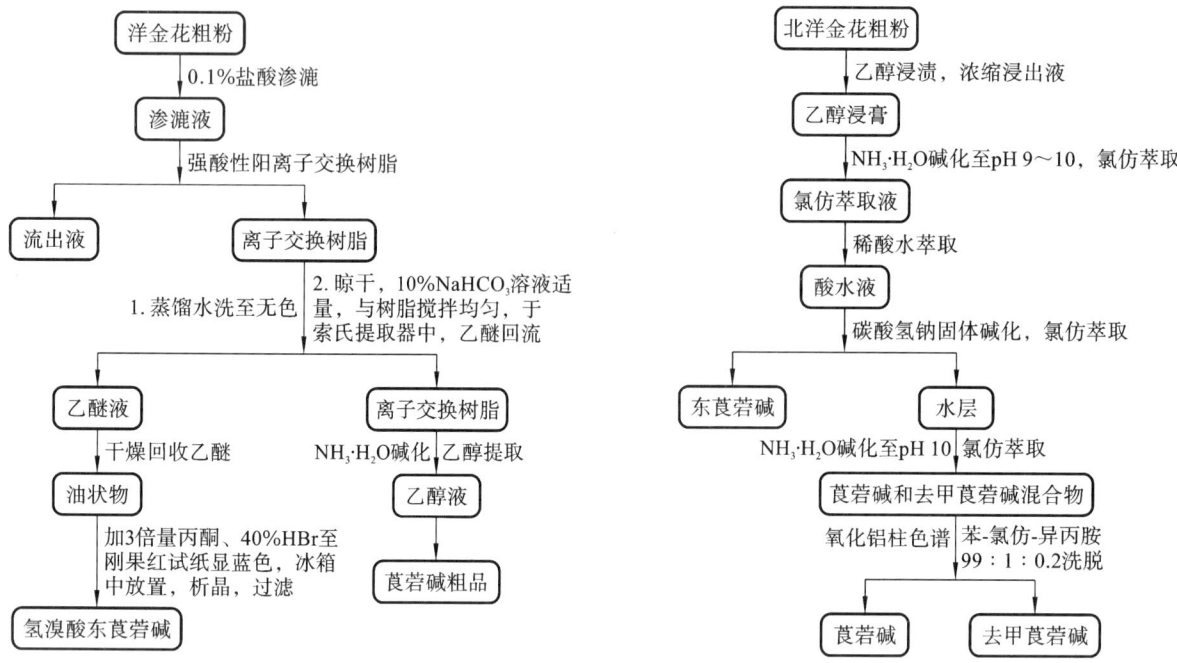

图 4-7　洋金花中莨菪碱和东莨菪碱的分离流程

图 4-8　北洋金花中去甲莨菪碱的分离流程

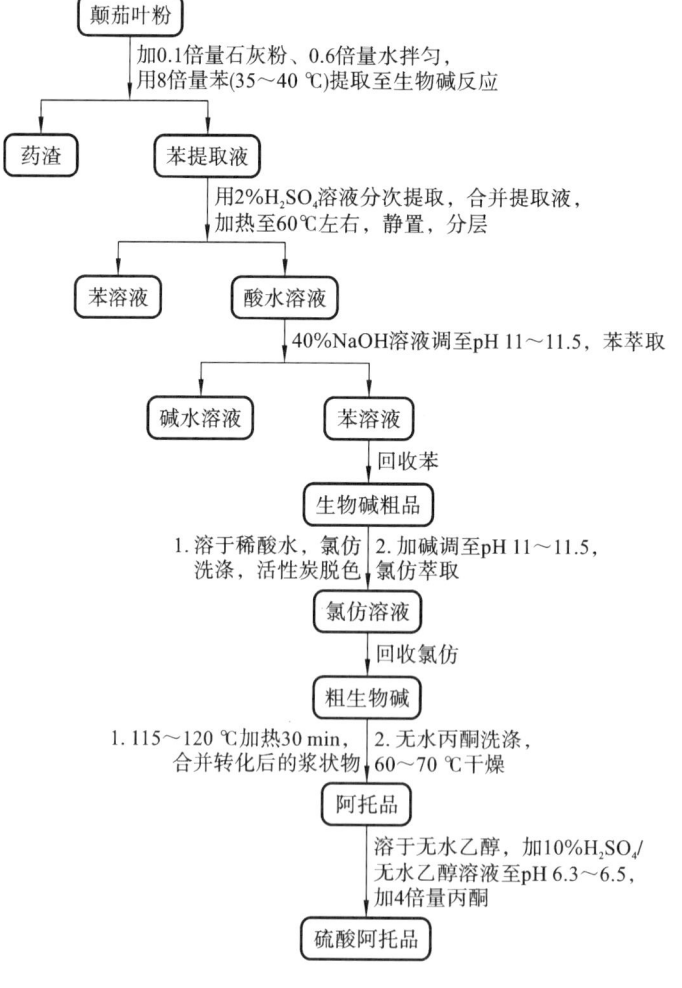

图 4-9　硫酸阿托品的制备流程

目标检测

目标检测
答案

一、名词解释

1.生物碱;2.生物碱沉淀反应;3.两性生物碱

二、选择题

(一)单项选择题

1. 具有挥发性的生物碱是(   )。

A. 乌头碱   B. 小檗碱   C. 苦参碱   D. 麻黄碱

2. 表示生物碱碱性的方法常用(   )。

A. pK_b B. K_a C. pK_a D. pH

3. 碱性最强的生物碱是(   )。

A. 伯胺型生物碱 B. 仲胺型生物碱 C. 叔胺型生物碱 D. 季铵型生物碱

4. 溶解脂溶性生物碱的最好溶剂是(   )。

A. 乙醚   B. 甲醇   C. 乙醇   D. 氯仿

5. 游离的脂溶性生物碱及其盐均可溶解的溶剂是(   )。

A. 氯仿   B. 乙醇   C. 丙酮   D. 乙醚

6. 生物碱沉淀反应呈红棕色的是(   )。

A. 碘化汞钾试剂   B. 碘化铋钾试剂

C. 饱和苦味酸试剂   D. 碘-碘化钾试剂

7. 生物碱沉淀反应的介质通常是(   )。

A. 酸性水溶液   B. 中性水溶液   C. 碱性水溶液   D. 醇水溶液

8. 水溶性生物碱的常用分离方法是(   )。

A. 酸提碱沉法   B. 硅钨酸沉淀法

C. 雷氏铵盐沉淀法   D. 苦味酸沉淀法

9. 用离子交换色谱法分离纯化生物碱时,常选用的离子交换树脂是(   )。

A. 强酸型   B. 中等程度酸型

C. 弱酸强碱型   D. 弱碱型

10. 生物碱酸水提取液常用的处理方法是(   )。

A. 阴离子交换色谱法   B. 阳离子交换色谱法

C. 硅胶柱色谱法   D. 氧化铝柱色谱法

11. 吸附色谱法分离生物碱常用的吸附剂是(   )。

A. 聚酰胺   B. 氧化铝   C. 硅胶   D. 活性炭

12. 分离麻黄碱和伪麻黄碱利用的是(   )。

A. 硫酸盐溶解度   B. 草酸盐溶解度

C. 盐酸盐溶解度   D. 酒石酸盐溶解度

13. 麻黄碱的碱性小于伪麻黄碱是因为(   )。

A. 诱导效应   B. 共轭效应

C. 空间效应   D. 共轭酸的氢键效应

14. 生物碱的薄层色谱法和纸色谱法常用的显色剂是(   )。

A. 碘-碘化钾   B. 改良碘化铋钾

C. 硅钨酸   D. 雷氏铵盐

15. 此生物碱结构属于(   )。

$$\begin{array}{c}\underset{|}{\underset{OH}{\text{CH}}}-\underset{|}{\underset{NHCH_3}{\text{CH}}}-\text{CH}_3\end{array}$$

A. 有机胺类　　　B. 莨菪烷类　　　C. 喹啉类　　　D. 吡啶类

（二）多项选择题

16. 下列关于生物碱的描述,正确的是（　　）。

A. 分子中含氮原子　　　　　　　B. 氮原子均在环内

C. 均具有较强的碱性　　　　　　D. 分子中多含苯环

E. 多具苦味,具较强的生物活性

17. 水溶性生物碱通常包括（　　）。

A. 两性生物碱　　　　　　B. 季铵型生物碱　　　　　　C. 游离生物碱

D. 仲胺型生物碱　　　　　　E. 具有 N→O 配位键的生物碱

18. 属于生物碱沉淀试剂的是（　　）。

A. 苦味酸　　　B. 碘-碘化钾　　　C. 硅钨酸　　　D. 碘化汞钾　　　E. 没食子酸

19. 影响生物碱碱性强弱的因素有（　　）。

A. 氮原子的杂化方式　　　　　　B. 诱导效应　　　　　　C. 羟基数目

D. 空间效应　　　　　　E. 分子内氢键

20. 对生物碱进行分离时,可利用（　　）。

A. 碱性差异　　　　　　B. 溶解度差异

C. 特殊官能团差异　　　　　　D. 极性差异　　　　　　E. 分子大小差异

21. 硅胶薄层色谱法分离生物碱,为防拖尾可选用（　　）。

A. 在湿法制板时,用氢氧化钠水溶液代替水

B. 碱性展开剂　　　　　　C. 中性展开剂

D. 氨水饱和　　　　　　E. 乙酸饱和

22. 溶剂法分离水溶性生物碱时,常用的溶剂有（　　）。

A. 氯仿　　　B. 正丁醇　　　C. 异戊醇　　　D. 甲醇　　　E. 乙醇

23. 在植物体内,生物碱（　　）。

A. 多以游离状态存在

B. 多与共存的有机酸结合成生物碱盐

C. 对某种植物而言,往往集中在某个器官内

D. 可与无机酸成盐

E. 多以酯或苷的形式存在

24. 生物碱分子结构与其碱性强弱的关系正确的是（　　）。

A. 氮原子价电子的 p 电子成分比例越大,碱性越强

B. 氮原子价电子的 s 电子成分比例越大,碱性越强

C. 氮原子处于酰胺状态则碱性极弱

D. 生物碱的立体结构有利于氮原子接受质子,则其碱性增强

E. 氮原子附近取代基不利于其共轭酸中的质子形成氢键缔合,则碱性弱

25. 生物碱的沉淀反应（　　）。

A. 一般在稀酸水溶液中进行

B. 可不必处理酸水提取液

C. 选用一种沉淀试剂反应呈阳性,即可判断有生物碱

D. 有些沉淀试剂可用作纸色谱法和薄层色谱法的显色剂

E. 选用三种生物碱沉淀试剂均呈阴性,说明植物体内不含生物碱

三、简答题

1. 简述影响生物碱碱性的因素。
2. 从天然药物中提取生物碱的方法有哪些?
3. 生物碱单体的分离方法有哪些?

四、实例分析

取本品粉末 0.25 g,加甲醇 25 mL,超声处理 30 min,过滤,取滤液作为供试品溶液。另取黄连对照药材 0.25 g,同法制成对照药材溶液。再取盐酸小檗碱对照品,加甲醇制成 0.5 mg/mL 的溶液,作为对照品溶液。照薄层色谱法实验,吸取上述三种溶液各 1 mL,分别点于同一高效硅胶 G 薄层板上,以环己烷-乙酸乙酯-异丙醇-甲醇-水-三乙胺(3∶3.5∶1∶1.5∶0.5∶1)为展开剂,置于用浓氨试液预饱和 20 min 的展开缸内,展开,取出,晾干,置紫外灯(365 nm)下检视。供试品色谱中,在与对照药材色谱相应的位置上,显 4 个以上相同颜色的荧光斑点;对照品色谱相应的位置上,显相同颜色的荧光斑点。试指出提取与分离方法,并说明为什么用浓氨试液预饱和。

(田　野)

第五章

香豆素和木脂素

扫码看 PPT

学习目标

【知识目标】
- 掌握香豆素的定义及结构特点。
- 熟悉木脂素的定义及结构特点。
- 掌握香豆素与碱作用的原理。
- 掌握香豆素和木脂素重要的显色反应。
- 掌握香豆素和木脂素的存在形式、溶解性及常用的提取、分离方法。
- 了解香豆素和木脂素在自然界的分布及生物活性。

【能力目标】
- 能根据香豆素和木脂素的结构特点分析其理化性质。
- 能利用香豆素和木脂素的理化性质鉴定香豆素和木脂素。
- 能根据香豆素和木脂素的存在形式、结构特点及溶解性等设计香豆素提取、分离及鉴定的方法。

【思政育人目标】
- 培养学生勤于思考、善于归纳的品质。
- 培养学生遵纪守法及团队协作意识与精益求精的工匠精神。

学习思维导图

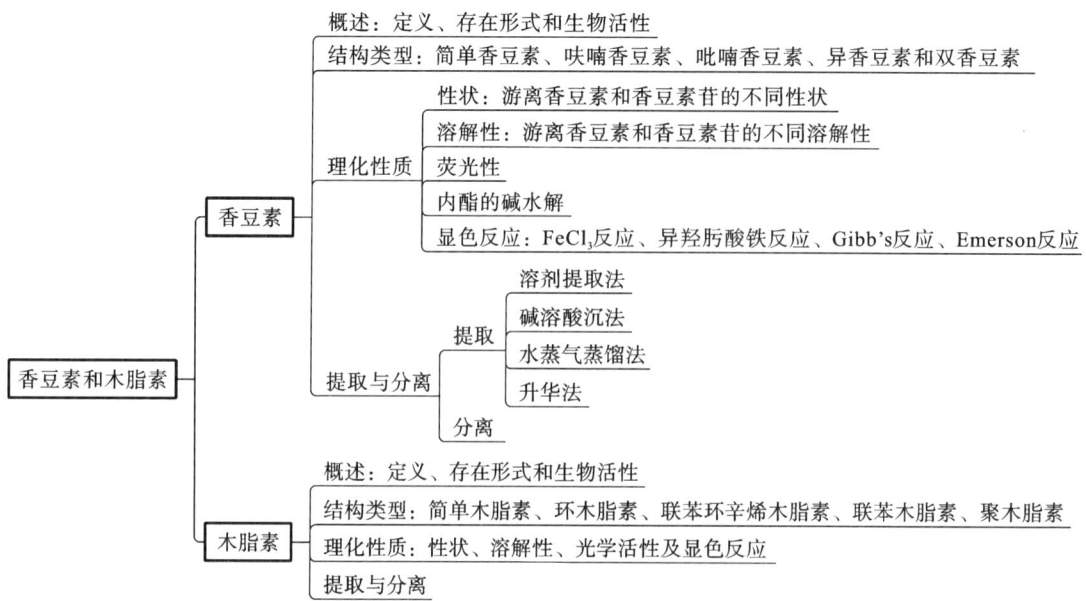

香豆素和木脂素都是天然存在的一类具有 C_6—C_3 基本骨架的化学成分,均为酪氨酸经脱氨、氧化、缩合等一系列反应而形成的产物。

第一节 香 豆 素

香豆素(coumarin)因最早由豆科植物香豆中提取出并具有芳香气味而得名。香豆素是一类具有苯骈 α-吡喃酮母核的天然产物的总称,从结构上看,它是由顺式邻羟基桂皮酸分子内脱水而形成的内酯化合物。

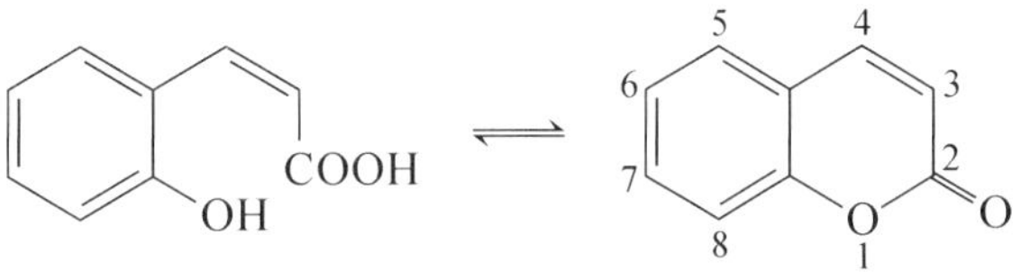

香豆素往往以游离或成苷的形式广泛分布于植物界,尤其多见于伞形科、豆科、菊科、木犀科、芸香科等植物中,如蛇床子、白芷、前胡、独活、补骨脂、茵陈、秦皮等天然药物中均含有香豆素。同科属植物中的香豆素类成分常有相似的结构特点。某些微生物的代谢产物中亦有香豆素类成分,如从假蜜环菌中提取得到的亮菌甲素等。

香豆素具有多方面的生物活性,如抗菌消炎、抗病毒、抗凝血、抗肿瘤、松弛平滑肌、光敏作用等。

知识链接

某些香豆素对肝脏有很强的毒性,如黄曲霉毒素。黄曲霉毒素(aflatoxins)主要是黄曲霉和寄生曲霉产生的次生代谢产物,它们是一类化学结构类似的化合物,均为二氢呋喃香豆素的衍生物。它们存在于土壤、动植物、各种坚果中,容易污染花生、玉米、稻米、大豆、小麦等粮油产品,许多人都知道粮食收割之后受潮长霉会产生黄曲霉毒素。

黄曲霉毒素是毒性最大、对人类健康危害极为突出的一类霉菌毒素。极低浓度的黄曲霉毒素就能引起动物肝脏的损害而致癌变。黄曲霉毒素是极强的致癌物质,可能诱发肝癌的发生。因此长霉的花生、玉米等粮油产品千万不可食用。

一、结构类型

香豆素的基本母核为苯骈 α-吡喃酮。大多数香豆素只在苯环一侧有取代,常见的取代基有羟基、甲氧基、亚甲二氧基、异戊烯基及其衍生物等;也有部分香豆素在 α-吡喃酮环的 C_3、C_4 位有取代,常见的取代基是小分子烷基、苯基、羟基、甲氧基等。天然香豆素的 C_7 位常有羟基或含氧官能团,因此 7-羟基香豆素常被认为是香豆素的母体。

香豆素根据其结构特征主要分为简单香豆素、呋喃香豆素、吡喃香豆素、异香豆素和双香豆素等,见表 5-1。

表 5-1 香豆素主要结构类型及特点

结 构 类 型	结 构 特 点	实 例
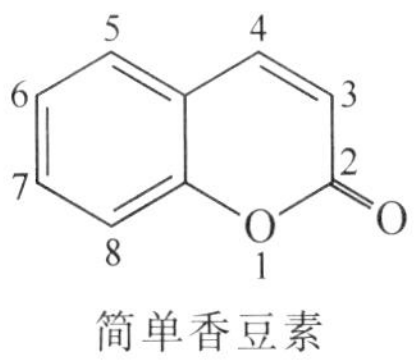 简单香豆素	一般仅在苯环上有取代基,多在 C_7 位有含氧取代基	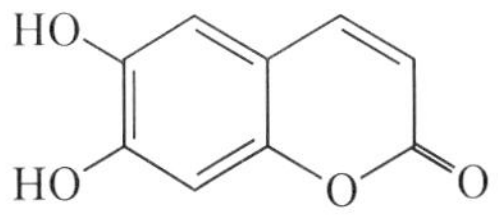 七叶内酯

续表

结　构　类　型	结　构　特　点	实　　例
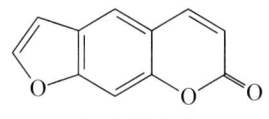补骨脂内酯 6,7-呋喃香豆素 （线型呋喃香豆素）	以补骨脂内酯为代表,结构中的呋喃环、苯环和 α-吡喃酮环处在一条直线上	佛手柑内酯
异补骨脂内酯 7,8-呋喃香豆素 （角型呋喃香豆素）	以异补骨脂内酯（白芷内酯）为代表,结构中的呋喃环与苯环在一条直线上,苯环和 α-吡喃酮环处在另一条直线上,两条直线成一定的夹角	异佛手柑内酯
花椒内酯 6,7-吡喃香豆素 （线型吡喃香豆素）	以花椒内酯为代表,结构中的吡喃环、苯环和 α-吡喃酮环处在一条直线上	美花椒内酯
邪蒿内酯 7,8-吡喃香豆素 （角型吡喃香豆素）	以邪蒿内酯为代表,结构中的吡喃环与苯环在一条直线上,苯环和 α-吡喃酮环处在另一条直线上,两条直线成一定的夹角	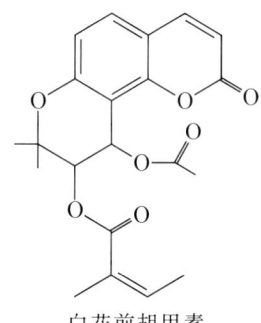白花前胡甲素
异香豆素	1 号氧原子与 2 号羰基位置互换	茵陈炔内酯
双香豆素	两分子香豆素聚合而成的化合物	双七叶内酯

知识链接

两分子香豆素聚合形成的双香豆素及其类似物,是临床使用的一类抗凝血药物,用以防止血栓的形成,如海棠果内酯具有很强的抗凝血作用。双香豆素在人体内吸收快而作用缓慢,长期使用要防止其积聚,应注意凝血时间的测定。

二、理化性质

(一)性状

游离香豆素多为无色或淡黄色结晶性固体。小分子的游离香豆素具有香气、升华性和挥发性,可随水蒸气蒸馏。

香豆素苷一般呈粉末或结晶状,无香味,也不具有升华性和挥发性。

(二)溶解性

游离香豆素为脂溶性成分,易溶于甲醇、乙醇、乙醚、氯仿等有机溶剂,而难溶于水。香豆素苷为水溶性成分,能溶于水、甲醇、乙醇,难溶于乙醚、氯仿、苯等亲脂性有机溶剂。

(三)荧光性

香豆素母核本身无荧光,但其羟基衍生物在紫外光下多显蓝色或紫色荧光,遇碱液后荧光增强,此性质可用于香豆素的鉴别。

香豆素的荧光性与分子中取代基的种类和位置有一定关系:一般在 C_7 位有羟基取代的香豆素有强烈的蓝色荧光,加碱后,可变为绿色荧光;但若 C_7 位羟基甲基化或者在 C_7 位羟基的邻位 C_8 位有羟基取代,则荧光减弱或消失。

香豆素的荧光性常用于该类化合物的鉴别、薄层色谱的定位和显色等。

(四)内酯的碱水解

香豆素因分子中具有内酯结构(即 α-吡喃酮结构),在稀碱溶液中加热可水解开环,生成能溶于水的顺式邻羟基桂皮酸盐,加酸酸化后又可重新环合成难溶于水的内酯结构而沉淀析出。这一性质常用于香豆素的提取与分离。

但如果长时间把香豆素放置在碱液中加热或用紫外线照射时,水解生成的顺式邻羟基桂皮酸盐可转变为稳定的反式邻羟基桂皮酸盐,此时,再加酸酸化也不能环合成内酯结构。香豆素与浓碱一起煮沸,可导致内酯环破坏,裂解为酚类或酚酸类。所以在用碱液加热提取香豆素时,必须注意碱液的浓度不宜太高且加热的时间不宜太长,以免破坏内酯环结构。

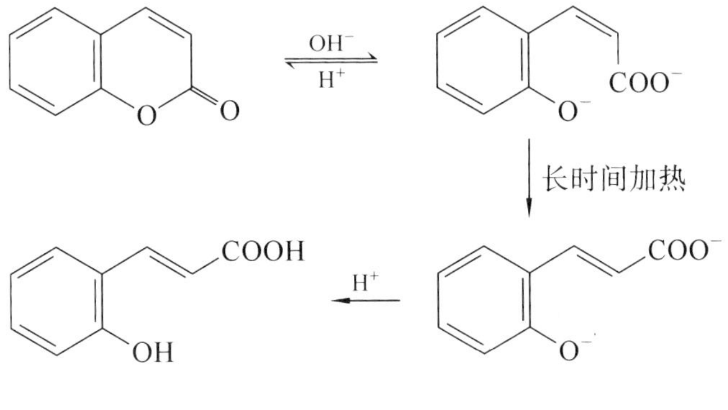

(五)显色反应

香豆素的显色反应可分为以下几类(表 5-2)。

1. FeCl₃反应

香豆素在结构上多具有酚羟基,因此能与三氯化铁试剂发生颜色反应,通常显蓝绿色。酚羟基数目越多,颜色越深。

2. 异羟肟酸铁反应

香豆素具有内酯结构,在碱性条件下可开环,与盐酸羟胺缩合成异羟肟酸,再在酸性条件下与三价铁离子配位形成异羟肟酸铁而显红色。此反应常用来判断天然药物中是否存在内酯类成分。

3. Gibb's 反应

香豆素结构中酚羟基对位无取代或 C_6 位上没有取代基时,在弱碱性条件(pH 9~10)下可与 Gibb's试剂反应,生成蓝色物质。

4. Emerson 反应

香豆素结构中酚羟基对位无取代或 C_6 位上没有取代基时,可与 Emerson 试剂反应,生成红色缩合物。

Gibb's 反应或 Emerson 反应不但可用于鉴别香豆素,同时可以根据能否发生反应来判断香豆素的取代结构。

表 5-2　香豆素的显色反应

反 应 类 型	试 剂 组 成	反应现象及产物
与三氯化铁试剂的反应	$FeCl_3$ 溶液	蓝绿色
异羟肟酸铁反应	盐酸羟胺、Fe^{3+}	红色配合物
Gibb's 反应	2,6-二氯(溴)苯醌氯亚胺	蓝色
Emerson 反应	4-氨基安替比林-铁氰化钾	红色

三、提取与分离

香豆素往往以游离或苷的形式分布于植物界,在植物体的各个部位均有存在。游离香豆素大多极性较低,属亲脂性成分;与糖结合成苷时极性较高,属亲水性成分;可根据香豆素的性质选择合适的提取与分离方法。

(一)提取

1. 溶剂提取法

游离香豆素为亲脂性成分,常采用乙醚、氯仿、乙醇、甲醇等有机溶剂提取;香豆素苷为亲水性成分,可用水或乙醇等极性较大的溶剂提取。若药材中同时含有游离香豆素和香豆素苷,也可采用系统溶剂提取法提取,依次用石油醚、乙醚、乙酸乙酯、乙醇等溶剂提取,可得到极性不同的部位,再做后续分离;也可用乙醇提取,再采用液-液萃取方式处理总提取物,如七叶内酯的提取与分离。

2. 碱溶酸沉法

香豆素及其苷类因分子中具有内酯环,在稀碱溶液中加热可水解开环,生成能溶于水的顺式邻羟基桂皮酸盐,加酸酸化后又可重新环合成难溶于水的内酯环而沉淀析出。利用此性质可以用碱溶酸沉法提取与分离香豆素。但此法也有缺点,如加热时间太长,顺式邻羟基桂皮酸盐则可转变为稳定的反式邻羟基桂皮酸盐,酸化后不再环合成内酯;香豆素与浓碱共沸,往往得到酚类或酚酸等裂解产物。因此用碱溶酸沉法提取香豆素时,必须注意碱液的浓度不能太高且加热时间不能太长,以防破坏内酯环。

3. 水蒸气蒸馏法

小分子的游离香豆素具有挥发性,可采用水蒸气蒸馏法进行提取。

4. 升华法

小分子的游离香豆素具有升华性,可采用升华法进行提取。

(二)分离

常用的色谱分离方法主要包括经典柱色谱法、薄层色谱法和高效液相色谱法等。经典柱色谱法一般采用硅胶或者酸性及中性氧化铝作为固定相,石油醚-乙酸乙酯、石油醚-丙酮、氯仿-丙酮和氯仿-

甲醇等为流动相。同时,可以结合羟丙基葡聚糖凝胶(Sephadex LH-20)柱色谱,用氯仿-甲醇或甲醇-水等混合溶剂为洗脱剂对香豆素类化合物进行分离和纯化。薄层色谱法是分离纯化香豆素类化合物的方法之一,根据香豆素具有的荧光性可方便地选择合适的固定相和流动相,并在紫外灯指示下刮取所需色带。高效液相色谱法分离香豆素类化合物已很普遍,若分离极性小的香豆素类,可选用固定相为硅胶的正相色谱柱;而对于极性较大的香豆素苷类,选用固定相为 Rp-8 或 Rp-18 等的反相色谱柱进行分离,流动相一般选用甲醇-水等。

四、检识技术

香豆素一般用薄层色谱检识,常用硅胶作吸附剂,游离香豆素可用环己烷(石油醚)-乙酸乙酯、氯仿-丙酮等溶剂系统展开。香豆素苷可用不同比例的氯仿-甲醇作展开剂。在紫外灯下观察,香豆素在色谱上多显蓝色或紫色荧光斑点,或喷异羟肟酸铁试剂显色。此外,纸色谱、聚酰胺色谱也可用于香豆素的检识。

第二节 木 脂 素

木脂素(lignans)是一类由 2~4 分子苯丙素(C_6—C_3)衍生物聚合而成的天然化合物,由于广泛存在于植物的木质部和树脂中,或在开始析出时呈树脂状,故称为木脂素。组成木脂素的基本单元为苯丙素(C_6—C_3),植物中最常见的是其二聚体,三聚体和四聚体较少见。

大多数木脂素呈游离状态,也有一些与糖结合成苷。木脂素主要分布于伞形科、小檗科、菊科、木兰科、木樨科、马兜铃科等,常见的含木脂素的药材有五味子、厚朴、细辛、连翘、牛蒡子等。木脂素具有多方面的生物活性,主要有抗肿瘤、抗病毒、保肝、抗氧化、拮抗血小板活化因子、解除平滑肌痉挛、调节中枢神经、杀虫等作用。

知识链接

> 苯丙素是指结构中含有一个或几个 C_6—C_3 单元的有机化合物类群,广泛存在于天然药物中,具有多方面的生物活性。广义而言,苯丙素包括简单苯丙素、香豆素、木脂素、木质素、黄酮类等,涵盖了多数天然芳香族化合物。狭义而言,苯丙素是指简单苯丙素、香豆素、木脂素。

一、结构类型

木脂素结构比较复杂,一般分为简单木脂素、环木脂素、联苯环辛烯木脂素、联苯木脂素、聚木脂素等,其结构见表 5-3。

表 5-3 木脂素类化合物主要结构类型及特点

结 构 类 型	结 构 特 点	实 例
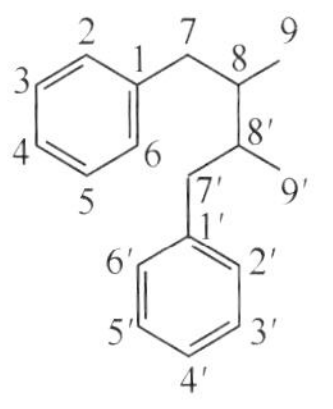 简单木脂素	两分子的苯丙素通过 β 位碳原子(C_8—$C_{8'}$)连接而成	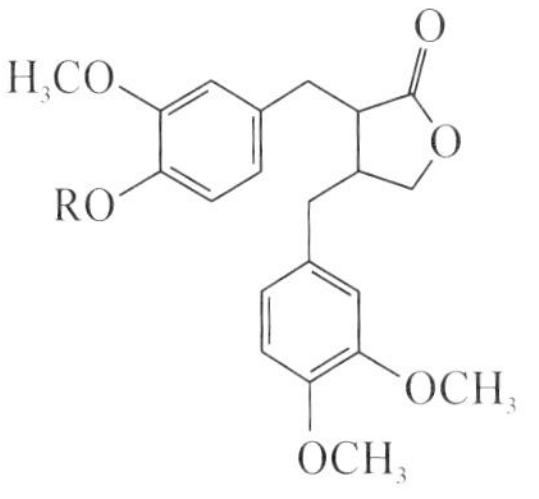 R=H 牛蒡子苷元 R=glc 牛蒡子苷

续表

结 构 类 型	结 构 特 点	实 例
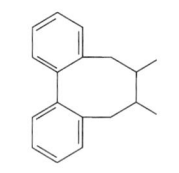 环木脂素	由简单木脂素的 C_6—$C_{7'}$ 相连成环而成	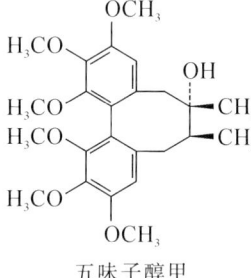 鬼臼毒素
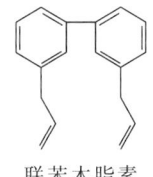 联苯环辛烯木脂素	两分子的苯丙素在苯环上的 C_2—$C_{2'}$ 相连成联苯结构,同时侧链 C_8—$C_{8'}$ 相连环合成八元环状结构	五味子醇甲
联苯木脂素	两分子的苯丙素在苯环上的 C_3—$C_{3'}$ 相连成联苯结构	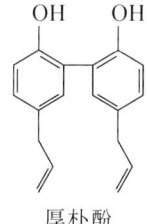 厚朴酚
聚木脂素	由 3 个或 3 个以上的苯丙素单元构成,数量不多	丹参酸乙

知识链接

五味子和华中五味子果实中的各种联苯木脂素均有保肝和降低血清谷丙转氨酶作用。中国医学科学院药物研究所在合成五味子丙素时发现中间体联苯双酯具有显著降低血清谷丙转氨酶和改善肝炎症状的作用,目前作为药品用于治疗肝炎。其还原型产物双环醇(商品名百赛诺)已于 2001 年上市销售。

二、理化性质

(一)性状

木脂素一般为无色或白色结晶,多数无挥发性,少数具有升华性,如去甲二氢愈创木脂酸。

（二）溶解性

游离木脂素为脂溶性成分，难溶于水，可溶于氯仿、乙醚、乙酸乙酯、乙醇等有机溶剂。木脂素苷水溶性较大。具有酚羟基的木脂素可溶于碱液。

（三）光学活性

木脂素分子中常有多个手性碳原子，大部分具有光学活性，遇酸或碱易发生异构化，从而改变其光学活性和生物活性。

由于木脂素的生物活性与手性碳原子的构型有关，因此，在提取与分离的过程中应注意操作条件，尽量避免与酸、碱接触，防止构型改变所导致的活性变化。

（四）显色反应

木脂素分子结构中如含有酚羟基、亚甲二氧基和内酯环等，可发生下列相应的颜色反应。

1. 酚羟基的反应

具有酚羟基的木脂素可与三氯化铁、重氮化试剂反应。与三氯化铁反应多呈蓝绿色，与重氮化试剂反应呈红色或紫红色。

2. 亚甲二氧基的反应

具有亚甲二氧基的木脂素可与 Labat 试剂（没食子酸-浓硫酸试剂）或 Ecgrine 试剂（变色酸-浓硫酸试剂）反应。与 Labat 试剂反应呈蓝绿色，与 Ecgrine 试剂反应呈蓝紫色。

3. 异羟肟酸铁反应

含有内酯环的木脂素可与异羟肟酸铁试剂反应，溶液呈红色。

三、提取与分离

（一）提取

1. 溶剂法

植物中的木脂素多呈游离状态，少数与糖结合成苷。利用游离木脂素和木脂素苷均可溶于亲水性有机溶剂的性质，提取时先采用甲醇、乙醇等亲水性有机溶剂提取，浓缩成浸膏后用热水稀释，再用石油醚、氯仿、乙醚、乙酸乙酯、正丁醇等依次萃取，则游离木脂素多集中在氯仿、乙醚、乙酸乙酯部位，木脂素苷多集中在乙酸乙酯、正丁醇部位。

2. 碱溶酸沉法

具有酚羟基或内酯结构的木脂素，在碱液中酚羟基成盐或内酯环开环成盐而溶于水，可与其他脂溶性成分分离。但碱液容易使有光学活性的木脂素异构化，从而改变其生物活性，所以此法不宜用于有光学活性的木脂素的提取。

（二）分离

色谱法是分离木脂素最有效的方法。其中吸附色谱法是分离木脂素的主要手段，常用的吸附剂为硅胶，用石油醚-乙酸乙酯、石油醚-乙醚、氯仿-甲醇等溶剂系统展开或洗脱，可以获得较好的分离效果。

分配色谱也可用于木脂素的分离。对于在甲醇中溶解性好的木脂素也可以用葡聚糖凝胶 Sephadex LH-20 分离和纯化。对于木脂素中结构相近的难以分离的类似物，可用正相或反相高效液相制备色谱进行分离。

如从南五味子中提取五味子酯甲。

南 五 味 子

南五味子为木兰科植物华中五味子（*Schisandra sphenanthera* Rehd. et Wils.）的干燥成熟果实。南五味子的性味、功效及临床应用等均与五味子相同。

20 世纪 70 年代我国药学工作者从南五味子果实中分离出一系列木脂素成分，其中五味子醇甲、五味子醇乙及五味子酯甲、乙、丙、丁、戊(schisantherin A、B、C、D、E)等木脂素成分,多具有中枢神经抑制作用和降低谷丙转氨酶的作用。

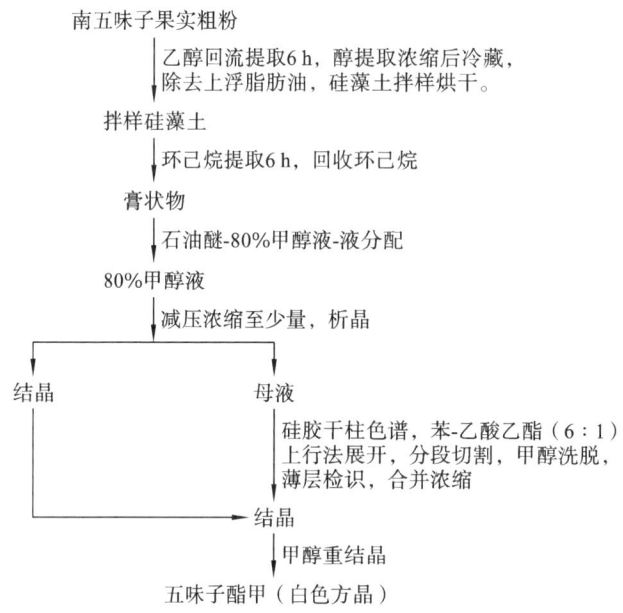

R=COC$_6$H$_5$　五味子酯甲

R=　五味子酯乙

R=　五味子酯丙

从南五味子中提取五味子酯甲的流程图如图 5-1 所示。

南五味子果实粗粉
　｜乙醇回流提取6 h,醇提取浓缩后冷藏,
　｜除去上浮脂肪油,硅藻土拌样烘干。
拌样硅藻土
　｜环己烷提取6 h,回收环己烷
膏状物
　｜石油醚-80%甲醇液-液分配
80%甲醇液
　｜减压浓缩至少量,析晶

结晶　　　母液
　　　　　｜硅胶干柱色谱,苯-乙酸乙酯(6∶1)
　　　　　｜上行法展开,分段切割,甲醇洗脱,
　　　　　｜薄层检识,合并浓缩
　　　　结晶
　　　　　｜甲醇重结晶
五味子酯甲(白色方晶)

图 5-1　从南五味子中提取五味子酯甲的流程图

四、检识技术

木脂素的色谱鉴定可用薄层色谱和纸色谱。最常用的色谱是硅胶薄层色谱,展开剂一般采用亲脂性的溶剂系统,如苯-甲醇、氯仿-甲醇、氯仿-乙酸乙酯和石油醚-甲酸乙酯-甲酸等溶剂系统。显色可利用木脂素在紫外灯下呈暗斑,或使用通用显色剂,如:①1%茴香醛浓硫酸试剂,110 ℃加热 5 min;②5%磷钼酸乙醇溶液,120 ℃加热至斑点明显出现;③10%硫酸乙醇溶液,110 ℃加热 5 min;④使用硅胶 GF$_{254}$ 板色谱。纸色谱一般将滤纸浸以甲酰胺为固定相,以苯为流动相展开,用盐酸重氮盐或SbCl$_3$、SbCl$_5$ 试剂使木脂素显色。

▶ 目标检测

目标检测
答案

一、选择题

(一)单项选择题

1. 香豆素的基本母核为(　　)。

A. 苯骈 α-吡喃酮　　　　　B. 对羟基桂皮酸

C. 反式邻羟基桂皮酸　　　　D. 顺式邻羟基桂皮酸

2. 下列化合物分子内脱水后能生成香豆素的是（　　　）。

A. 苯骈 γ-吡喃酮　　　　　　　　B. 苯骈 α-吡喃酮

C. 顺式邻羟基桂皮酸　　　　　　D. 反式邻羟基桂皮酸

3. 下列化合物与异羟肟酸铁反应显阳性的是（　　　）。

A. 羟基蒽醌　　　B. 查耳酮　　　C. 香豆素　　　D. 生物碱

4. 下列官能团能与异羟肟酸铁反应显阳性的是（　　　）。

A. 内酯环　　　B. 芳环　　　C. 酚羟基　　　D. 甲氧基

5. 香豆素类化合物与异羟肟酸铁反应的现象是显（　　　）。

A. 蓝色　　　B. 绿色　　　C. 灰色　　　D. 红色

6. Emerson 反应的试剂是（　　　）。

A. 没食子酸-浓硫酸　　　　　　B. 2,6-二氯苯醌氯亚胺

C. 4-氨基安替比林-铁氰化钾　　D. 变色酸-浓硫酸

7. Gibb's 反应的试剂是（　　　）。

A. 没食子酸-浓硫酸试剂　　　　B. 2,6-二氯苯醌氯亚胺

C. 4-氨基安替比林-铁氰化钾　　D. 变色酸-浓硫酸试剂

8. 判断香豆素 C_6 位是否有取代基可用的鉴别反应是（　　　）。

A. 异羟肟酸铁反应　　　　　　B. Emerson 反应

C. 三氯化铁反应　　　　　　　D. Labat 反应

9. 下列化合物中具有强烈天蓝色荧光的是（　　　）。

A. 七叶内酯　　　B. 大黄素　　　C. 麻黄碱　　　D. 甘草酸

10. Gibb's 反应的现象是显（　　　）。

A. 蓝色　　　B. 绿色　　　C. 灰色　　　D. 红色

11. Emerson 反应的现象是显（　　　）。

A. 蓝色　　　B. 绿色　　　C. 灰色　　　D. 红色

12. 香豆素均可溶于热的稀碱溶液中,加酸酸化后又可析出沉淀是由于其结构中存在（　　　）。

A. 甲氧基　　　B. 亚甲二氧基　　　C. 内酯环　　　D. 酚羟基

13. 与 $FeCl_3$ 试剂呈阳性反应的官能团是（　　　）。

A. 内酯环　　　B. 酚羟基　　　C. 羧基　　　D. 甲氧基

14. 秦皮中的七叶内酯属于下列哪种类型香豆素?（　　　）

A. 异香豆素　　　B. 简单香豆素　　　C. 吡喃香豆素　　　D. 呋喃香豆素

15. 异佛手柑内酯属于（　　　）。

A. 异香豆素　　　B. 简单香豆素　　　C. 吡喃香豆素　　　D. 呋喃香豆素

16. 茵陈炔内酯属于（　　　）。

A. 异香豆素　　　B. 简单香豆素　　　C. 吡喃香豆素　　　D. 呋喃香豆素

17. 香豆素类化合物在（　　　）中荧光更强。

A. 碱液　　　B. 酸液　　　C. 醇液　　　D. 醚液

18. 组成木脂素的单体基本结构是（　　　）。

A. C_5—C_3　　　B. C_5—C_4　　　C. C_6—C_3　　　D. C_6—C_4

19. 简单木脂素中,连接两分子苯丙素的碳原子位置是（　　　）。

A. α 位　　　B. β 位　　　C. γ 位　　　D. δ 位

20. Labat 反应的试剂组成是（　　　）。

A. 香草醛-浓硫酸　　　　　　B. 茴香醛-浓硫酸

C. 没食子酸-浓硫酸　　　　　D. 变色酸-浓硫酸

21. 在 Ecgrine 反应中用到的酸是（　　　）。

A. 枸橼酸　　　　B. 冰乙酸　　　　C. 没食子酸　　　D. 变色酸

22. Labat 反应呈阳性的官能团是(　　)。

A. 甲氧基　　　　B. 酚羟基　　　　C. 亚甲二氧基　　D. 羧基

23. 木脂素类化合物结构中的 C_6—C_3 单体数目多为(　　)。

A. 1 个　　　　　B. 2 个　　　　　C. 3 个　　　　　D. 4 个

24. 厚朴酚的母核结构类型为(　　)。

A. 环木脂素　　　B. 简单木脂素　　C. 联苯木脂素　　D. 聚木脂素

(二)多项选择题

25. 提取游离香豆素的方法有(　　)。

A. 酸溶碱沉法　　　　　　　　B. 碱溶酸沉法　　　　　　　　C. 乙醚提取法

D. 水提取法　　　　　　　　　E. 乙酸乙酯提取法

26. 提取香豆素苷的方法有(　　)。

A. 酸溶碱沉法　　B. 碱溶酸沉法　　C. 乙醚提取法　　D. 水提取法　　E. 乙醇提取法

27. Emerson 反应呈阳性的化合物是(　　)。

A. 7-羟基香豆素　　　　　　　B. 5,8-二羟基香豆素　　　　　C. 6-羟基香豆素

D. 5-羟基香豆素　　　　　　　E. 6,7-二羟基香豆素

28. 三氯化铁反应呈阳性的化合物有(　　)。

A. 大黄素　　　　　　　　　　B. 茜草素　　　　　　　　　　C. 7-羟基香豆素

D. 莨菪碱　　　　　　　　　　E. 5-羟基香豆素

29. 下列有关香豆素的说法正确的是(　　)。

A. 游离香豆素一般有香味　　　　　　　B. 小分子游离香豆素有挥发性

C. 香豆素成苷后多数依然有完好结晶　　D. 香豆素 C_7 位引入羟基荧光性增强

E. 香豆素母体具有荧光

30. 游离木脂素能溶于(　　)。

A. 水　　　　　　B. 乙醇　　　　　C. 氯仿　　　　　D. 乙醚　　　　　E. 苯

二、简答题

1. 试述香豆素类化合物的结构类型,各有哪些特点。

2. 如何证明药材中含有香豆素类成分?

(宋敬丽)

第六章

黄酮类化合物

扫码看 PPT

学习目标

【知识目标】
- 掌握黄酮类化合物的定义、基本母核、理化性质及提取与分离方法。
- 掌握槐米、黄芩中代表性黄酮类化合物的结构、性质和生物活性。
- 熟悉黄酮类化合物的结构类型和特点。
- 了解黄酮类化合物的来源、分布和生物活性。

【能力目标】
- 能运用黄酮类化合物的结构和性质从天然药物中提取与分离黄酮类化合物。
- 能根据黄酮类化合物的结构和性质采用化学和色谱法进行鉴定。
- 能运用所学知识对天然药物槐米、黄芩中黄酮类化学成分进行熟练提取与分离。

学习思维导图

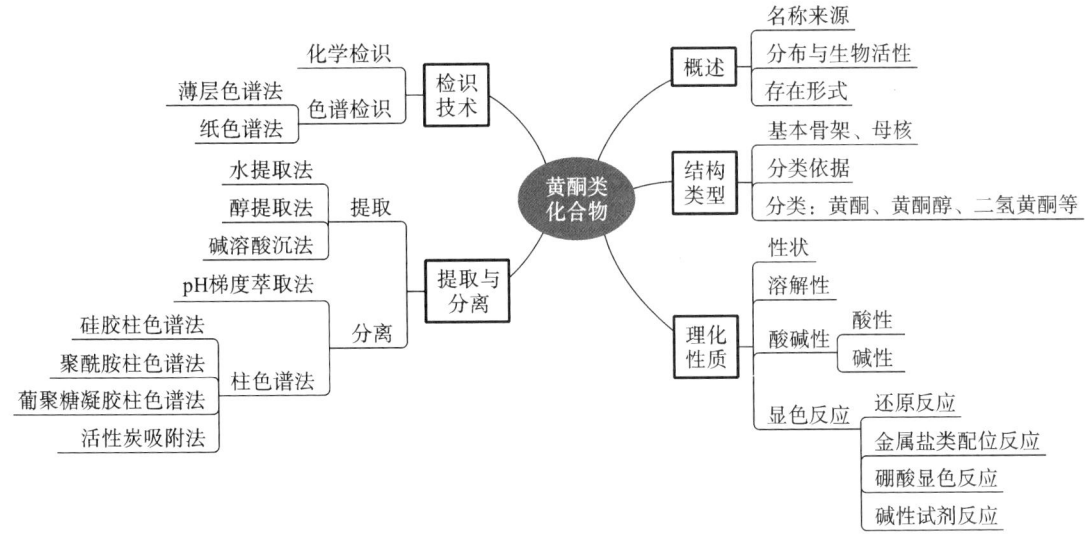

概　　述

　　黄酮类化合物(flavonoids)是广泛存在于自然界的一类重要的天然化合物。大约 1/4 的植物中含有此类物质,由于其大多呈黄色或淡黄色,且分子中多含有酮式羰基,故称为黄酮。

　　这类化合物主要分布在高等植物中,尤其是双子叶植物,如豆科、芸香科、菊科、蔷薇科、唇形科、玄参科、苦苣苔科与杜鹃花科等,其次为裸子植物,如银杏科,苔藓类含黄酮类化合物不多,菌类、藻类、地衣类等低等植物及海洋生物中没有发现黄酮类化合物的存在。常见含黄酮类化合物的天然药物有槐米、黄芩、陈皮、葛根、野菊花、水飞蓟、银杏叶等。

黄酮类化合物具有多方面的生物活性。例如在心血管系统方面,槐米中的芸香苷和陈皮中的橙皮苷等成分有调节血管通透性和维生素 P 样作用,可作为防治高血压及动脉硬化的辅助药物。银杏中的银杏黄酮、葛根中的葛根素等成分有明显的扩张冠状动脉的作用;黄芩苷、木犀草素有抗菌作用;桑色素、山柰酚有抗病毒作用;水飞蓟素有护肝作用,可用于治疗急慢性肝炎、肝硬化及多种中毒性肝损伤;满山红叶中的杜鹃素、芒果苷有镇咳、祛痰及平喘作用;大豆素、染料木素等异黄酮有雌激素样作用;汉黄芩素、牡荆素有抗肿瘤作用。由于黄酮类化合物具有多种生物活性,结构相对比较简单,因此是天然药物化学中研究比较成熟的一类成分。近年来,对黄酮类化合物的研究更倾向于药用价值的开发。

黄酮类化合物在植物体中大部分与糖结合成苷,组成苷的糖常见的有 D-葡萄糖、D-半乳糖、L-鼠李糖、L-阿拉伯糖、D-木糖及 D-葡萄糖醛酸等。也有双糖和三糖,如芸香糖、龙胆二糖、龙胆三糖等。糖多结合在 C_3、C_5、C_7 位。

知识链接

黄酮类化合物的生物合成途径

黄酮类化合物在植物体内的生物合成途径是复合型的,即分别经桂皮酸途径和乙酸-丙二酸途径,由 1 个桂皮酰辅酶 A 和 3 个丙二酸辅酶 A 在查耳酮合成酶的作用下生成查耳酮。其中,由 3 个丙二酸辅酶 A 形成 A 环,桂皮酰辅酶 A 则构成 B 环和提供 A、B 环之间的三碳链。生成的查尔酮,再经过异构化酶的作用形成二氢黄酮。二氢黄酮在各种酶的作用下,经转化而得到其他类型黄酮类化合物。

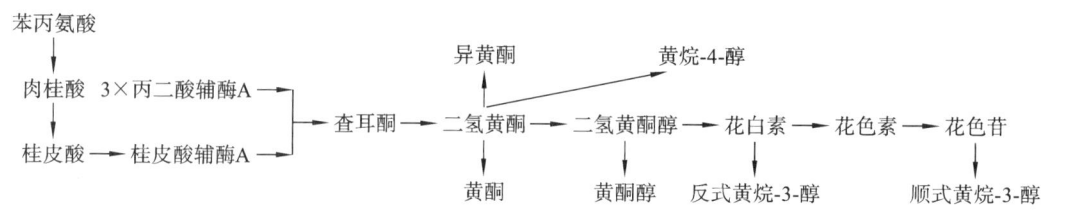

第一节 结构类型

经典的黄酮是指具有 2-苯基色原酮母核的化合物总称,现在则泛指两个苯环(A 环与 B 环)通过中央的三碳链相互连接,具有 C_6—C_3—C_6 基本骨架的一系列化合物。黄酮类化合物主要根据 C 环的氧化程度、是否开环以及 B 环连接的位置(C_2 或 C_3 位)等进行分类。主要的天然黄酮类化合物的结构分类见表 6-1。

色原酮　　　　2-苯基色原酮(黄酮)　　　　C_6—C_3—C_6 结构

表 6-1 黄酮类化合物主要结构类型及特点

结构类型	结构特点	实例	
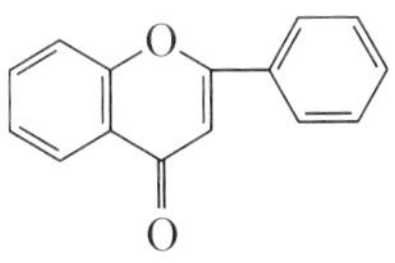 黄酮	C环为γ-吡喃酮结构,B环与C₂位相连	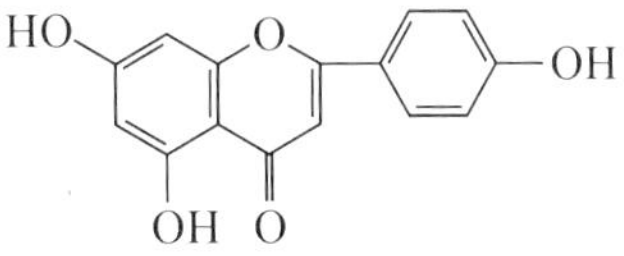 芹菜素 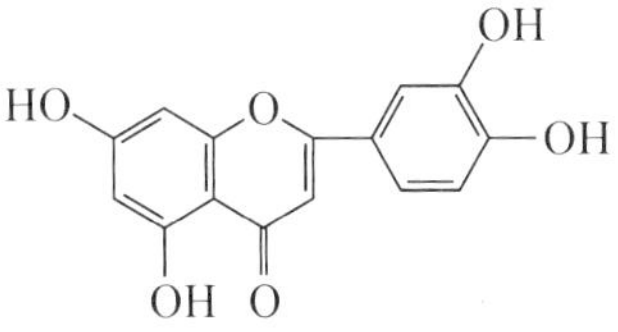	 木犀草素
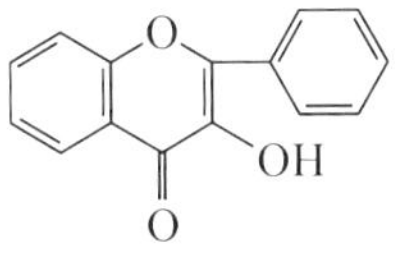 黄酮醇	与黄酮相比,C₃位连羟基	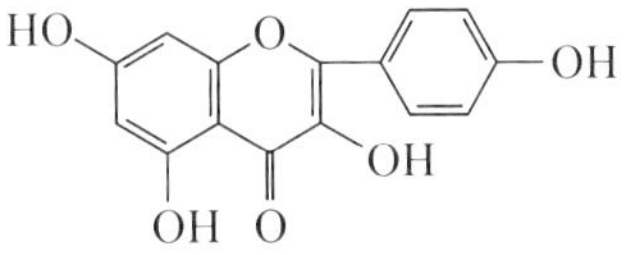 山柰素 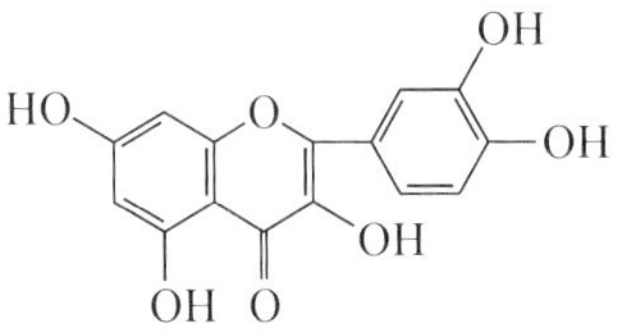	 槲皮素
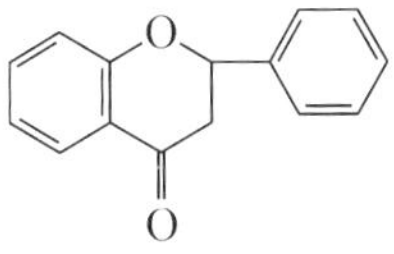 二氢黄酮	与黄酮相比,C₂、C₃位饱和	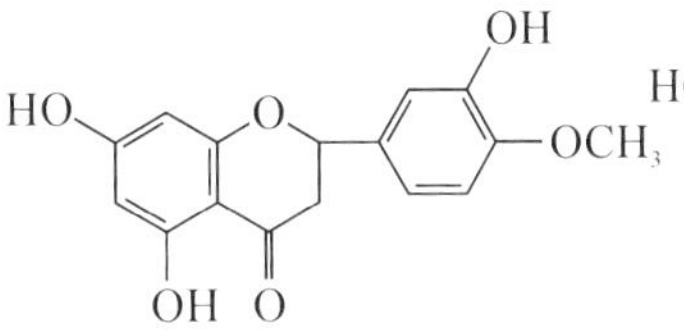 橙皮素 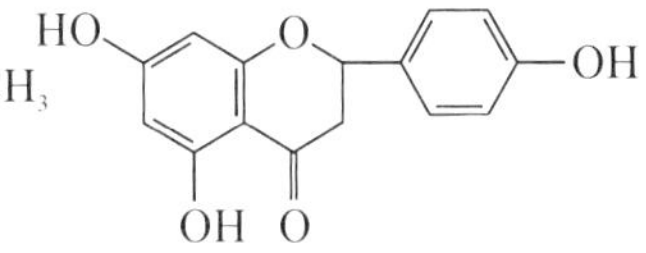	 甘草素
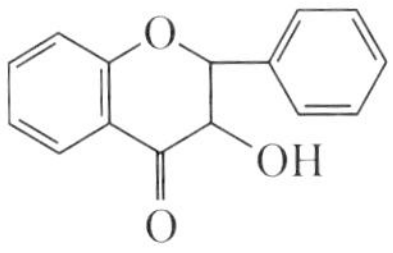 二氢黄酮醇	与二氢黄酮相比,C₃位连羟基	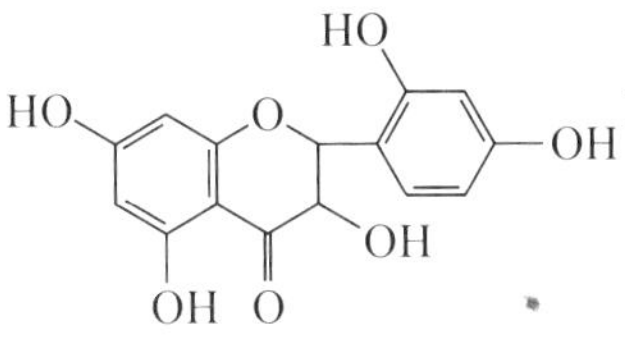 二氢桑色素 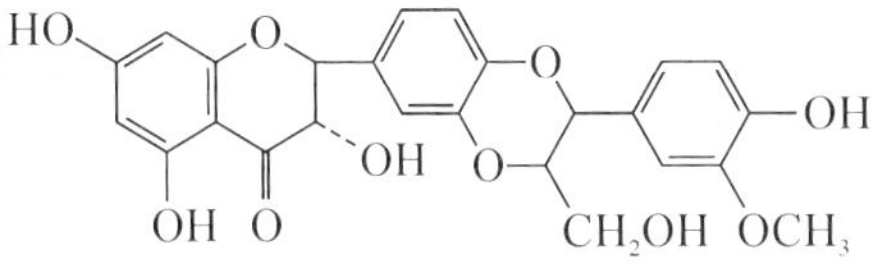	 水飞蓟素
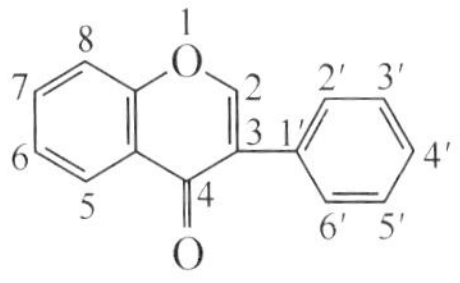 异黄酮	3-苯基色原酮,与黄酮相比,B环连在C₃位上	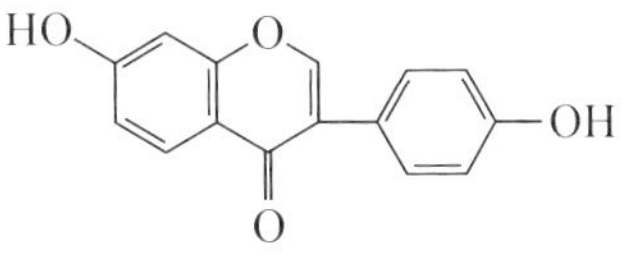 大豆素 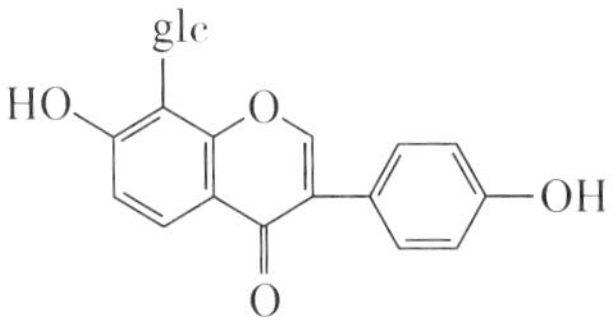	 葛根素
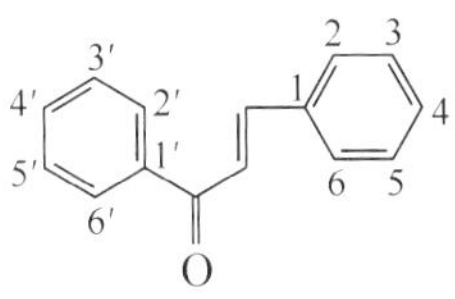 查耳酮	C环开环	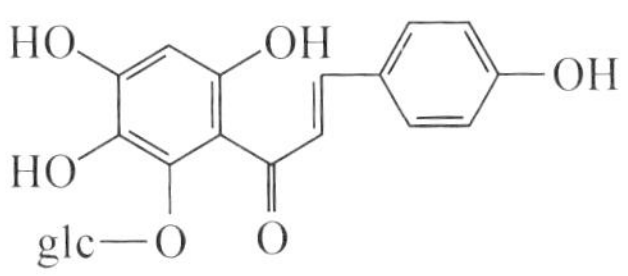 红花苷(黄色) 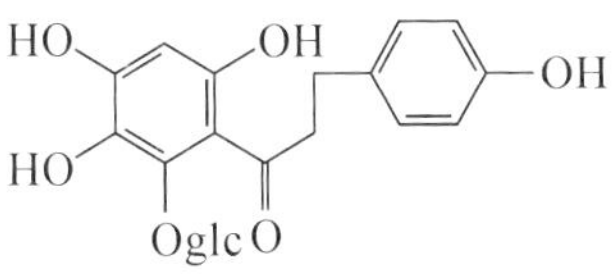	 梨根苷

结 构 类 型	结 构 特 点	实 例
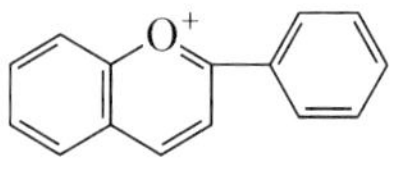 花色素	2-苯基色原烯，C_4 位无酮基，A、B、C 环为芳香体系锌盐	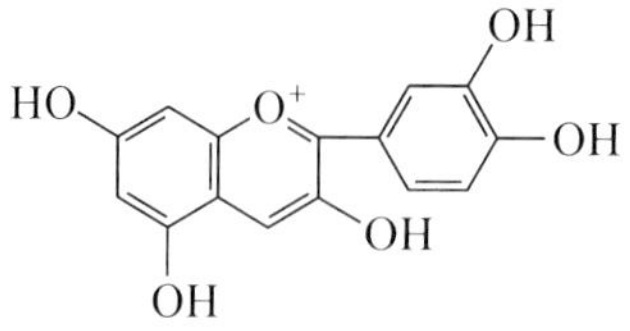 矢车菊素 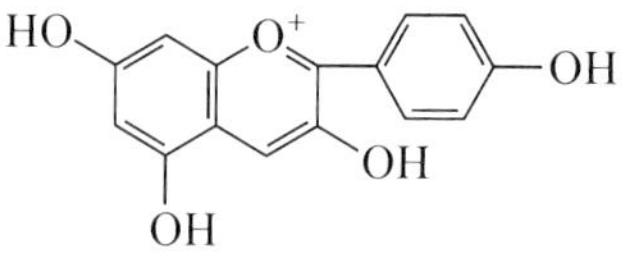　　　　天竺葵素
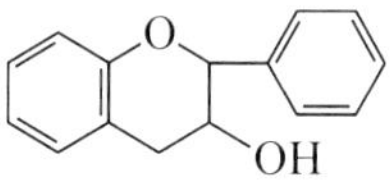 黄烷-3-醇	C_2、C_3 位饱和，C_3 位连羟基，C_4 位无酮基	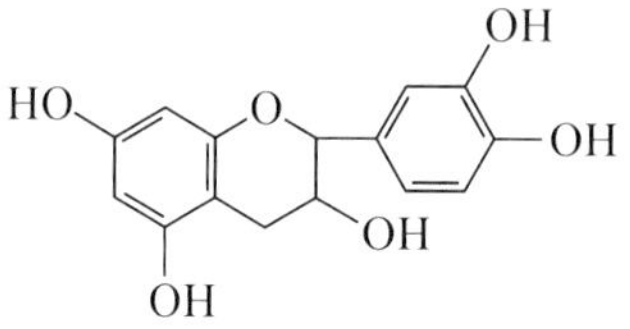 (+)-儿茶素 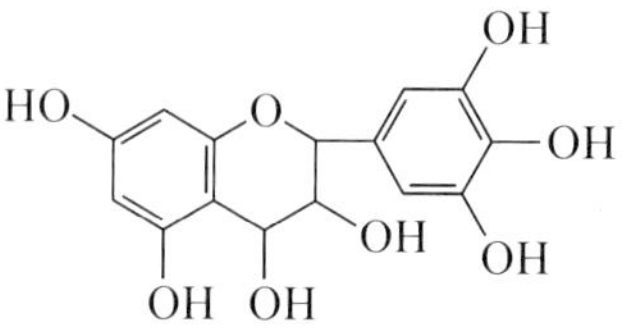　　　　无色飞燕草素
双黄酮	由 2 分子黄酮衍生物聚合而成的二聚物。通过碳-碳键或醚-氧键缩合。	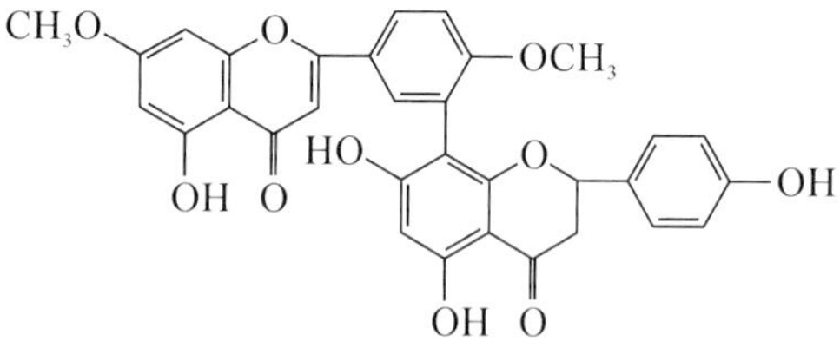 银杏素

除了表 6-1 中列出的黄酮类化合物的结构类型外，还有一些不常见的结构类型：①橙酮类：结构特点是 C 环为五元含氧环，如硫黄菊素；②𠮷酮类，又称为苯骈色原酮，即苯环在色原酮 C_2、C_3 位与其稠合，是一种特殊黄酮类化合物，如异芒果苷；③高异黄酮类，即在色原酮的 C_3 位上连接一个苄基，如麦冬高异黄酮 A。

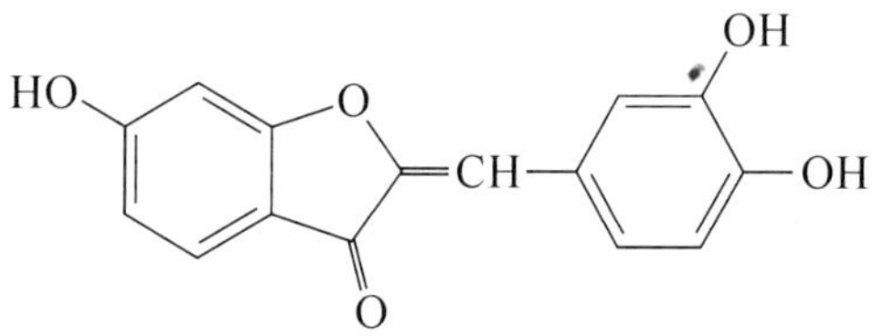

硫黄菊素

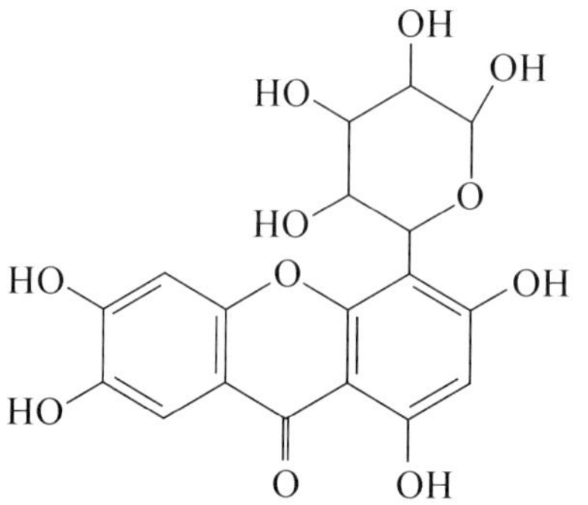

异芒果苷

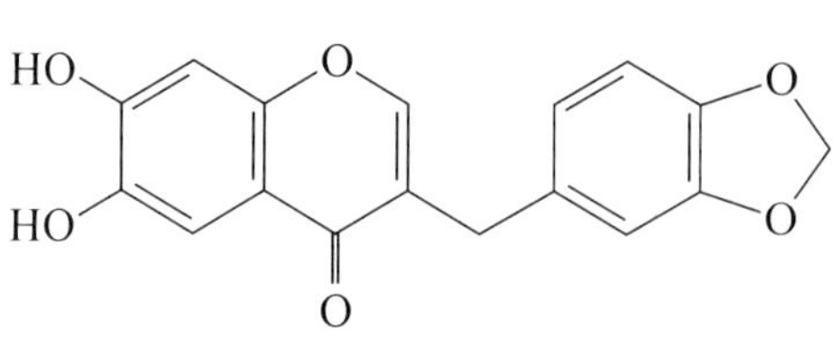

麦冬高异黄酮A

第二节　理 化 性 质

一、性状

黄酮类化合物多为结晶性固体，成苷后多为无定形粉末。黄酮类化合物中的各种游离苷元结构中,除二氢黄酮、二氢黄酮醇、黄烷及黄烷醇类含有手性碳原子,具有旋光性外,其余均无旋光性。黄酮苷由于引入了糖分子,故有旋光性,且多为左旋。

黄酮类化合物大多具有颜色,其颜色的深浅及有无与分子中是否存在交叉共轭体系及其长短,含有助色团(—OH、—OCH$_3$ 等)的种类、数目以及取代位置有关。色原酮部分是无色的,当 C$_2$ 位上引入苯环后,即形成交叉共轭体系,并通过电子转移、重排,使共轭链延长而呈现颜色。在 C$_7$ 位或 C$_{4'}$ 位引入供电子基团,则促进电子转移、重排,而使化合物的颜色加深。在其他位引入这些助色团,则对颜色的影响较小。一般情况下,黄酮、黄酮醇及其苷类多显灰黄色至黄色,查耳酮显黄色至橙黄色,而二氢黄酮、二氢黄酮醇、异黄酮类不显色或显微黄色。

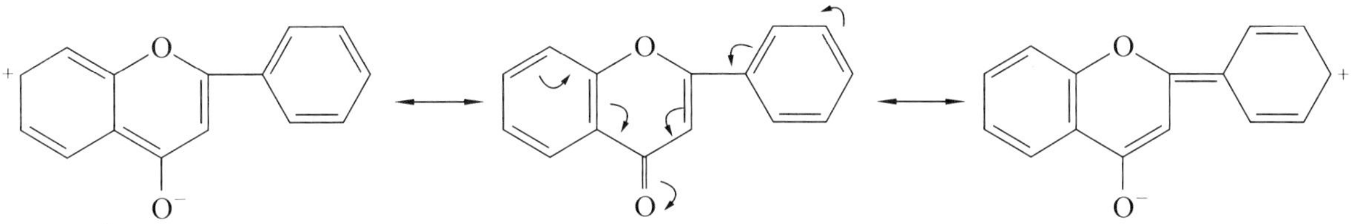

花色素及其苷颜色最深,其颜色随 pH 不同而改变,一般 pH<7 时,显红色;pH=8.5 时,显紫色;pH>11 时,显蓝色等。

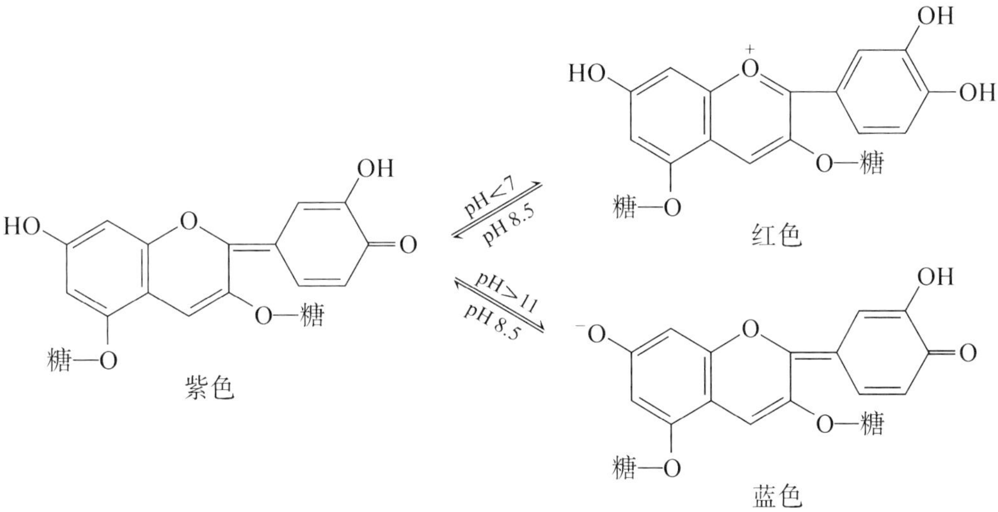

黄酮类化合物在紫外灯下可产生不同颜色的荧光。黄酮醇类呈亮黄色或黄绿色荧光,如果 C$_3$ 位上—OH 甲基化或与糖结合成苷后,则荧光暗淡,常呈棕色;黄酮类呈淡棕色或棕色荧光;异黄酮类呈紫色荧光;查耳酮呈亮黄棕色或亮黄色荧光;花色苷呈棕色荧光。

知识链接

交叉共轭体系:两组双键互不共轭,但分别与第三组双键共轭。

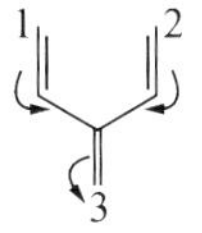

邻羟基查耳酮(2'-OH 查耳酮)结构中存在交叉共轭体系,呈黄色至橙黄色;二氢黄酮结构中无交叉共轭体系,为无色化合物。两者在酸、碱或酶催化下能相互转化,在植物界查耳酮往往与相应的二氢黄酮共存。

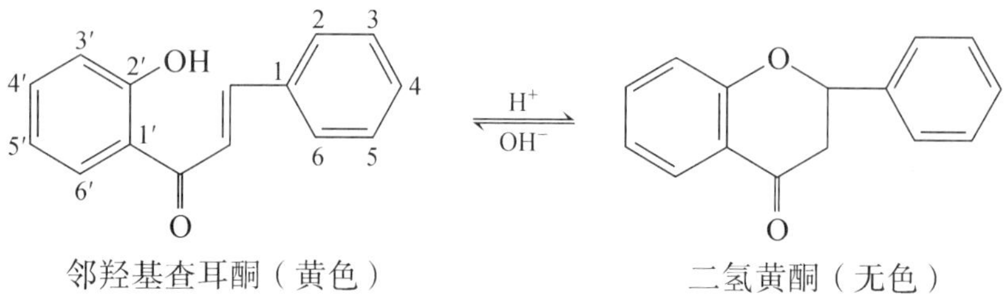

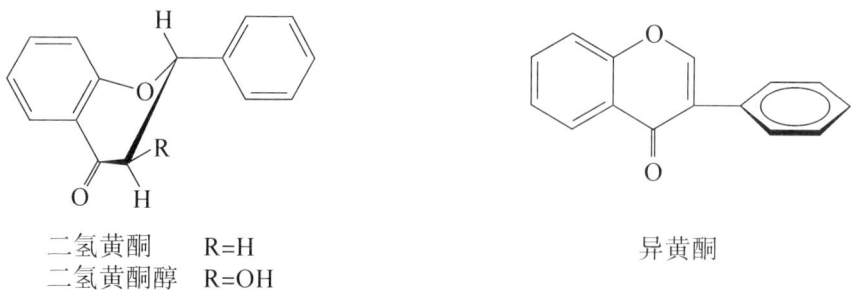

邻羟基查耳酮（黄色）　　　　　　　　二氢黄酮（无色）

中药红花在不同开花时期的颜色有不同的变化,主要原因就是查耳酮与二氢黄酮的相互转化。开花初期花冠呈淡黄色,因花中主要含新红花苷(二氢黄酮)及微量红花苷;开花中期花冠呈深黄色,此时主要含红花苷(查耳酮);开花后期或采收干燥过程中转为深红色,则是红花苷受植物体内酶的作用氧化成醌式红花苷。

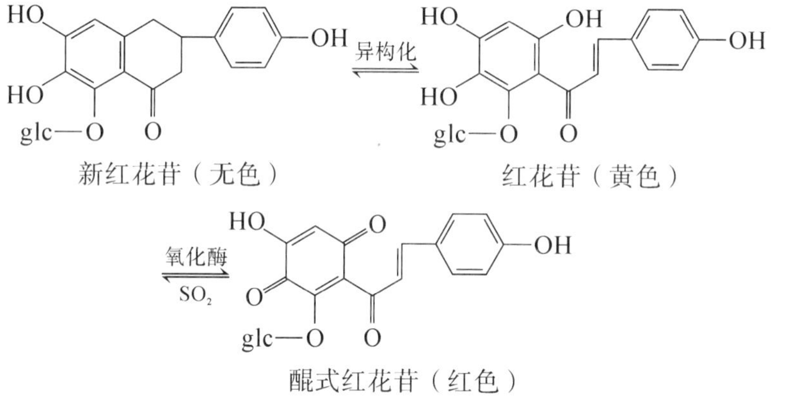

新红花苷（无色）　　　　　　　红花苷（黄色）

醌式红花苷（红色）

二、溶解性

一般情况下,游离苷元难溶或不溶于水,易溶于甲醇、乙醇、乙酸乙酯、乙醚等有机溶剂。其中黄酮、黄酮醇、查耳酮等平面性较强的分子,因分子间排列紧密,分子间引力较大,故更难溶于水;而二氢黄酮、二氢黄酮醇由于吡喃环(C环)已被氢化成为近似半椅式结构,破坏了分子的平面性,使分子排列不紧密,分子间引力降低,有利于水分子进入,水溶性较大;异黄酮类化合物的B环受吡喃环羰基立体结构的阻碍,分子的平面性降低,水溶性增大;花色素类虽为平面型结构,但因以离子形式存在,具有盐的通性.亲水性较强,水溶性也较大。

二氢黄酮　　R=H
二氢黄酮醇　R=OH

异黄酮

黄酮苷元的溶解性还与取代基的种类、数目和位置有关。黄酮类化合物多有羟基取代,一般不溶于石油醚中,故可与亲脂性强的杂质分开,并随着羟基数目增加,亲水性增强;若引入甲氧基或异戊烯基,脂溶性增强,可溶于苯、氯仿或乙醚中,5,6,7,8,3′,4′-六甲基黄酮(川陈皮)甚至可溶于石油醚中;一般黄酮苷元及单糖苷溶于乙酸乙酯中。

黄酮苷由于其羟基糖基化,故一般易溶于热水、甲醇、乙醇等强极性溶剂中,可溶于乙酸乙酯,难溶或不溶于苯、乙醚、氯仿等有机溶剂中。苷分子中糖基的数目和结合的位置,对溶解度亦有一定影响,一般多糖苷的水溶性大于单糖苷。

黄酮苷元或黄酮苷因结构中含酚羟基而具酸性,都易溶解在碱水中,酸化后又可游离析出。

三、酸碱性

(一)酸性

黄酮类化合物多含酚羟基,故显酸性。由于酚羟基的数目及位置不同,酸性强弱也不同。以黄酮为例,C_7 或 $C_{4'}$ 位上羟基受 C_4 位羰基 p-π 共轭效应的影响,酸性最强;而 C_3、C_5 位羟基因可与 C_4 位羰基形成分子内氢键,故酸性最弱。其酚羟基酸性强弱顺序依次如下:

7,4′-二羟基	>	7-或 4′-羟基	>	一般酚羟基	>	3-或 5-羟基
(溶于 5% $NaHCO_3$ 溶液)		(溶于 5% Na_2CO_3 溶液)		(溶于 0.2% NaOH 溶液)		(溶于 4% NaOH 溶液)

根据黄酮类化合物在不同碱性溶液中的溶解性质,可用 pH 梯度萃取法分离。

(二)碱性

黄酮类化合物分子中 γ-吡喃环上 C_1 位的氧原子,因存在孤电子对,故表现出微弱的碱性,可与强无机酸生成锌盐,但此锌盐极不稳定,用水稀释即分解。

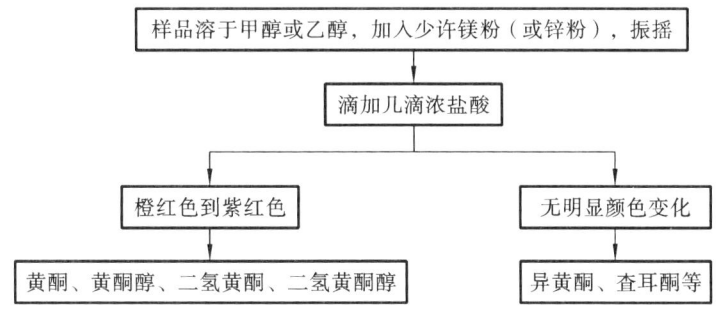

黄酮类化合物溶于浓硫酸中生成的锌盐,常常表现出特殊的颜色,可用于鉴别。

四、显色反应

(一)还原反应

1. 与盐酸-镁粉(或锌粉)的反应

这是鉴定黄酮类化合物最常用的方法。将样品溶于甲醇或乙醇,加入少许镁粉(或锌粉)振摇,滴加几滴浓盐酸,如泡沫显红色,则表示阳性。多数黄酮、黄酮醇、二氢黄酮及二氢黄酮醇显橙红色至紫红色,少数显紫色至蓝色;异黄酮除少数外均不显色;查耳酮无该显色反应;由于花色素及部分查耳酮在单纯浓盐酸中也会发生颜色变化,故需预先做空白对照实验,即在供试液中仅加入浓盐酸进行观察,以便排除,见图 6-1。

```
┌─────────────────────────────────────────────┐
│  样品溶于甲醇或乙醇,加入少许镁粉(或锌粉),振摇  │
└─────────────────────────────────────────────┘
                      │
              ┌───────────────┐
              │  滴加几滴浓盐酸  │
              └───────────────┘
              ┌───────┴────────┐
     ┌──────────────┐    ┌──────────────┐
     │ 橙红色到紫红色 │    │ 无明显颜色变化 │
     └──────────────┘    └──────────────┘
     ┌──────────────────────┐  ┌──────────────┐
     │黄酮、黄酮醇、二氢黄酮、二氢黄酮醇│  │ 异黄酮、查耳酮等 │
     └──────────────────────┘  └──────────────┘
```

图 6-1　盐酸-镁粉鉴别黄酮类化合物的操作流程图

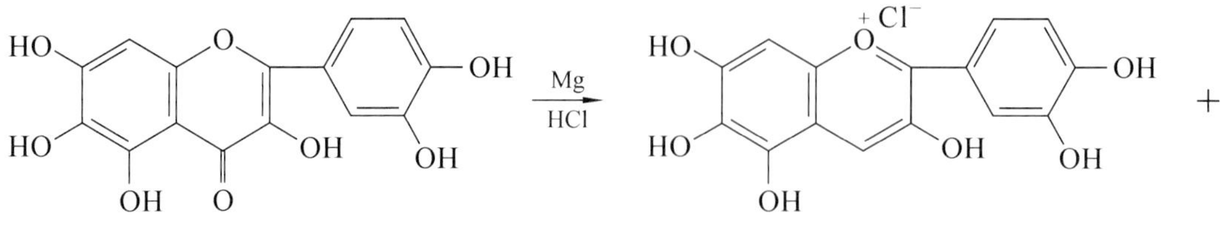

榭皮素   花色素苷元（红色，20%）

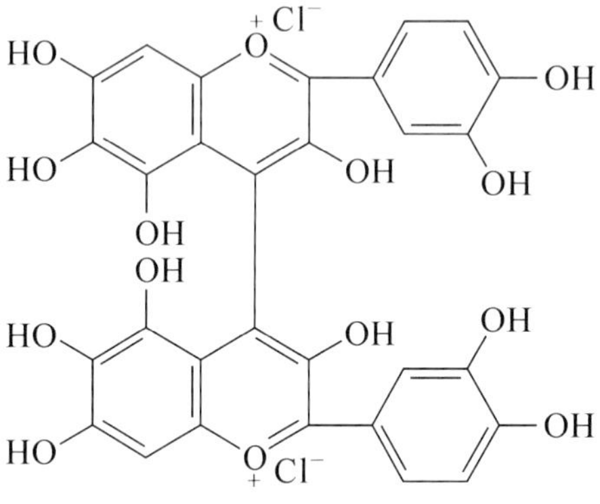

双花色素苷元（红色，80%）

2. 四氢硼钠(钾)反应

四氢硼钠(钾)为二氢黄酮、二氢黄酮醇类专属性较强的一种还原试剂,反应显红色至紫红色。其他黄酮类化合物均不显色,可与之区别。方法是将样品溶于乙醇,加入等量 2% $NaBH_4$ 的甲醇液,1 min 后,再加浓盐酸数滴,生成蓝色至紫红色。反应机理如下。

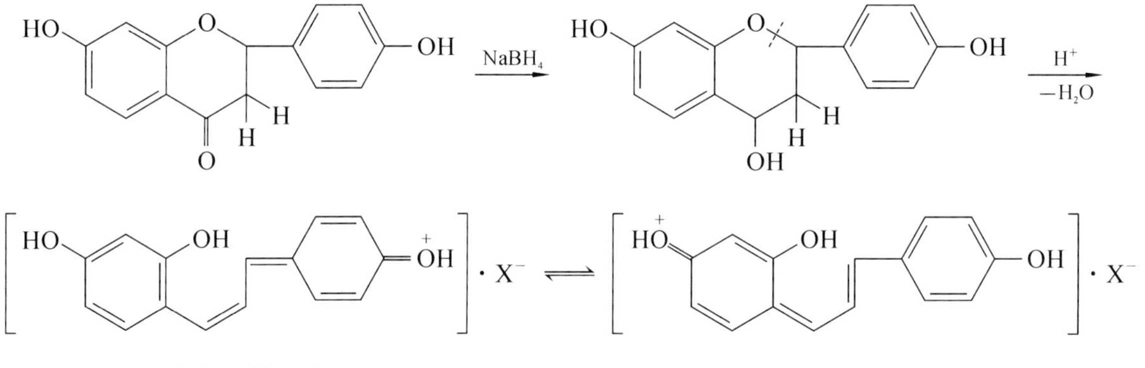

(二) 金属盐类配位反应

黄酮类化合物分子结构中,如下所示,凡具有 C_3 位羟基、C_4 位羰基或 C_5 位羟基、C_4 位羰基或邻二酚羟基,都可以与许多金属盐类试剂如铝盐、锆盐、镁盐、铅盐等反应,生成有色的配合物或有色沉淀。

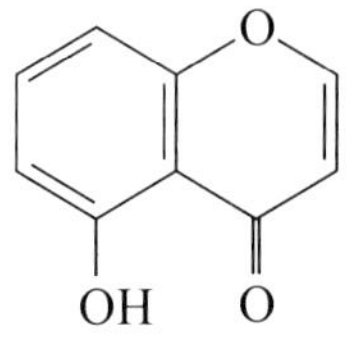

C_5 位羟基结构 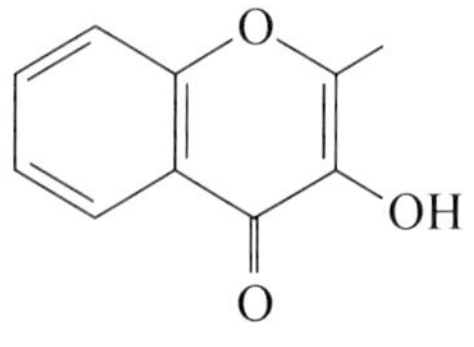 C_3 位羟基结构 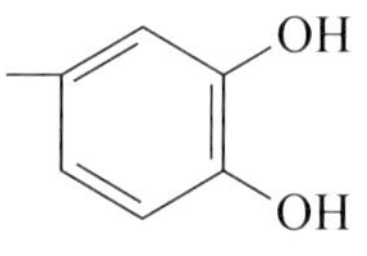   邻二酚羟基结构

1. 与三氯化铝试剂的反应

样品的乙醇溶液加 1% 三氯化铝溶液,生成的铝配合物多为鲜黄色,置于紫外灯下显鲜黄色荧光,但 $4'$-羟基黄酮醇或 $7,4'$-二羟基黄酮醇显天蓝色荧光,《中国药典》常用于定性分析,见图 6-2。

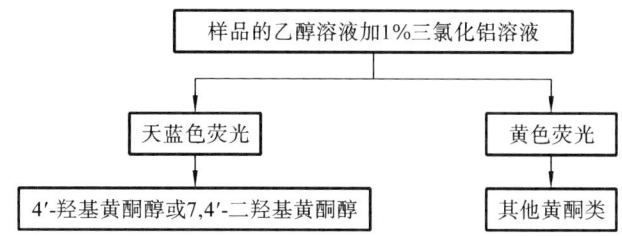

图 6-2 三氯化铝鉴别黄酮类化合物的操作流程图

2. 与锆盐-枸橼酸试剂的反应

黄酮类化合物分子中有游离的 3-OH 或 5-OH 存在时,加 2％二氯氧锆甲醇液均可反应生成黄色的锆配合物。但二者的锆配合物对酸的稳定性不同,当反应液中再加入 2％枸橼酸甲醇液后,3-OH 黄酮溶液仍显鲜黄色,而 5-OH 黄酮的黄色溶液显著褪色。这是因为 5-羟基、4-羰基与锆盐生成的配合物稳定性没有 3-羟基、4-羰基锆配合物稳定,容易被弱酸分解。此反应也可在滤纸上进行,得到的锆盐配合物斑点多呈黄绿色并有荧光,见图 6-3。

可利用此反应来鉴别黄酮类化合物分子中 3-OH 或 5-OH 的存在与否。

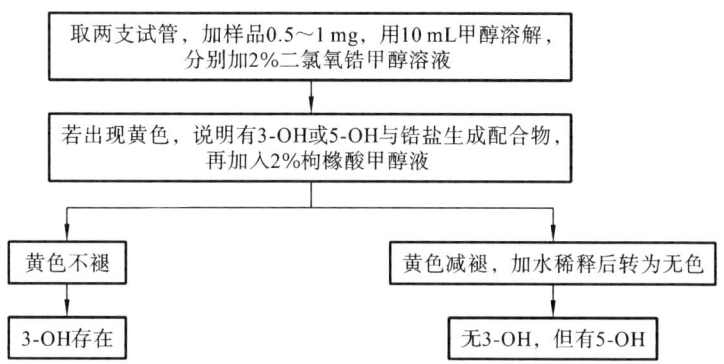

图 6-3 锆盐-枸橼酸鉴别黄酮类化合物的操作流程图

3. 与醋酸镁的反应

凡具有 C_3、C_5 位羟基或邻二酚羟基的黄酮类化合物均可与 Mg^{2+} 配位,在紫外灯下观察,二氢黄酮(醇)类显天蓝色荧光,黄酮(醇)、异黄酮类显黄色、橙黄色或褐色。借此可鉴别黄酮类化合物。本反应可用于纸色谱显色,见表 6-2。

4. 与锶盐的反应

具有邻二酚羟基的黄酮类化合物可与氨性氯化锶试剂反应。方法是取少许试样于小试管中,加入 1 mL 甲醇溶解(必要时水浴加热)后,如出现绿色、棕色至黑色沉淀,则表示含有邻二酚羟基(图6-4)。

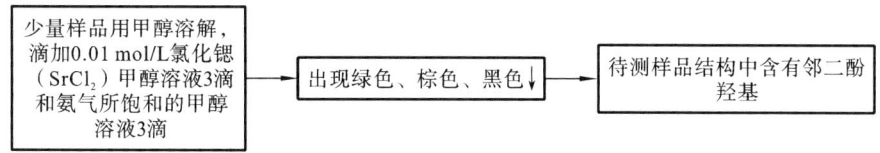

图 6-4 锶盐鉴别黄酮类化合物的操作流程图

5. 与铅盐的反应

中性醋酸铅可与C_3、C_5位羟基或邻二酚羟基产生沉淀（黄色或红色），碱式醋酸铅的沉淀范围更广，只要分子中具有酚羟基都可生成沉淀。铅盐沉淀法可用于黄酮类化合物的鉴定与提取、分离。

（三）硼酸显色反应

黄酮类化合物分子中含有下列结构时，在无机酸或有机酸存在条件下，可与硼酸反应，显亮黄色。一般在草酸存在下显黄色并具有绿色荧光，但在枸橼酸丙酮存在的条件下，则只显黄色而无荧光。5-羟基黄酮和6′-羟基查耳酮类的结构符合上述要求，故呈阳性反应，利用此反应可将5-羟基黄酮、6′-羟基查耳酮类化合物与其他类型的黄酮类化合物相区别。

（四）碱性试剂反应

样品的乙醇溶液滴于滤纸上，干燥后喷以碳酸钠水溶液或暴露于氨气中，能产生颜色变化。其中，用氨气处理后呈现的颜色置空气中逐渐褪去，而经碳酸钠水溶液处理而呈现的颜色置空气中不褪色。二氢黄酮类易在碱液中开环转变为相应的异构体查耳酮而显橙色至黄色。具邻二酚羟基结构的黄酮在碱液中不稳定，易氧化产生黄色至棕色沉淀，见图6-5。

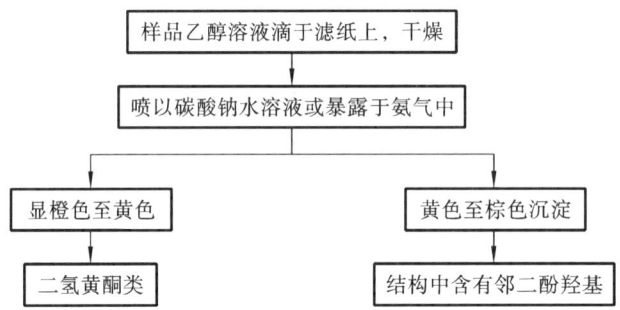

图6-5 碱性试剂鉴别黄酮类化合物的操作流程图

表6-2 黄酮类化合物常见的显色反应

试剂	成分					
	黄 酮	黄 酮 醇	二 氢 黄 酮	查 耳 酮	异 黄 酮	橙 酮
紫外灯下	红～棕	亮黄～亮绿	—	橙	淡黄	黄
三氯化铝	黄	黄绿	蓝绿	黄	黄	淡黄
盐酸-镁粉	黄～红	红～紫红	红、紫、蓝	—	—	—
醋酸镁	黄*	黄*	蓝*	黄*	黄*	
四氢硼钠	—	—	蓝～紫红	—	—	—
浓硫酸	黄～橙*	黄～橙*	橙～紫	橙～紫	黄	红～洋红
氢氧化钠溶液（或氨水或碳酸钠溶液）	黄	深黄	黄～橙（冷）深红～紫（热）	橙～红	黄	红～紫红

注：* 表示有荧光，—表示阴性反应。

第三节 提取与分离

一、提取

黄酮类化合物一般多以苷的形式存在于花、叶、果实中，而在木质部坚硬组织中，则多以游离苷元的形式存在。黄酮类化合物提取溶剂的选择，主要根据被提取物的存在形式及伴存的杂质而定。黄酮苷类以及极性稍大的苷元(如羟基黄酮、双黄酮、橙酮、查耳酮等),一般可选用不同浓度的乙醇、甲醇、丙酮、水或某些极性较大的混合溶剂如甲醇-水(1∶1)进行提取;有些苷元宜用极性较小的溶剂如氯仿、乙醚、乙酸乙酯及高浓度乙醇等进行提取,而对多甲基的黄酮苷元甚至可用苯进行提取;一些多糖苷类则可以用沸水提取;提取花青素类化合物时,可加入少量酸(如 0.1%盐酸),但在提取其他黄酮苷类化合物时,则应当慎用,以免发生水解反应。为了避免在提取过程中黄酮苷类发生水解,常按一般提取苷的方法事先破坏酶的活性。常用的提取方法有下列几种。

(一) 碱溶酸沉法

利用黄酮类化合物多具有酚羟基,易溶于碱水,而难溶于酸水的性质,用碱水提取后,再加酸使其酸化,黄酮类化合物即可沉淀析出。须指出的是,所用的碱水浓度不宜过高,以免在强碱条件下,尤其是在加热时破坏黄酮类化合物的母核。常用的碱水有石灰水、5%碳酸钠溶液及稀氢氧化钠溶液等。在加酸酸化时,酸性也不宜太强,以免生成𨧀盐。此法简便、经济,在生产中广泛应用。

当药材中含有鞣质和含羧基类果胶、黏液质等水溶性杂质时,如花、果实类药材,宜选择石灰水提取,石灰水中钙离子可使杂质生成不溶于水的钙盐而析出,有利于黄酮类化合物纯化处理。

(二) 溶剂提取法

1. 水提取法

水提取法主要适用于含糖基较多的黄酮苷类,如槐米中芦丁(芸香苷)提取等。此法成本低,操作方便,安全性也好,但容易引入多糖、蛋白质等水溶性杂质,可用水提醇沉法除去。

2. 醇提取法

乙醇或甲醇是常用的提取溶剂,黄酮苷及其苷元均可溶于其中。一般用 60%左右的稀醇提取黄酮苷类,90%~95%的浓醇提取黄酮苷元。由于黄酮类化合物在植物体内存在的部位不同,所含杂质亦不一样,对提取得到的粗提物可用溶剂萃取法进行精制处理。如植物叶或种子的醇提取液,可用石油醚处理除去叶绿素等脂溶性色素及油脂等。有时溶剂萃取过程也可用逆流分配法连续进行。常用的溶剂系统有水、乙酸乙酯、正丁醇、石油醚等。溶剂萃取过程在除去杂质的同时,往往还可以使苷和苷元或极性不同的苷元分离。

二、分离

(一) pH 梯度萃取法

本法适用于酸性强弱不同的黄酮苷元的分离。根据黄酮苷元中酚羟基数目及位置不同,其酸性强弱也不同,将混合物溶于有机溶剂(如乙醚)后,依次用 5%NaHCO$_3$、5%Na$_2$CO$_3$、0.2%NaOH 及4%NaOH 溶液萃取,来达到分离的目的,一般规律大致如下。

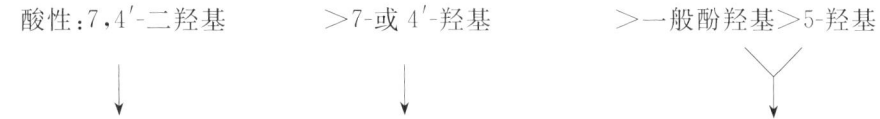

酸性:7,4'-二羟基　　　>7-或 4'-羟基　　　>一般酚羟基>5-羟基

溶于 5% NaHCO$_3$ 溶液　　溶于 5% Na$_2$CO$_3$ 溶液　　溶于不同浓度的 NaOH 溶液中

分离流程如图 6-6 所示。

(二) 柱色谱法

柱色谱法常用的吸附剂或载体有聚酰胺、硅胶及纤维素粉等,此外,也有氧化铝、氧化镁及硅藻土等。其中,以聚酰胺和硅胶较常见。

1. 硅胶柱色谱法

硅胶柱色谱法应用范围最广,主要适用于分离黄酮、黄酮醇、异黄酮、二氢黄酮、二氢黄酮醇等。对于多羟基黄酮、黄酮醇及其苷类的分离,可事先在硅胶中加少量水去活后使用。市售硅胶中混存的微量金属离子,应预先用浓盐酸处理除去,以免干扰分离效果。分离黄酮苷元常用氯仿-甲醇混合溶剂作洗脱剂,分离黄酮苷时,可用氯仿-甲醇-水或乙酸乙酯-丙酮-水作洗脱剂。

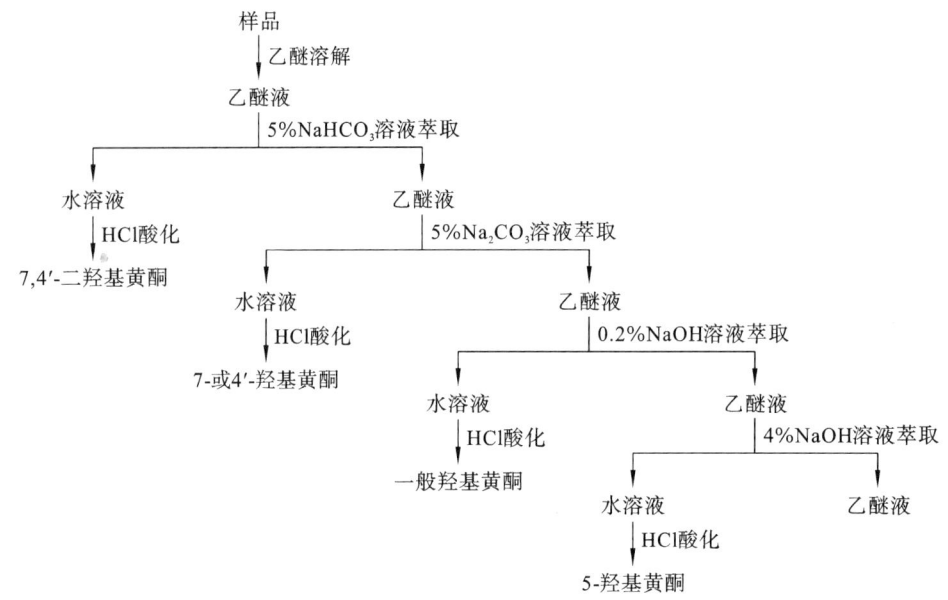

图 6-6　pH 梯度萃取法分离黄酮类化合物

2. 聚酰胺柱色谱法

聚酰胺柱色谱法是分离黄酮类化合物较为理想的方法。聚酰胺的吸附作用是通过其酰胺基与黄酮类化合物分子上的酚羟基形成氢键缔合而产生的。聚酰胺对黄酮类化合物的吸附强弱与黄酮类化合物分子中酚羟基的数目、位置以及溶剂有关,也与洗脱剂种类及极性大小有关。用不同比例的水和醇混合溶剂作洗脱剂,能成功地分离各种类型的黄酮苷和苷元。

黄酮类化合物从聚酰胺柱上洗脱时大体有以下规律。

(1) 母核相同,游离羟基少者先洗脱,羟基多者后洗脱。

(2) 分子中羟基数目相同时,羟基位置对吸附也有影响,间位(对位)羟基吸附力大于邻位羟基。故洗脱先后顺序:具有邻位羟基的黄酮→具有间位(对位)羟基的黄酮。

(3) 苷元相同,所含糖的数量不同时,洗脱先后顺序一般是三糖苷、双糖苷、单糖苷、苷元。

(4) 不同类型的黄酮类化合物,一般流出的先后顺序是异黄酮、二氢黄酮醇、黄酮、黄酮醇。

(5) 分子中芳香核、共轭双键多则易被吸附,故黄酮、查耳酮往往比相应的二氢黄酮难以洗脱。

聚酰胺柱色谱可用于分离各种类型的黄酮类化合物,包括苷及苷元、查耳酮与二氢黄酮等。上述规律也适用于黄酮类化合物在聚酰胺薄层色谱上的行为。

3. 葡聚糖凝胶柱色谱法

适用于黄酮类化合物分离的葡聚糖凝胶主要有两种型号:Sephadex-LH20 和 Sephadex-G。

用葡聚糖凝胶柱色谱法分离黄酮类化合物的苷元和苷的机理有所不同,分离苷元时,主要靠吸附作用,吸附程度取决于游离酚羟基的数目;而分离苷类时,则分子筛的性质起主导作用,大体上是按分子量从大到小的顺序流出,见表 6-3。

表 6-3　黄酮类化合物在 Sephadex-LH20(甲醇)上的 V_e/V_o

黄酮类化合物	取 代 图 式	V_e/V_o
芹菜素	5,7,4'-三羟基	5.3
木犀草素	5,7,3',4'-四羟基	6.3
槲皮素	3,5,7,3',4'-五羟基	8.3
山奈酚-3-半乳糖鼠李糖-7-鼠李糖苷	三糖苷	3.3
槲皮素-3-芸香糖苷	双糖苷	4.0
槲皮素-3-鼠李糖苷	单糖苷	4.9

表中 V_e 为洗脱试样时需要的溶剂总量或洗脱体积; V_o 为柱子的空体积。 V_e/V_o(相对洗提率)的值越小表明化合物越容易洗脱下来。以上数据表明:苷元羟基数越多, V_e/V_o 的值越大,越难以洗脱;而苷的分子量越大,连接糖的数目越多,凝胶对苷元上酚羟基的吸附能力越弱,则 V_e/V_o 的值越小,越容易洗脱。

葡聚糖凝胶柱色谱法中常用的洗脱剂:碱性水溶液(如 0.1 mol/L NH₃·H₂O),含盐水溶液(如 0.5 mol/L NaCl 溶液);醇及含水醇,如甲醇、甲醇-水(不同比例)、叔丁醇-甲醇(3∶1)、乙醇等;其他溶剂,如含水丙酮、甲醇-苯等。

4. 活性炭吸附法

活性炭吸附法适用于黄酮类化合物的精制纯化及初步分离。在含有黄酮类化合物的甲醇粗提取液中,分次加入活性炭,搅拌,静置,直至黄酮苷全部吸附在活性炭上,然后滤去水溶性杂质,收集吸附苷的炭粉,依次用沸水、沸甲醇、7%苯酚-水溶液进行洗脱。对各部分洗脱液进行定性检查,大部分黄酮苷类可用 7%苯酚水洗下。然后将洗脱液减压浓缩,用乙醚振摇除去残留的苯酚,余下水层减压浓缩,即得较纯的黄酮苷类成分。

知识链接

大豆异黄酮

异黄酮的分布仅限于豆科蝶形花亚科等极少数植物中,如大豆、墨西哥小白豆、苜蓿和绿豆等植物中,含量较高的只有苜蓿和大豆,分别为 0.5%~3.5%和 0.1%~0.5%。

大豆是人类获得异黄酮的唯一有效来源,故称为大豆异黄酮,其分子结构与人体分泌的雌二醇非常相似,作用相近,又称为植物雌激素。它在大豆的种皮、胚轴以及子叶中都有分布,胚轴异黄酮含量为子叶的 30~60 倍,占大豆异黄酮含量的 30%~50%。每 100 克大豆样品中含异黄酮 128 mg,传统方法生产的分离蛋白含异黄酮 102 mg,而 100 g 豆乳中含异黄酮 9.65 mg(含水 93.27%),豆腐中含异黄酮 27.74 mg。

大豆中天然存在的异黄酮共有 12 种,分为黄豆苷类、染料木苷类、黄豆黄素苷 3 类,每类以游离型(苷元)、葡萄糖苷型、乙酰基葡萄糖苷型、丙二酰基葡萄糖苷型 4 种形式存在。以异黄酮葡萄糖苷和丙二酰基异黄酮葡萄糖苷为主要形式,共占异黄酮总量的 95%~98%,而游离型异黄酮(苷元)的含量很低。

大豆异黄酮具有弱雌激素活性(体内雌激素的 2%)、降血脂作用、抗溶血活性、免疫调节作用、抗真菌活性和抗肿瘤作用,对白血病、骨质疏松、结肠癌、肺癌、胃癌、乳腺癌和前列腺癌、妇女更年期综合征等多种疾病有积极的预防和治疗作用。目前主要作为功能食品和保健品使用,大豆异黄酮的苷元形式活性要比糖苷形式更高。

大豆异黄酮的提取主要有酸水解法、酶水解法、微波萃取法、超声提取法和超临界流体萃取法,继而应用硅胶柱色谱、聚酰胺柱色谱及葡聚糖凝胶柱色谱或大孔吸附树脂、高效逆流色谱、固相萃取及膜分离等方法纯化。

第四节 检识技术

色谱法特别是薄层色谱法是目前检识黄酮类化合物的常用方法。已知黄酮类化合物的鉴定,多利用纸色谱法或薄层色谱法得到的 R_f 或 hR_f 值与文献进行比较分析,并测定样品在甲醇溶液中以及加入各种诊断试剂后得到的紫外-可见光谱进行解析;对于未知黄酮类化合物的鉴定,则需要测定更多的光谱进行综合分析。

一、薄层色谱法

黄酮类化合物的薄层色谱法一般采用硅胶薄层色谱法或聚酰胺薄层色谱法。

（一）硅胶薄层色谱法

硅胶薄层色谱法常用于分离检识弱极性黄酮类化合物。分离检识黄酮苷元或其衍生物（甲醚或乙酰化物），选用亲脂性溶剂系统，如苯-丙酮（9∶1）、氯仿-甲醇（85∶15）或甲苯-氯仿-丙酮（40∶25∶35）等；如果黄酮苷元上酚羟基较多，酸性较强时，则常需要在展开剂中加入一定量的酸，如甲苯-甲酸甲酯-甲酸（5∶4∶1）、苯-甲醇-乙酸（35∶5∶5）、丁醇-吡啶-甲酸（40∶10∶2）等，并根据待分离成分极性的大小适当地调整甲苯与甲酸的比例。

（二）聚酰胺薄层色谱法

聚酰胺薄层色谱法适用范围较广，特别适合分离检识含游离酚羟基的黄酮类化合物及其苷类。由于聚酰胺对黄酮类化合物吸附能力较强，因而展开剂需要较强的极性。大多数展开剂中含有醇、酸或水。鉴定苷元常用的展开剂有氯仿-甲醇（94∶6）、氯仿-甲醇-丁酮（12∶2∶1）、苯-甲醇-丁酮（90∶6∶4或4∶3∶3）等。鉴定黄酮苷类需要极性更强的展开剂，常用的展开剂有甲醇-水（1∶1）、丙酮-水（1∶1）、丙酮-95%乙醇-水（2∶1∶2）、水-乙醇-甲醇-乙酰丙酮（5∶1.5∶1∶0.5）、水饱和正丁醇-乙酸（100∶1或100∶2）等。聚酰胺薄层色谱中，各黄酮类化合物吸附规律与前述聚酰胺薄层色谱相同。

黄酮类化合物的分子结构与 R_f 值的关系如表 6-4 所示。

（1）分子结构中酚羟基越多，被吸附得越强，R_f 值越小。当酚羟基甲基化后 R_f 值显著增大。

（2）酚羟基若为邻二酚羟基，因能生成分子内氢键，被吸附的能力减弱，故邻二酚羟基黄酮类化合物的 R_f 值大于对二酚羟基黄酮类化合物或间二酚羟基黄酮类化合物。

（3）查耳酮分子结构中的共轭双键比其对应的二氢黄酮的共轭双键多，被吸附的能力增强，故其 R_f 值往往比二氢黄酮小。

（4）同类黄酮及其苷常随着展开剂的不同，其 R_f 值会发生改变。若用极性小的溶剂作展开剂，则 R_f 值大小为黄酮苷＜苷元。若用极性较大的溶剂作展开剂，R_f 值大小为二糖链苷＞双糖苷＞单糖苷＞苷元。

表 6-4　黄酮苷元在不同薄层上的 R_f 值

黄酮苷元	羟基位置及数目	hR_f 值（×100）			
		纤维素 I	硅胶 II	聚酰胺 III	聚酰胺 IV
芹菜素	5,7,4′-三羟基	84	43	30	9
木犀草素	5,7,3′,4′-四羟基	64	28	19	9
槲皮素	3,5,7,3′,4′-五羟基	68	27	8	8
杨梅素	3,5,7,3′,4′,5′-六羟基	13	13	4	4

注：展开剂 I 为氯仿-乙酸-水（50∶45∶5）；II 为甲苯-氯仿-丙酮（40∶25∶35）；III 为苯-丁酮-甲醇（60∶20∶20）；IV 为水-丁酮-甲醇（40∶30∶30）。

从表 6-4 可以看出，分子中酚羟基数目越多，被吸附得越牢固，R_f 值越小；展开剂极性越大，R_f 值越大（I 与 II 比较），当展开剂极性增大时，生成氢键的能力增强，被吸附得越牢固，故 R_f 值越小（III 与 IV 比较）。

从表 6-5 可以看出，若苷元相同，黄酮苷中糖基部分的极性增强或糖基数目增多，则 R_f 值减小，如 R_f 值大小顺序为槲皮苷＞异槲皮苷＞芸香苷（溶剂系统 I、II、III）。当用极性较大的溶剂系统 IV 时，则 R_f 值大小顺序为芸香苷（双糖苷）＞异槲皮苷（单糖苷）＞槲皮苷（6-去氧糖苷）。

表 6-5　黄酮苷在不同薄层上的 R_f 值

黄　酮　苷	苷元-结合位置-糖	hR_f 值（×100）			
		纤维素 I	硅胶 II	聚酰胺 III	聚酰胺 IV
槲皮苷	槲皮素-3-O-鼠李糖	72	62	64	9
异槲皮苷	槲皮素-3-O-葡萄糖	56	51	56	16
芸香苷	槲皮素-3-O-芸香糖	43	30	42	30

注：展开剂 I 为正丁醇-乙酸-水（4：1：5，）；II 为乙酸乙酯-丁酮-甲酸-水（5：3：1：1）；III 为苯-丁酮-甲醇（6：2：2）；IV 为水-乙醇-丁酮-乙酰丙酮（65：15：15：5）。

二、纸色谱法

纸色谱法（PC）适合于分离检识各种天然黄酮类化合物及其苷类的混合物。黄酮类化合物苷元一般宜用极性相对较小的"醇性"溶剂展开，如正丁醇-冰乙酸-水（4：1：5 上层，BAW）或叔丁醇-乙酸-水（3：1：1，TBA）等，或用苯-乙酸-水（125：72：3）、氯仿-乙酸-水（13：6：1）、苯酚-水（4：1）或乙酸-浓盐酸-水（30：3：3）等为展开剂。检识黄酮苷类宜用极性相对较大的"水性"展开剂，如含盐酸或乙酸的水溶液等。对一些分离困难的样品，如苷和苷元混合物的分离和检识常采用双向纸色谱法，第一向通常用"醇性"展开剂展开，第二向用极性大的"水性"展开剂展开。这些主要是根据分配作用原理进行分离的。

大多数黄酮类化合物既有颜色又有荧光，有的虽无颜色，但在紫外灯下可产生荧光，容易观察。常用的显色剂有 1% 三氯化铝-甲醇溶液，亦可喷 10% 碳酸钠溶液或氨熏，观察颜色及荧光。此法同样适用于黄酮类化合物的薄层色谱。

目标检测

目标检测
答案

一、名词解释

1. 交叉共轭体系；2. pH 梯度萃取法

二、选择题

（一）单项选择题

1. pH 梯度萃取法适合分离下列哪类化合物？（　　）

A. 黄酮　　　　B. 强心苷　　　　C. 挥发油　　　　D. 香豆素

2. 下列化合物中其醇溶液与 $NaBH_4$ 反应显紫色至紫红色的是（　　）。

A. 黄酮醇　　　B. 黄酮　　　C. 二氢黄酮类　　D. 异黄酮类

3. 在 5% $NaHCO_3$ 水溶液中溶解度最大的化合物是（　　）。

A. 3,5,7-三羟基黄酮　　　　　B. 7,4′-二羟基黄酮

C. 3,6-二羟基花色素　　　　　D. 2′-羟基查耳酮

4. 下列黄酮类化合物中不同位置的取代羟基，酸性最强的是（　　）。

A. 6-OH　　　　B. 3-OH　　　　C. 5-OH　　　　D. 7-OH

5. 下列黄酮类化合物水溶性最大的是（　　）。

A. 黄酮醇类　　　　　　　　B. 二氢黄酮醇类

C. 花色素　　　　　　　　　D. 黄烷三醇类

6. 下列黄酮类化合物分子为平面型结构的是（　　）。

A. 黄酮醇　　　B. 异黄酮类　　C. 二氢黄酮类　　D. 二氢查耳酮

7. 应用 Sephadex-LH20 分离下列化合物，最先洗脱出来的化合物为（　　）。

A. 黄酮二糖苷　　B. 黄酮单糖苷　　C. 黄酮苷元　　D. 黄酮三糖苷

8. 下列苷类化合物,不能被常规酸催化水解的是(　　　)。

A. 黄酮碳苷　　　B. 香豆素酚苷　　C. 蒽醌酚苷　　　D. 人参皂苷

9. 用活性炭对黄酮类化合物进行纯化,在下列溶剂中吸附力最强的是(　　　)。

A. 8%的酚水　　B. 8%的醇水　　C. 醇　　　　　D. 水

10. 黄酮结构中,三氯化铝不能与下列哪个基团形成配合物?(　　　)

A. 黄酮 5-OH　　　　　　　　B. 二氢黄酮 6-OH

C. 黄酮醇 3-OH　　　　　　　D. 邻二酚羟基

11. 聚酰胺对黄酮类化合物发生最强吸附作用时,应在下列哪种溶剂中?(　　　)

A. 85%乙醇　　B. 酸水　　　　C. 水　　　　　　D. 15%乙醇

12. 下列不属于黄酮类化合物分类依据的是(　　　)。

A. C 环是否成环　　　　　　　B. C_3 位是否有羟基取代

C. B 环位置　　　　　　　　　D. A 环上羟基取代位置

13. 用聚酰胺薄层色谱法分离黄酮类化合物,它的原理是(　　　)。

A. 离子交换作用　　　　　　　B. 分子筛作用

C. 分配作用　　　　　　　　　D. 氢键缔合作用

14. 与四氢硼钠反应呈阳性的为(　　　)。

A. 黄酮醇　　　B. 二氢黄酮　　C. 橙酮　　　　D. 异黄酮

15. 结构化合物属于何种黄酮类化合物?(　　　)

A. 黄酮醇类　　B. 查耳酮类　　C. 异黄酮类　　D. 橙酮类

(二) 多项选择题

16. 与盐酸-镁粉反应呈阳性的为(　　　)。

A. 黄酮醇　　　B. 查耳酮　　　C. 橙酮　　　　D. 异黄酮　　　E. 二氢黄酮

17. 黄酮类化合物的结构分类主要依据(　　　)。

A. 三碳链的氧化程度　　　　B. 是否连接糖链　　　　　C. 植物来源

D. 三碳链是否成环　　　　　E. B 环的位置

18. 下列化合物中,具有旋光性的黄酮类化合物是(　　　)。

A. 黄烷醇　　　B. 异黄酮　　　C. 查耳酮　　　D. 橙酮　　　　E. 二氢黄酮

19. 下列化合物中难溶于水的是(　　　)。

A. 黄酮醇　　　B. 二氢黄酮醇　C. 查耳酮　　　D. 黄酮　　　　E. 二氢黄酮

20. 对中药槐米中的主要成分,下列描述正确的是(　　　)。

A. 可用水进行重结晶　　　　B. 能发生 Molish 反应

C. 可用碱溶酸沉法提取　　　D. 主要成分为槲皮素

E. 主要成分为芦丁

21. 分离黄酮类化合物常用的方法有(　　　)。

A. 水蒸气蒸馏法　　　　　　B. 升华法　　　　　　　　C. 聚酰胺薄层色谱法

D. 葡聚糖凝胶色谱法　　　　E. 硅胶薄层色谱法

22. 3,5,3′,4′-四羟基二氢黄酮可发生下列哪些反应?(　　　)

A. Molish 反应　　　　　　　B. $NaBH_4$ 反应　　　　　　C. $SrCl_2$ 反应

D. $ZrOCl_2$-枸橼酸反应　　　E. HCl-Mg 反应

23. 芦丁可发生下列哪些反应?(　　　)

A. HCl-Mg 反应　　　　　　B. $ZrOCl_2$-枸橼酸反应　　　C. Molish 反应

D. SrCl$_2$ 反应   E. NaBH$_4$ 反应

24. 能溶解于 5% Na$_2$CO$_3$ 溶液的黄酮可能具有（   ）。

A. 5-OH   B. 3-OH   C. 7,4$'$-OH   D. 7-OH   E. 4$'$-OH

25. 下列哪些是影响黄酮类化合物产生颜色的因素？（   ）

A. 结构中是否具有交叉共轭体系   B. 有无助色团   C. 助色团种类

D. pH   E. 助色团位置

三、简答题

1. 黄酮类化合物分类的依据有哪些？每类化合物的基本结构特征是什么？

2. 黄酮类化合物显色反应有哪些？各有何适用对象？

3. 黄酮苷元的水溶性有何规律？由何种原因引起？

（冯彬彬）

蒽醌类化合物

扫码看 PPT

学习思维导图

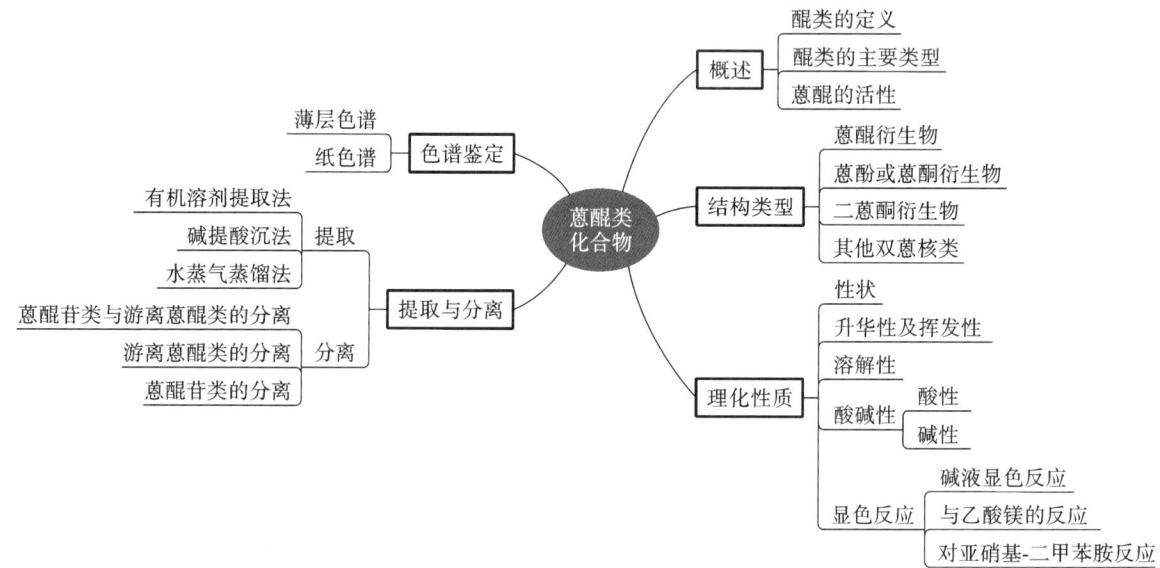

概　　述

　　醌类化合物是指分子中具有不饱和环己二烯二酮结构(醌式结构)或容易转变为这种醌式结构的天然有机化合物。醌类化合物主要结构类型有苯醌、萘醌、菲醌和蒽醌四种类型。

苯醌分为邻苯醌和对苯醌两大类。邻苯醌结构不稳定,故天然存在的苯醌类化合物多数为对苯醌的衍生物。如具有驱除肠内寄生虫作用的白花酸藤果和木桂花果实中的信筒子醌;广泛存在于自然界,作为细胞生物氧化反应辅酶的泛醌类,又称为辅酶 Q,可以治疗某些血液疾病、肌肉疾病、心脏病及高血压等。天然苯醌类化合物多为黄色或橙色结晶。

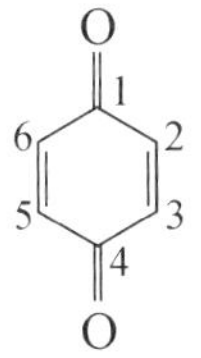

对苯醌

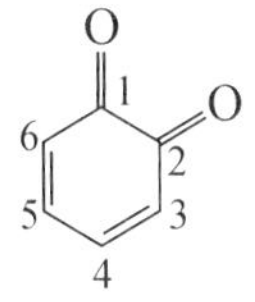

邻苯醌

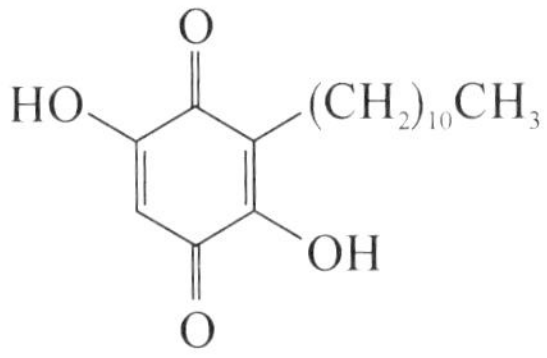

信筒子醌

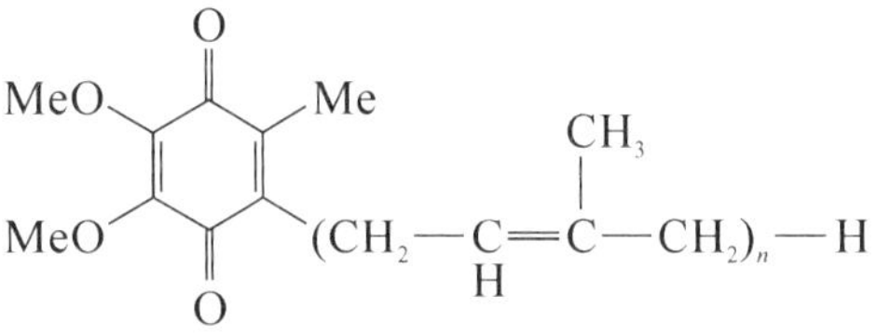

辅酶Q

萘醌理论上有 α-(1,4)、β-(1,2)及 amphi-(2,6)三种结构类型,但天然的萘醌仅有 α-(1,4)萘醌类衍生物,且多带有羟基,多呈橙色至黄色,少数呈紫色。一些化合物具有较强的生物活性,如胡桃醌有抗菌、抗癌及中枢神经镇静的作用;蓝雪醌具有抗菌止咳及祛痰作用;拉帕醌具有抗癌作用。

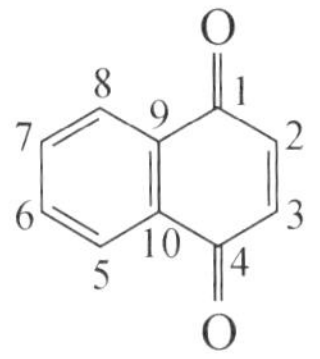

α-(1,4)

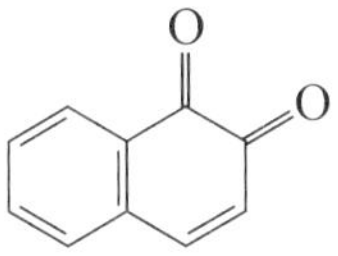

β-(1,2)

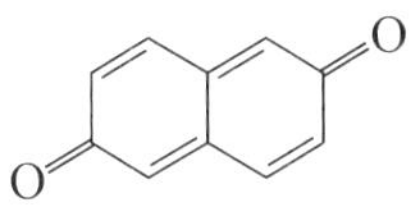

amphi-(2,6)

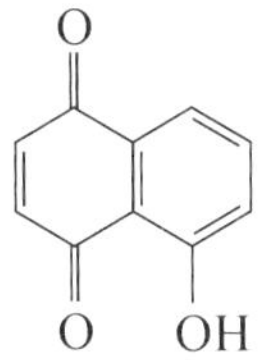

胡桃醌

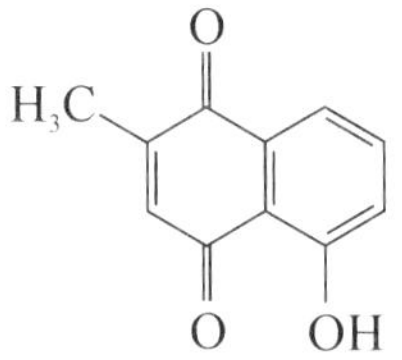

蓝雪醌

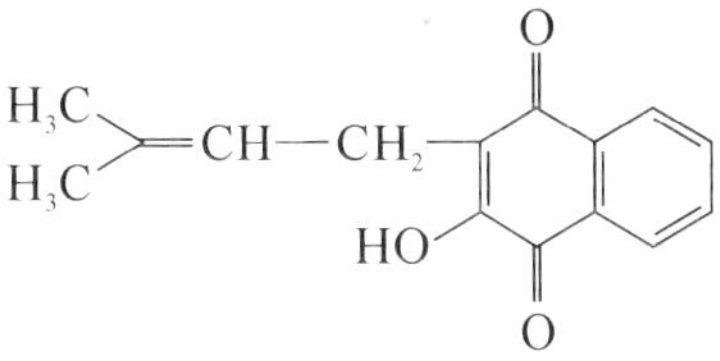

拉帕醌

菲醌分为邻菲醌及对菲醌两种类型,主要分布在兰科、番荔枝科、唇形科、豆科、蓼科和使君子科等高等植物中,如从丹参根中分离得到的多种菲醌类衍生物。

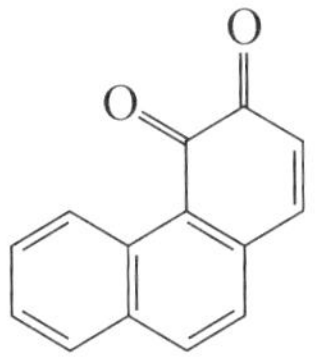

邻菲醌

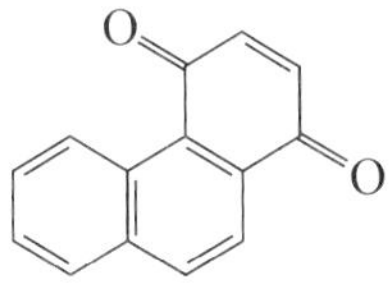

对菲醌

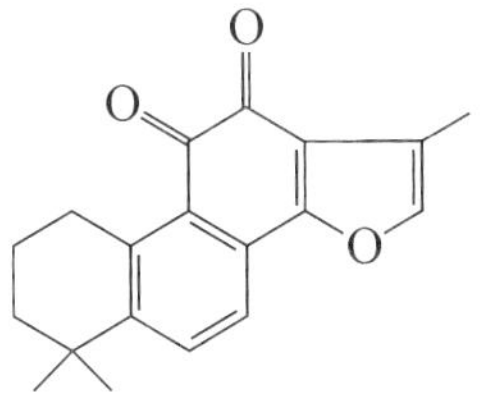

丹参醌 ⅡA

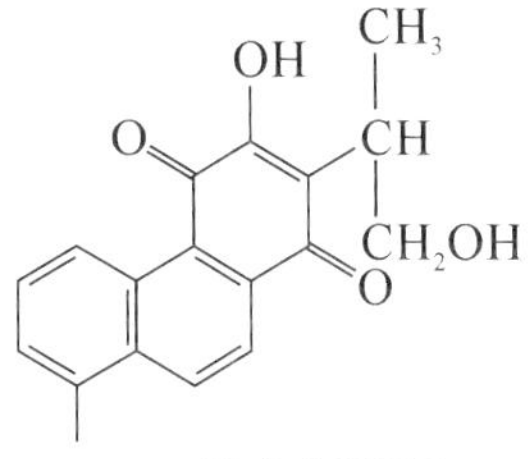

丹参新酮甲

119

各种天然醌类化合物中,以蒽醌类化合物数量最多、最为重要。天然蒽醌类化合物广泛分布于植物界,约有一半分布于高等植物中,如植物的根、皮、叶、心材、种子和果实中均可存在,另一半主要分布于地衣类和菌类植物中,在动物中也发现少量的蒽醌。高等植物中含蒽醌较多的是茜草科,另外豆科、鼠李科、蓼科、紫薇科、马鞭草、玄参科、百合科等中蒽醌含量均较多。

蒽醌类化合物具有多方面的生物活性,也是众多中药中具有代表性的生物活性成分之一。一些重要的中药如大黄、何首乌、虎杖、茜草、决明子、番泻叶、芦荟等都含有丰富的蒽醌类化合物。如番泻叶中的番泻苷类化合物具有较强的致泻作用;茜草中的茜草素类成分具有止血作用;大黄中游离的羟基蒽醌类化合物,如大黄酸、大黄素、芦荟大黄素等对多种细菌具有抗菌作用,尤其是对金黄色葡萄球菌具有较强的抑制作用。其他类型的醌类化合物往往也具有一定的生物活性,如紫草中的一些萘醌类色素具有抗菌、抗病毒及止血作用;丹参中的丹参醌类具有扩张冠状动脉的作用,用于治疗冠心病、心肌梗死等;还有一些醌类化合物具有驱绦虫、解痉、利尿、利胆、镇咳、平喘等作用。

知识链接

蒽醌类化合物的生物合成途径

许多天然蒽醌类化合物是通过乙酸-丙二酸途径合成而来的,也有通过异戊二烯单元和莽草酸途径合成的。在乙酸-丙二酸途径中,由多酮环合生成各种醌类化合物或聚酮类化合物。如大黄素型蒽醌的生物合成主要通过聚酮途径。大致分为3个阶段:①以乙酰辅酶A为起始单元,在查耳酮合成酶家族的作用下,连续与8个丙二酸单酰辅酶A发生缩合,缩合成聚八酮化合物;②聚八酮化合物经过还原脱羧及氧化等步骤,形成大黄酚、芦荟大黄素与大黄酸等蒽醌类化合物;③聚八酮化合物经过水解、脱羧、脱水与甲基化等步骤,形成大黄素与大黄素甲醚等蒽醌类化合物。

第一节　结　构　类　型

蒽醌类化合物是蒽醌的各种衍生物,在植物中与糖结合成苷,也可以游离态存在。广义的蒽醌类化合物除了蒽醌衍生物外,还包括其不同程度的还原产物,如蒽酚、蒽酮及其二聚物等。根据结构不同,蒽醌有9,10-蒽醌和1,4-蒽醌两种类型,其中以9,10-蒽醌最为常见,9,10-蒽醌中的1、4、5、8位为α位,2、3、6、7位为β位;9、10位为中(meso)位。常见的蒽醌类化合物结构如下。

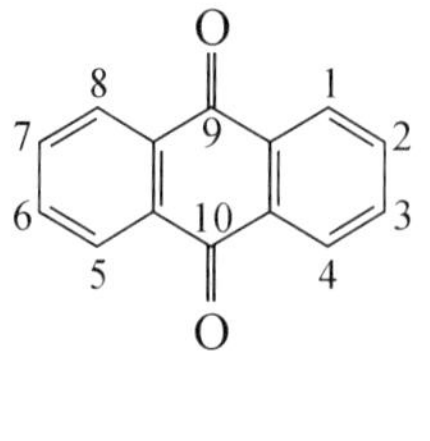

1,4,5,8位为α位
2,3,6,7位为β位
9,10位为meso位,又称中位

1. 蒽醌衍生物

蒽醌类化合物结构类型有一定的规律,在蒽醌母核上常有羟基、羟甲基、甲氧基和羧基取代。根据羟基在蒽醌母核上的分布情况,可将羟基蒽醌衍生物分为大黄素型和茜草素型两种类型。蒽醌中羟基取代的不同反映了它们可能具有不同的生物合成途径。

（1）大黄素型：羟基分布在两侧的苯环上，多数化合物呈黄色。例如大黄中的主要蒽醌成分多属于这一类型。

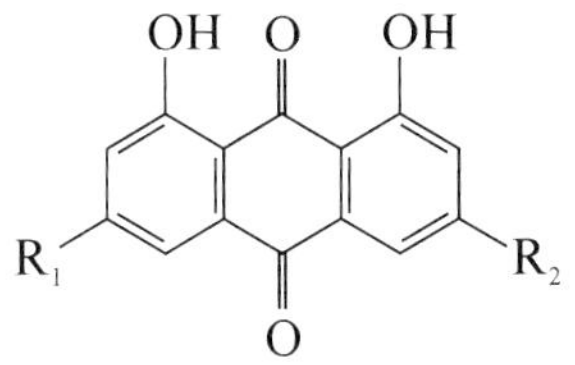

大黄酚	$R_1 = H$	$R_2 = CH_3$
大黄素	$R_1 = OH$	$R_2 = CH_3$
大黄素甲醚	$R_1 = OCH_3$	$R_2 = CH_3$
芦荟大黄素	$R_1 = CH_2OH$	$R_2 = CH_3$
大黄酸	$R_1 = COOH$	$R_2 = H$

（2）茜草素型：羟基分布在一侧的苯环上。此类化合物颜色较深，多为橙黄色至橙红色。例如茜草中的茜草素等化合物即属于此型。

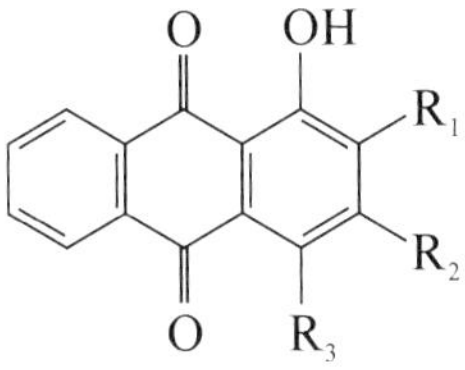

茜草素	$R_1 = OH$	$R_2 = H$	$R_3 = H$
羟基茜草素	$R_1 = OH$	$R_2 = H$	$R_3 = OH$
伪羟基茜草素	$R_1 = OH$	$R_2 = COOH$	$R_3 = OH$

2. 蒽酚或蒽酮衍生物

蒽醌在酸性环境中被还原，可生成蒽酚及其互变异构体蒽酮。蒽酚、蒽酮性质不稳定，故只存在于新鲜植物中，该类成分可缓慢氧化成蒽醌类成分。如新鲜大黄含有蒽酚，经两年以上储存则检识不到蒽酚。蒽酚类衍生物可以游离苷元与结合成苷两种形式存在，但是蒽酚 meso-位上的羟基与糖结合成苷后，其性质比较稳定，只有在水解去糖后才易于氧化。

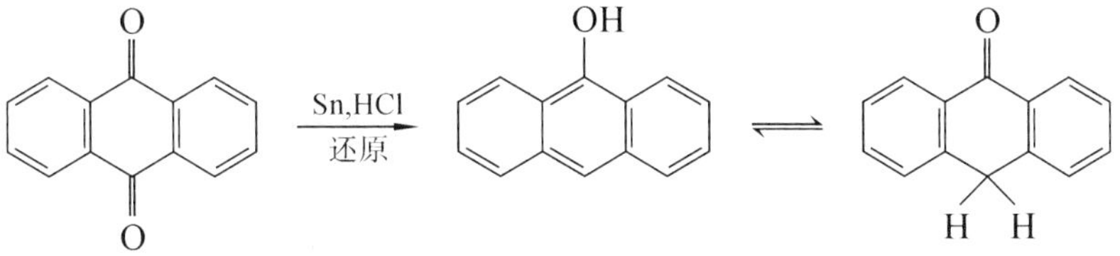

3. 二蒽酮类衍生物

二蒽酮是由两分子的蒽酮通过 C_{10}—$C_{10'}$ 或其他位脱氢而形成的化合物。例如大黄及番泻叶中致泻的主要有效成分番泻苷 A、番泻苷 B、番泻苷 C、番泻苷 D 等皆为此种类型。

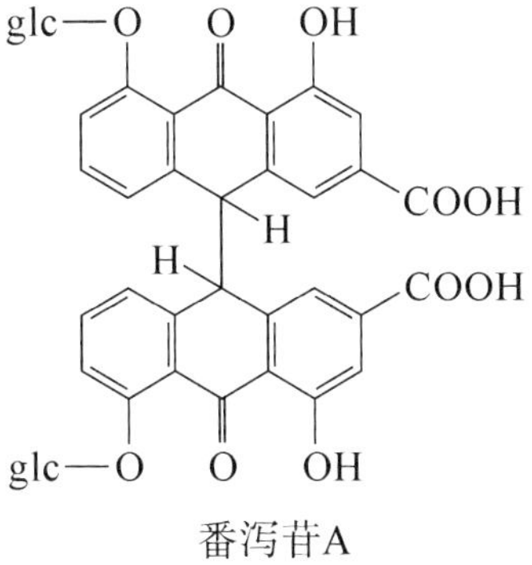

番泻苷A
（番泻苷B的C_{10}—$C_{10'}$为顺式）

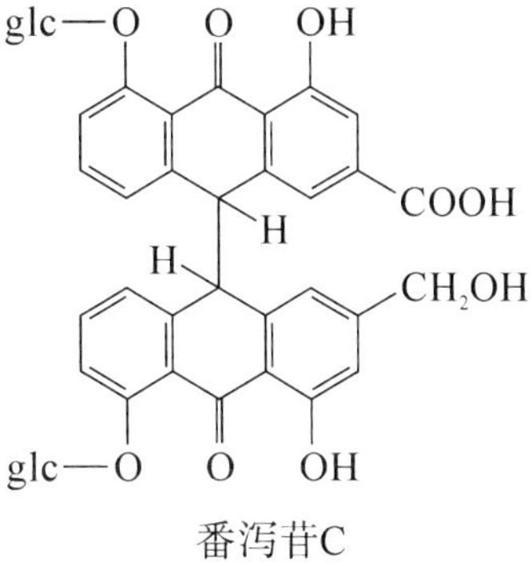

番泻苷C
（番泻苷D的C_{10}—$C_{10'}$为顺式）

二蒽酮类化合物的 C_{10}—$C_{10'}$ 键与通常的 C—C 键不同，易断裂生成稳定的蒽酮类化合物。番泻苷 A 的致泻作用是因为其在肠内可转变为大黄酸蒽酮。

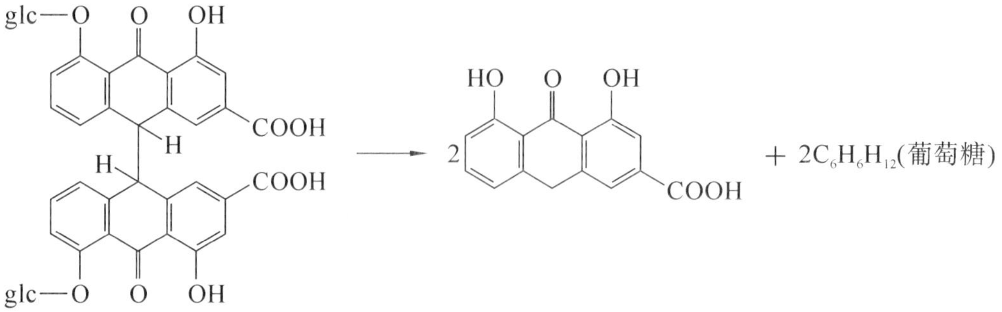

新鲜大黄为何不宜直接药用?

大黄药材中含有五种主要的羟基蒽醌类成分,其相应的还原产物蒽酚、蒽酮常与蒽醌同时存在于新鲜的大黄根茎中,且能相互转化。还原型的蒽酚、蒽酮,对黏膜有很强的刺激性,可引起呕吐(副作用)。对药用大黄根中各种蒽醌衍生物追踪的研究证明,储存两年以上的大黄,就不再检出这些蒽酚类成分了。这就是为何新采集的大黄须储存两年以上再供药用的原因了。

4. 其他双蒽核类

其他双蒽核类化合物见表 7-1。

表 7-1　其他双蒽核类的结构及特点

结构类型	基本母核	实例
二蒽醌类	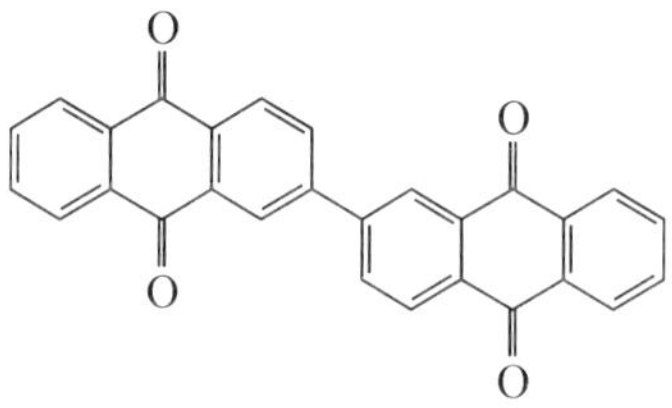	豆科植物野扁豆中分离得到山扁豆双醌,具有抗癌和化学防御作用
去氢二蒽酮类	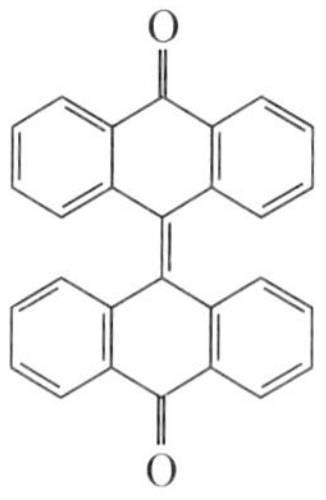	其羟基衍生物存在于自然界中,如金丝桃属植物
中位萘骈二蒽酮类	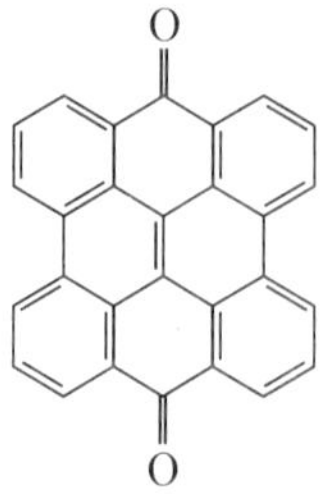	存在于金丝桃属某些植物中,如贯叶连翘、小连翘中,具有抑制中枢神经及抗病毒的作用

第二节 理 化 性 质

一、性状

天然存在的醌类化合物多为有色结晶,并且随着酚羟基等助色团等数目的增多,颜色加深,而呈现出黄色、橙色、棕红色以至紫红色等。苯醌和萘醌多以游离态存在,而蒽醌一般结合成苷存在于植物中,因极性较大难以得到结晶。

二、升华性及挥发性

游离的蒽醌类化合物一般具有升华性。小分子的苯醌类及萘醌类还具有挥发性,能随水蒸气蒸馏,利用此性质可对其进行分离和纯化。

三、溶解性

游离醌类极性较小,一般溶于甲醇、乙醇、丙酮、乙酸乙酯、氯仿、乙醚、苯等有机溶剂,几乎不溶于水。与糖结合成苷后极性增强,易溶于甲醇、乙醇中,在热水中也可溶解,但在冷水中溶解度较小,不溶或难溶于苯、乙醚、氯仿等亲脂性有机溶剂中。

蒽醌的碳苷在水中的溶解度都很小,亦难溶于有机溶剂,但易溶于吡啶中。

四、酸碱性

(一)酸性

醌类化合物多具有酚羟基和羧基,故具有一定的酸性。酸性的强弱与分子中羧基的有无、酚羟基的数目及位置不同有关,一般来说存在以下几点。

(1) 含有羧基的醌类化合物的酸性强于不含羧基者。2-羟基苯醌或在萘醌的醌核上有羟基时,表现出与羧基相似的酸性,都能溶于碳酸氢钠水溶液中。

(2) 具有β-羟基蒽醌的酸性强于α-羟基蒽醌。由于β-羟基受羰基吸电子的影响,羟基上氧原子的电子云密度降低,从而使质子离解度增大,酸性较强,β-羟基蒽醌可溶于碳酸氢钠水溶液中;而α位上的羟基因与相邻羰基形成氢键缔合,降低了质子的解离度,故酸性很弱,只有氢氧化钠水溶液才能溶解。

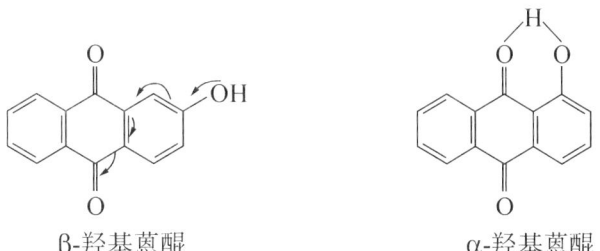

β-羟基蒽醌   α-羟基蒽醌

(3) 酚羟基数目增多,酸性增强。羟基蒽醌类的酸性一般随羟基数目的增多而增强,如3,6-二羟基蒽醌的酸性强于3-羟基蒽醌的酸性。同时与羟基的位置也有关,如1,8-二羟基蒽醌的酸性大于1,5-二羟基蒽醌。但邻二羟基蒽醌的酸性,由于相互形成氢键缔合,比只有一个羟基的蒽醌的酸性还弱。

根据醌类酸性强弱的差别,可用 pH 梯度萃取法进行这类化合物的分离。以游离蒽醌类衍生物为例,酸性强弱按下列顺序排列:

含—COOH＞2个以上β-OH＞1个β-OH＞ 2个α-OH ＞ 1个α-OH

依次可溶于： 　　5％碳酸氢钠　　　　　5％碳酸钠　 1％氢氧化钠　5％氢氧化钠

（二）碱性

由于羰基上氧原子的存在，蒽醌类化合物也具有微弱的碱性，能溶于浓硫酸中形成锌盐再转成碳正离子，同时伴有颜色的显著改变，如大黄酚为暗黄色，溶于浓硫酸中转为红色，大黄素由橙红色变为红色，其他羟基蒽醌在浓硫酸中一般呈红色至红紫色。

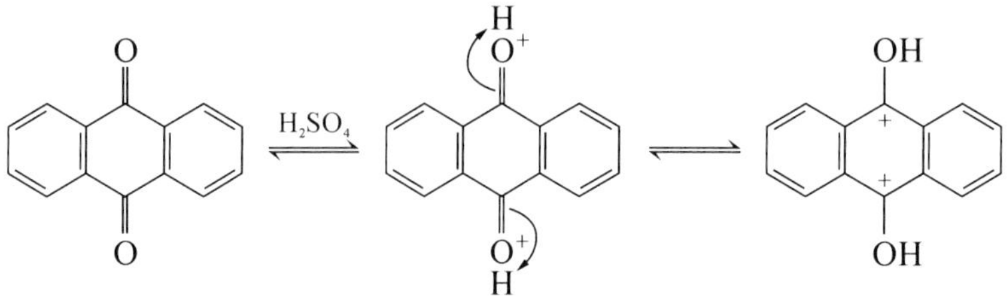

五、显色反应

醌类的颜色反应主要基于其氧化还原性以及分子中酚羟基的性质。

（一）碱液显色反应（Borntrager's 反应）

羟基醌类在碱性溶液中发生颜色变化，会使颜色加深，多呈橙色、红色、紫红色及蓝色。羟基蒽醌类化合物遇碱显红色至紫红色，其反应机理如下：

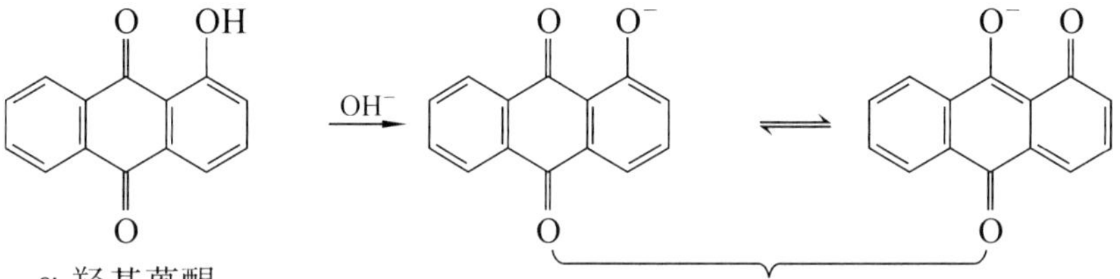

α-羟基蒽醌　　　　　　　　　　　　　　　　红色

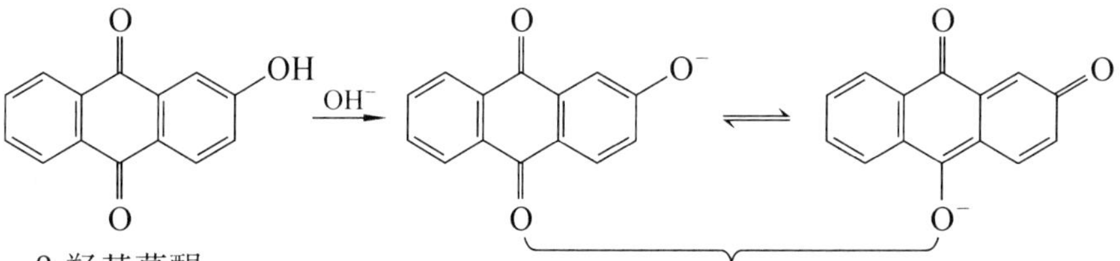

β-羟基蒽醌　　　　　　　　　　　　　　　　红色

该显色反应与形成共轭体系的酚羟基和羰基有关。因此羟基蒽醌以及具有游离酚羟基的蒽醌苷均可呈色，但蒽酚、蒽酮、二蒽酮类化合物则需氧化形成羟基蒽醌类化合物后才能显红色。

知识链接

如何检查中药中是否含有蒽醌类化合物？

可采用 Borntrager's 反应进行鉴别，操作如下：取样品粉末约 0.1 g，加 10％硫酸溶液 5 mL，置于水浴上加热 2～10 min，趁热过滤，滤液冷却后加乙醚 2 mL 振摇，静置后分取醚层溶液，加入 5％氢氧化钠溶液 1 mL，振摇。如有羟基蒽醌存在，醚层则由黄色褪为无色，而水层显红色。

（二）与乙酸镁的反应

在蒽醌类化合物中，如果有 α-酚羟基或邻二酚羟基结构，则可与 Pb^{2+}、Mg^{2+} 等金属离子形成配合物。以乙酸镁为例，生成物可能具有下列结构：

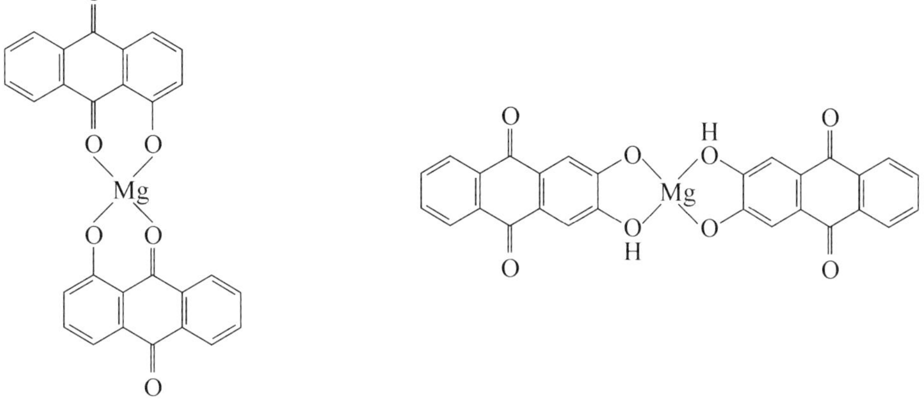

当蒽醌类化合物具有不同的结构时，与乙酸镁形成的配合物也具有不同的颜色，如果核上只有一个 α-OH 或一个 β-OH，或两个羟基不在同一环上，显橙黄色至橙色；如已有一个 α-OH，并另有一个 OH 在邻位，则呈蓝色至蓝紫色，若在间位则显橙红色至红色，在对位则显紫红色至紫色。此反应可用于羟基位置的确定。

（三）对亚硝基-二甲苯胺反应

本反应可作为蒽酮类化合物的定性鉴别反应，蒽酮中羰基对位的亚甲基上的氢很活泼（尤其是 1,8-二羟基衍生物），可与 0.1% 对亚硝基-二甲苯胺吡啶溶液反应缩合而产生各种颜色，如紫色、绿色、蓝色及灰色等，随分子结构不同而不同。1,8-二羟基衍生物均呈绿色。

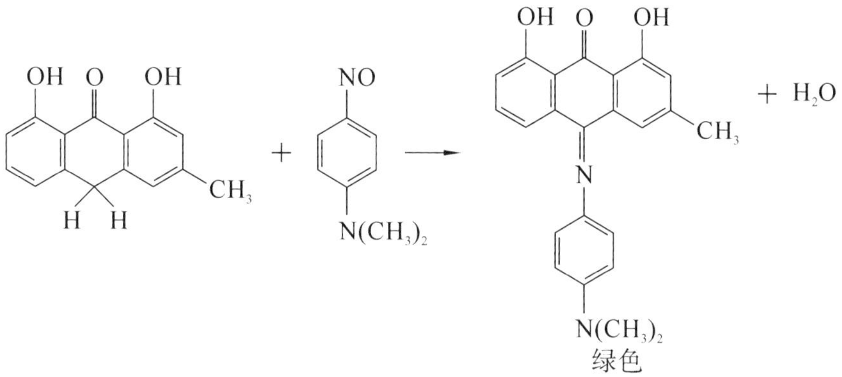

第三节 提取与分离

一、提取

（一）有机溶剂提取法

游离蒽醌类的极性较小，可用极性较小的有机溶剂提取。蒽醌苷类极性较苷元大，故可用甲醇、乙醇和水提取。实际工作中，一般选甲醇或乙醇作为提取溶剂，可以把不同类型、不同存在状态、性质各异的蒽醌类化合物都提取出来，所得的总醌类提取物可进一步纯化与分离。

（二）碱提酸沉法

具有游离酚羟基或羧基的醌类化合物，与碱成盐，溶于碱水中而被提取，提取液加酸酸化后酚羟基游离而沉淀析出。

（三）水蒸气蒸馏法

此法适用于分子量小、有挥发性的苯醌及萘醌类化合物的提取。

（四）其他方法

近年来超临界流体萃取法和超声波提取法在蒽醌类成分的提取中也有应用，它们既提高了提取率，又避免了蒽醌类化合物的分解。

二、分离

（一）蒽醌苷类与游离蒽醌类的分离

蒽醌苷类与游离蒽醌类化合物的溶解性不一样，前者易溶于水，后者易溶于有机溶剂如氯仿，因而常用与水不混溶的有机溶剂萃取或回流提取蒽醌类粗提物，即可将两者分开。但应当注意一般羟基蒽醌衍生物及其相应的苷类在植物体内多以钾、钠、钙盐形式存在，为充分提取出蒽醌衍生物，必须预先加酸酸化使之全部游离后再进行提取。

（二）游离蒽醌类的分离

1. pH 梯度萃取法

pH 梯度萃取法是分离游离蒽醌类的常用方法。根据蒽醌类化合物的 α 与 β 位羟基酸性差异及羟基的有无，使用不同碱性的水溶液，从有机溶剂中提取蒽醌类化合物。其流程如图 7-1 所示。

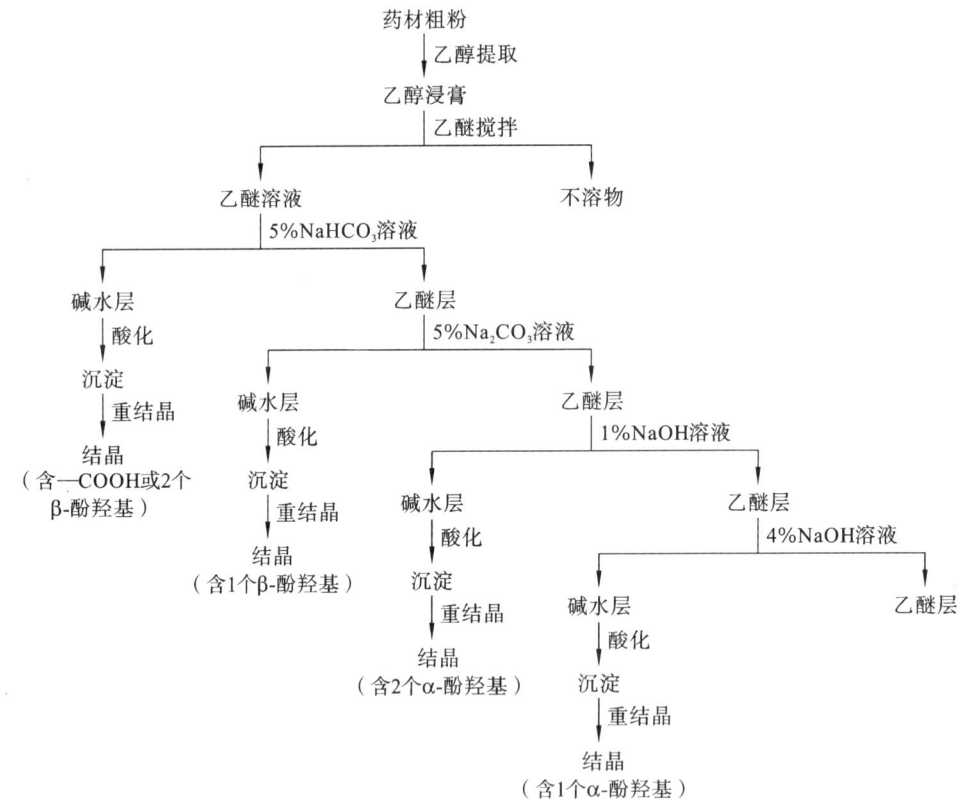

图 7-1 提取蒽醌类化合物的流程图

2. 色谱法

色谱法是系统分离羟基蒽醌类化合物的一种有效方法，当药材中含有一系列结构相似、酸性强弱差别不明显的蒽醌类化合物时，采用 pH 梯度萃取法分离常有一定的局限性，必须经过色谱法才能得到满意的分离。柱色谱中常用的吸附剂是硅胶，一般不用氧化铝，尤其是碱性氧化铝，以避免与酸性的蒽醌发生不可逆吸附而难以洗脱。另外，也可采用聚酰胺柱色谱法对游离羟基蒽醌进行分离。

（三）蒽醌苷类的分离

蒽醌苷类因其分子中含有糖,故极性较大,水溶性较强,分离和精制都较困难,一般采用色谱法。在进行色谱分离之前,往往采用溶剂法处理粗提物,除去大部分杂质,制得较纯的总苷后再进行色谱分离。

1. 溶剂法

在用溶剂法纯化总蒽醌苷提取物时,一般采用乙酸乙酯、正丁醇等极性较大的有机溶剂,将蒽醌苷类从水溶液中提取出来,使其与水溶性杂质相互分离。

2. 色谱法

过去主要应用硅胶柱色谱。近年来葡聚糖凝胶柱色谱和反相硅胶柱色谱得到普遍应用,使极性较大的蒽醌苷类化合物也能得到有效分离。另外高速逆流色谱、毛细管电泳也已广泛应用于蒽醌苷类的分离。

第四节　检　识　技　术

一、理化检识技术

醌类化合物的理化检识,一般利用 Feigl 反应、无色亚甲蓝显色反应和 Keisting-Craven 反应来鉴定苯醌、萘醌。利用 Borntrager's 反应初步确定羟基蒽醌类化合物;利用对亚硝基-二甲苯胺反应鉴定蒽酮类化合物。鉴定反应可在试管中进行,也可在纸色谱或薄层色谱上进行。

二、色谱检识技术

1. 薄层色谱

吸附剂多采用硅胶、聚酰胺,展开剂多采用混合溶剂,如苯、苯-甲醇(9∶1)、庚烷-苯-氯仿(1∶1∶1)等,蒽醌苷类采用极性较大的溶剂系统。

蒽醌及其苷类在可见光下多显黄色,在紫外灯下则显黄棕色、红色、橙色等荧光,若用氨熏或以10%氢氧化钾甲醇溶液、3%氢氧化钠或碳酸钠溶液喷之,则颜色加深或变色。亦可用0.5%醋酸镁甲醇溶液,喷后90 ℃加热5 min,再观察颜色。

2. 纸色谱

羟基蒽醌类的纸色谱一般在中性溶剂系统中进行,可用水、乙醇、丙酮等与石油醚、苯混合使达饱和,分层后取极性小的有机溶剂层进行展开,常用展开剂如石油醚以甲醇饱和、正丁醇以浓氨水饱和等。显色剂一般用0.5%乙酸镁甲醇液,根据羟基的不同位置可显不同颜色的斑点,也可用2%氢氧化钠或氢氧化钾溶液喷雾,显红色斑点。

蒽醌苷类具有较强的亲水性,采用含水量较大的溶剂系统展开,才能得到满意结果。常用的展开剂有苯-丙酮-水(4∶1∶2)、苯-吡啶-水(5∶1∶10)、氯仿-甲醇-水(2∶1∶1下层)等。

目标检测

目标检测
答案

一、选择题

（一）单项选择题

1. 大黄素型蒽醌母核上的羟基分布情况是（　　　）。

A. 一个苯环的 β 位　　　　　　　　B. 苯环的 β 位

C. 两个苯环的 α 或 β 位　　　　　　D. 一个苯环的 α 或 β 位　　　　　　E. 在醌环上

2. 下列化合物泻下作用最强的是（　　　）。

A. 大黄素　　　　　　　　　　B. 大黄素葡萄糖苷　　　　　　　　C. 番泻苷 A

D.大黄素龙胆双糖苷   E.大黄酸葡萄糖苷

3. 下列蒽醌有升华性的是(   )。

A.大黄酚葡萄糖苷   B.大黄酚   C.番泻苷 A

D.大黄素龙胆双糖苷   E.芦荟苷

4. 下列化合物的酸性大小顺序是(   )。

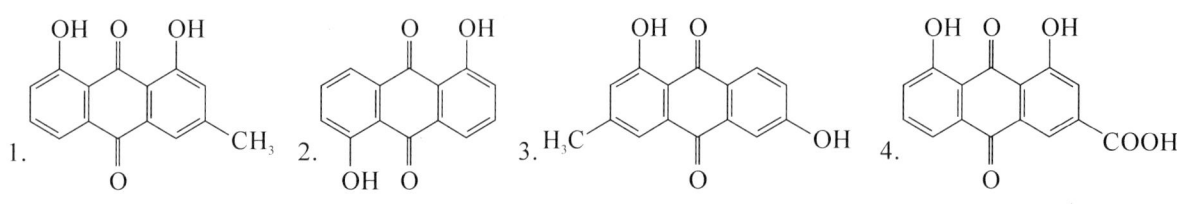

A.4>3>2>1   B.2>1>3>4   C.4>2>3>1

D.4>3>1>2   E.1>2>3>4

5. 能与碱液发生反应,生成红色化合物的是(   )。

A.羟基蒽酮类   B.羟基蒽醌类   C.蒽酮类   D.二蒽酮类   E.羟基蒽酚类

6. 对 Mg(Ac)$_2$ 呈蓝色至蓝紫色的是(   )。

A.1,8-二羟基蒽醌   B.1,4-二羟基蒽醌

C.1,2-二羟基蒽醌   D.1,4,8-三羟基蒽醌

E.1,5-二羟基蒽醌

7. 下列说法不正确的是(   )。

A.蒽醌多有酸性   B.蒽醌多有碱性

C.蒽醌多数可溶于5%NaOH 溶液   D.蒽醌一般可溶于5%醋酸溶液

E.蒽醌苷类一般具有可水解性

8. 可发生对亚硝基-二甲基苯胺反应的是(   )。

A.羟基蒽醌   B.羟基蒽酮   C.大黄素型   D.茜草素型   E.二蒽酮类

9. 采用柱色谱分离蒽醌类成分,不常选用的吸附剂是(   )。

A.硅胶   B.氧化铝   C.聚酰胺   D.磷酸氢钙   E.葡聚糖凝胶

10. 分离游离蒽醌与蒽醌苷,可选用下列哪种方法? (   )

A.氧化铝柱色谱法   B.离子交换色谱法   C.水与丙酮萃取

D.水与乙醚萃取   E.丙酮与乙醚萃取

(二)配伍选择题

HO O OH

R_2 —— R_1

O

A. R_1 = CH$_3$ R_2 = H

B. R_1 = COOH R_2 = H

C. R_1 = CH$_2$OH R_2 = H

D. R_1 = CH$_3$ R_2 = OH

E. R_1 = CH$_3$ R_2 = OCH$_3$

11. 大黄酚的结构是(   )。

12. 大黄素的结构是(   )。

13. 大黄酸的结构是(   )。

14. 芦荟大黄素的结构是(   )。

15. 大黄素甲醚的结构是(   )。

(三)多项选择题

16. 在下列高等植物中含蒽醌类化合物较多的科有(   )。

A.蓼科   B.茜草科   C.禾本科   D.豆科   E.唇形科

17. 下列化合物遇碱显黄色,经氧化后才显红色的是(   )。

A. 羟基蒽醌类　　B. 蒽酚　　　　C. 蒽酮　　　　D. 二蒽酮　　　　E. 羟基蒽醌苷

18. 分离羟基蒽醌的常用吸附剂为(　　)。

A. 硅胶　　　　　B. 聚酰胺　　　　C. 氧化铝　　　　D. 活性炭　　　　E. 葡聚糖凝胶

19. 下列哪些是游离蒽醌类化合物的一般性质？(　　　)

A. 有色晶体　　　B. 有荧光　　　　C. 升华性　　　　D. 亲脂性　　　　E. 强碱性

20. 用 5％ Na_2CO_3 溶液从含游离羟基蒽醌的氯仿溶液中萃取,能萃取出来的成分是(　　)。

A. 含 2 个 β-OH 的蒽醌　　　　　　B. 含 1 个 β-OH 的蒽醌

C. 含 2 个 α-OH 的蒽醌　　　　　　D. 含 2 个 α-OH 的蒽醌　　　　　E. 含羧基的蒽醌

二、问答题

1. 如何检识药材中的蒽醌类成分？常用的蒽醌类成分的检识方法有哪些？

2. 何谓 pH 梯度萃取法？如何应用 pH 梯度萃取法分离游离蒽醌类化合物？

3. 比较下列蒽醌的酸性强弱,并利用酸性的差异分离它们,写出流程。

A. 1,4,7-三羟基蒽醌　　　　　B. 1,5-二羟基-3-羧基蒽醌

C. 1,8-二羟基蒽醌　　　　　　D. 1-甲基蒽醌

（骆　航）

第八章

萜类与挥发油

扫码看 PPT

学习目标

【知识目标】

• 掌握萜类的定义及分类方法;挥发油的含义、组成、理化性质及提取与分离方法。

• 熟悉萜类的分布及理化性质。

• 熟悉挥发油的鉴定方法。

• 了解青蒿素、紫杉醇等萜类活性成分及我国药学家在天然药物研究领域的卓越贡献。

【能力目标】

• 能利用挥发油的结构和性质从药材中提取与分离挥发油。

• 能用简易方法对挥发油进行鉴定。

• 能辨认常见萜类化合物的结构类型。

【思政育人目标】

• 通过屠呦呦发现青蒿素的故事,学习我国老一辈科学家刻苦钻研的科学精神和热爱祖国的高尚情操,进一步增强民族自豪感。

• 培养学生求真务实、积极探索的科学精神。

学习思维导图

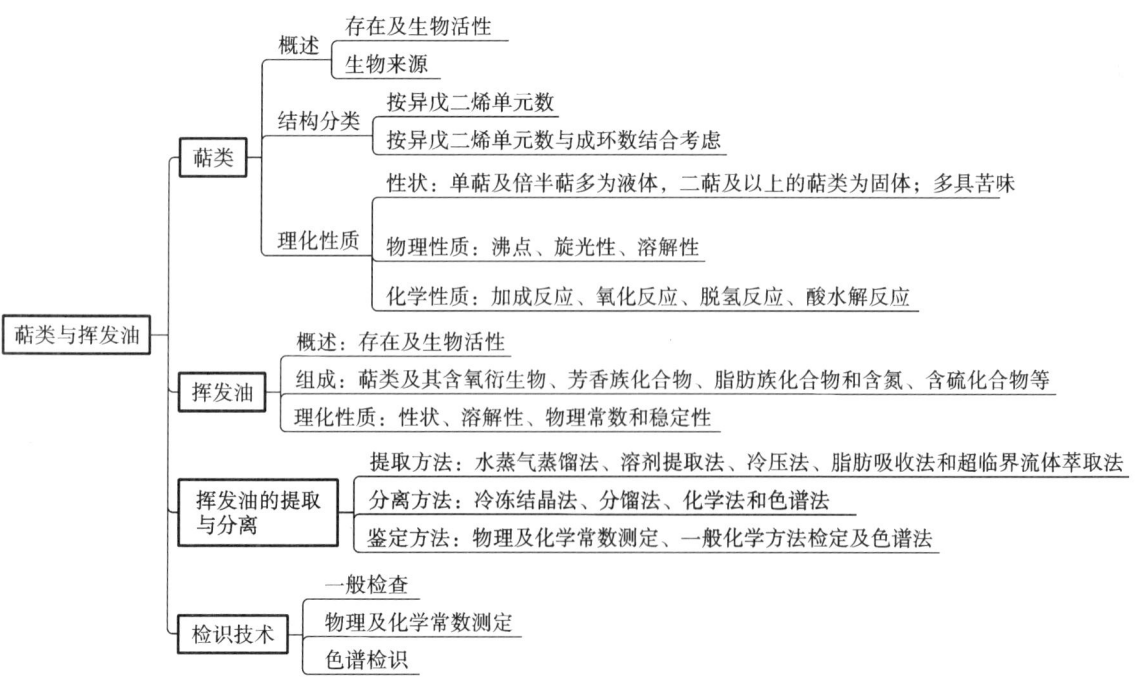

第一节 萜 类

萜类是天然活性物质的重要来源,其研究一直较为活跃。近年来,人们对海洋生物中含有的萜类成分也有一定的研究。有关文献统计,截至目前,已发现的萜类化合物超过了 30000 种(包括部分合成物)。

知识链接

萜类化合物的生物来源

萜类化合物是天然产物中数量最多的一类化合物,其骨架庞大,生物活性多样,在植物界分布极为广泛,藻类、菌类、地衣类、苔藓类、蕨类、裸子植物和被子植物中都有萜类化合物的存在,其中以被子植物中最为丰富。

挥发油是医药工业和香料的重要原料,植物中所含挥发油主要是单萜和倍半萜。其中单萜类成分常见于唇形科、伞形科、樟科、松科等植物的腺体、油室和树脂道。倍半萜类成分在芸香目、山茱萸目、木兰目和菊目中大量存在,青蒿素就是从菊科植物黄花蒿中提取与分离得到的倍半萜,我国药学前辈、中国中医科学院中药研究所屠呦呦教授在 2015 年获得诺贝尔生理学或医学奖,以表彰她和相关科研人员在抗疟药物青蒿素的研究中做出的卓越贡献。二萜类则主要分布在豆科、菊科、唇形科、茜草科、五加科、马兜铃科、大戟科、杜鹃花科和橄榄科等植物中,是形成树脂的主要成分。二倍半萜主要分布于菌类、地衣类、羊齿植物、海洋生物及昆虫的分泌物中,总体数量较少。三萜是构成植物皂苷和树脂的重要物质,四萜主要是一些脂溶性色素,颜色鲜艳,一般为黄橙色或红色,在植物中也有广泛分布。

一、定义、分类及分布

萜类是一类由甲戊二羟酸衍生而成的,基本碳架多具有两个或两个以上异戊二烯单元(C_5H_8)结构特征的化合物。萜类化合物一般按照其所含异戊二烯单元数进行分类,具体分类见表 8-1。

表 8-1 萜类化合物的分类及存在形式

类 别	碳原子数	异戊二烯单元数	存 在 形 式
半萜	5	1	植物叶
单萜	10	2	挥发油
倍半萜	15	3	挥发油
二萜	20	4	树脂、苦味素、植物醇、叶绿素
二倍半萜	25	5	海绵、植物病菌、昆虫代谢物
三萜	30	6	皂苷、树脂、植物乳汁
四萜	40	8	植物胡萝卜素
多萜	>40	>8	橡胶、硬橡胶

本章主要介绍单萜、倍半萜、二萜及二倍半萜,三萜类化合物另章介绍。四萜类化合物主要为胡萝卜烃类色素,多萜类化合物主要为橡胶及硬橡胶,这些内容在有机化学中已简要介绍,本章不再赘述。

二、结构类型

萜类成分的结构类型见表 8-2、表 8-3 和表 8-4。

表 8-2　单萜类成分的结构类型

结 构 类 型	活 性 成 分	来　　源	生 物 活 性
无环单萜	柠檬醛	来源于柠檬草油、柠檬油、白柠檬油、柑橘油、山苍子油、马鞭草油	顺反异构体通常混合共存，但以反式柠檬醛为主，为重要的香料
	香叶醇	来源于香叶天竺葵油及另一种香茅，习称牻牛儿醇、玫瑰油	香料工业不可缺少的原料
单环单萜	紫罗兰酮	来源于千屈菜科指甲花的挥发油	工业上由柠檬醛与丙酮缩合制备
	胡椒酮	来源于芸香草（含量可达35％以上）等多种中药的挥发油，习称辣薄荷酮、洋薄荷酮	有松弛平滑肌作用，是治疗支气管哮喘的有效成分
	桉油精	来源于桉叶、桉叶油	有似樟脑的香气，用作防腐杀菌剂
	薄荷醇	来源于薄荷油	薄荷醇具有弱的镇痛、止痒和局麻作用，亦有防腐、杀菌和清凉作用
双环单萜	茴香酮	来源于伞形科植物茴香的果实	樟脑的异构体，有与樟脑相似的某些局部刺激作用
	龙脑	来源于龙脑香树的树干、艾纳香的全草，即中药冰片	用于香料、清凉剂及中成药

结 构 类 型	活 性 成 分	来 源	生 物 活 性
双环单萜	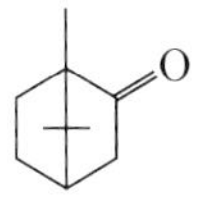 樟脑	来源于菊蒿油,合成品为消旋体,消旋体在菊蒿油中亦有存在	樟脑有局部刺激作用和防腐作用,可用于神经痛、炎症及跌打损伤
环烯醚萜	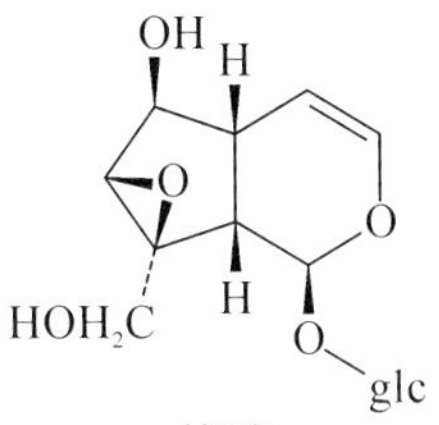 梓醇	来源于地黄等植物	降血糖,并有较好的利尿及迟缓性泻下作用
	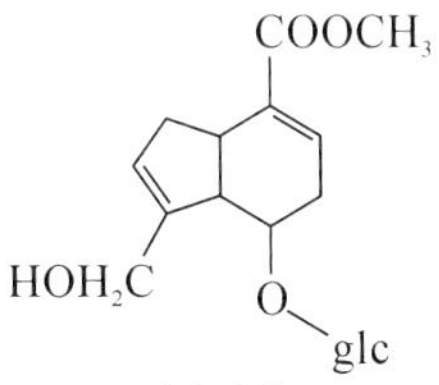 栀子苷	来源于栀子等植物	有一定的泻下作用
	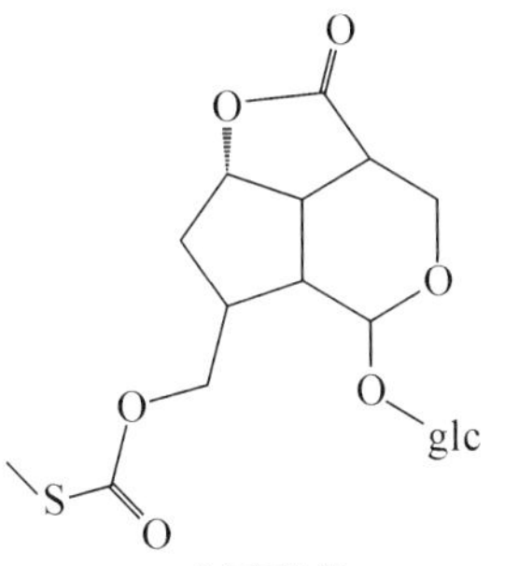 鸡屎藤苷	来源于鸡屎藤等植物	泻下药,作用较为缓和
	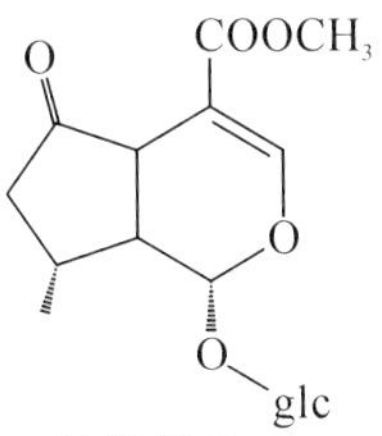 马鞭草苷	来源于马鞭草等植物	具有与麦角相似的收缩子宫作用,也是副交感神经作用器官的兴奋剂,并有镇咳作用
裂环环烯醚萜	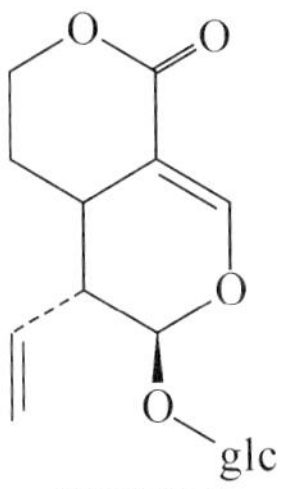 獐牙菜苷	来源于獐牙菜等植物	具有清热解毒、利胆健胃之功效

续表

结构类型	活性成分	来源	生物活性
裂环环烯醚萜	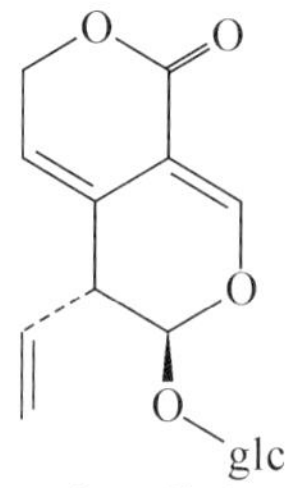 龙胆苦苷	来源于龙胆、当药及獐牙菜等植物	具有利胆、抗炎、健胃、降压等作用

表 8-3　倍半萜类成分的结构类型

结构类型		活性成分	来源	生物活性
无环倍半萜		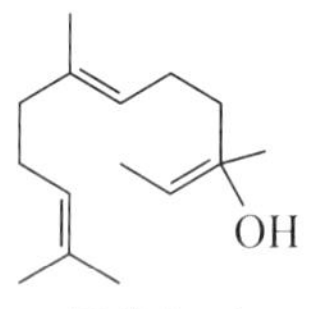 橙花叔醇	来源于橙花油、甜橙油、依兰油、檀香油、秘鲁香脂等	用于配制玫瑰型、紫丁香型等香精。持久性好,有一定的协调性能和定香作用
		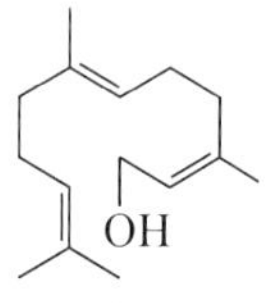 金合欢醇	来源于金合欢油、橙花油、香茅油等	重要的高级香料原料
单环倍半萜		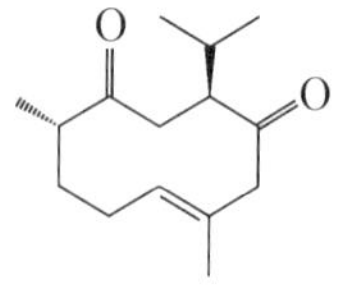 莪术二酮	从莪术提取物莪术油中分离的一种单环倍半萜类化合物	具有抗肿瘤活性,临床上对宫颈癌疗效较好
		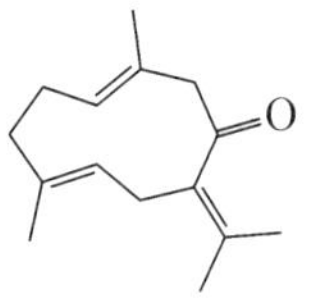 吉马酮	来源于牻牛儿苗科植物大根老鹳草、杜鹃花科植物兴安杜鹃叶的挥发油	用于平喘、镇咳
双环倍半萜	杜松烷型倍半萜	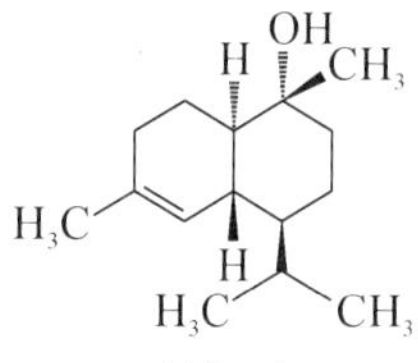 杜松醇	来源于杜松植物、柳杉植物的挥发油	具有杀菌、除虫等作用

续表

结 构 类 型		活 性 成 分	来 源	生 物 活 性
双环倍半萜	桉烷型倍半萜	桉叶醇	来源于苍术、白术植物的挥发油	具有镇静、镇痛、抗癫痫等中枢神经系统作用,以及修复胃黏膜损伤等作用
	愈创木烷型倍半萜	莪术醇	来源于莪术根茎的挥发油	具有抗肿瘤作用
	芳香型倍半萜	R₁=CH₂OH,R₂=CH₃ R₁=CHO,R₂=CH₃ septemlobin A、B	来源于茄科茄属植物青杞果实	抑制肿瘤细胞
	香根螺烷型倍半萜	septemlobin C	来源于茄科茄属植物青杞干燥全株	抑制肿瘤细胞
	薁类倍半萜化合物	泽兰苦内酯	来源于圆叶泽兰等植物	抗癌活性成分之一
	其他倍半萜	青蒿素	来源于中药青蒿(黄花蒿)等植物,该成分为具有过氧结构的倍半萜内酯	有很好的抗恶性疟疾活性,其多种衍生物制剂已用于临床

续表

结 构 类 型	活 性 成 分	来 源	生 物 活 性
其他 倍半萜	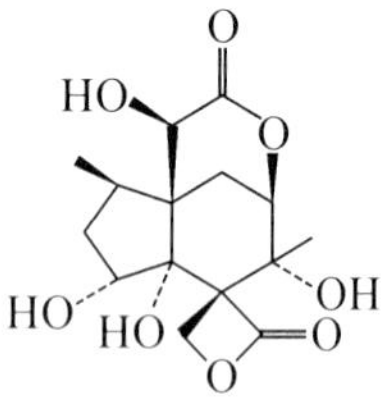 莽草毒素	来源于莽草（即毒八角）果实、叶、树皮的双内酯倍半萜化合物	对人体有毒
	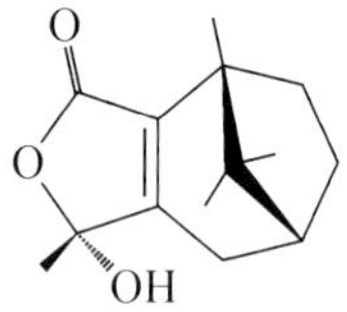 广藿香半缩酮C	来源于广藿香地上部分挥发油	具有较好的舒张血管作用

表 8-4　二萜类成分的结构类型

结 构 类 型	活 性 成 分	来 源	生 物 活 性
无环二萜	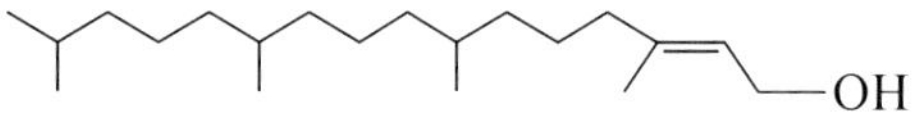 植物醇	广泛存在于植物中的叶绿素组成成分	维生素 E 和维生素 K_1 的合成原料
单环二萜	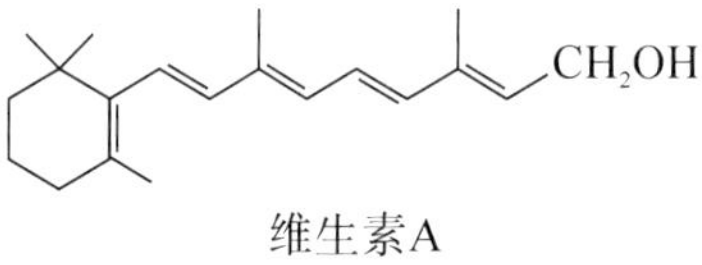 维生素A	来源于动物肝脏,特别是鱼肝中含量更丰富,往往以酯的形式存在	保证正常夜视力所必需的物质
双环二萜	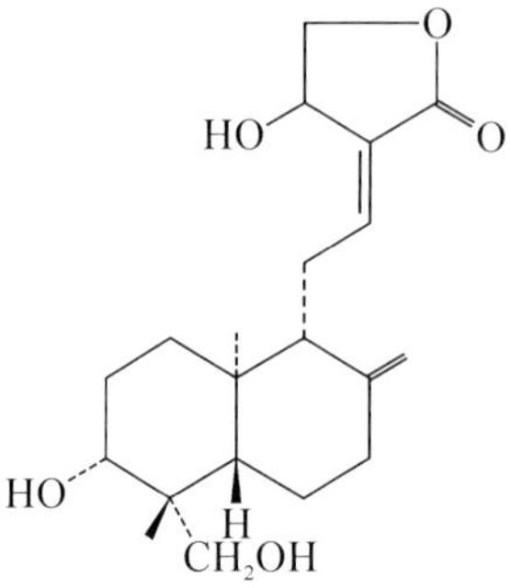 穿心莲内酯	来源于穿心莲的叶	临床已用于治疗急性菌痢、胃肠炎、咽喉炎、感冒发热等

续表

结构类型	活 性 成 分	来 源	生 物 活 性
三环二萜	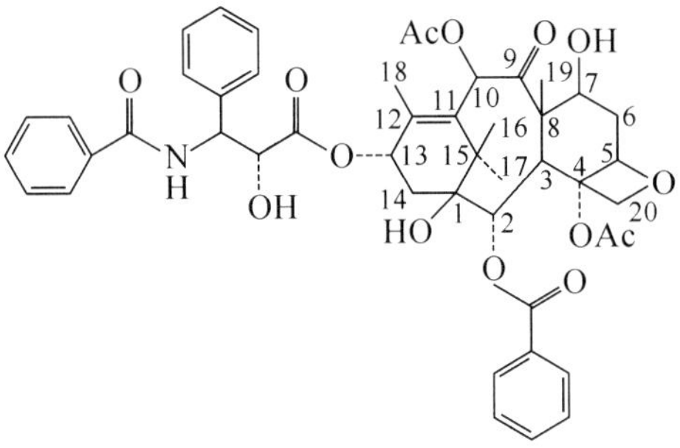 紫杉醇	来源于红豆杉属植物树皮	具有抗癌活性
四环二萜	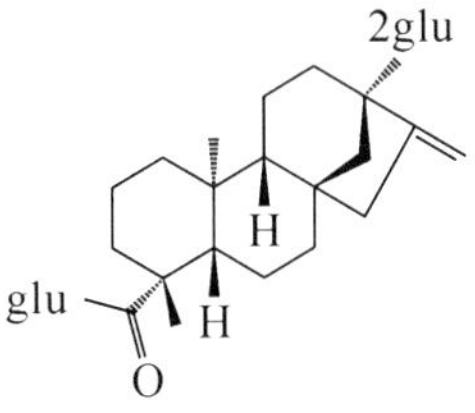 甜菊苷	来源于菊科植物甜叶菊的叶,是其所含有的主要强甜味成分	常用的天然甜味剂

知识链接

紫杉醇

紫杉醇(taxol)是存在于红豆杉属(*Taxus*)多种植物中的具有抗癌作用的三环二萜类化合物,临床上用于治疗卵巢癌、乳腺癌和肺癌等,有较好疗效。现已从该属植物中分离出 500 多种紫杉烷二萜衍生物。

1992 年底,紫杉醇由美国 FDA 批准上市,其销售额高居世界抗癌药物之首,为 20 世纪 90 年代国际抗肿瘤药三大成就之一。但紫杉醇原料药供应长期不足,我国学者针对红豆杉生长速度缓慢这一环节,进行了科技攻关,掌握了红豆杉快速繁育技术,使红豆杉经过 4～5 年生长就可以用来提取紫杉醇,使大量提取紫杉醇制成抗癌药物成为可能,也使我国逐渐成为紫杉醇原料药和制剂的生产大国。

三、理化性质

(一)性状

1. 颜色

萜类化合物多数缺乏长的共轭系统,没有颜色;少数萜类如四萜胡萝卜素类化合物、薁类倍半萜化合物结构中有较长的共轭双键系统,分别显橙黄色至深红色及蓝色。

2. 状态

小分子的单萜及倍半萜在常温下多为油状液体,少数为低熔点固体结晶,多数具有挥发性及特异性香气。二萜、二倍半萜、三萜和四萜类多为固体结晶或粉末,无挥发性。萜苷多为固体结晶或粉末,不具挥发性。

3. 味道

萜类化合物多具苦味,尤其是环烯醚萜、倍半萜、二萜及三萜类化合物,早年称苦味素。也有少数萜具有较强甜味,如甜菊苷、甘草苷。

(二)物理性质

1. 沸点

单萜及倍半萜(萜苷除外)可随水蒸气蒸馏,其沸点随其结构中的 C_5 单元数、双键数、含氧基团数的升高而规律性地升高。

2. 旋光性

大多数萜类化合物具有手性碳原子,有光学活性。

3. 溶解性

萜类化合物难溶于水,溶于甲醇、乙醇,易溶于乙醚、氯仿、乙酸乙酯、苯等亲脂性有机溶剂。含有羧基、酚羟基及内酯结构的萜还可分别溶于碳酸氢钠或氢氧化钠溶液,加酸使之游离或环合后,又可自水中析出或转溶于亲脂性有机溶剂。萜苷类化合物随分子中糖数目的增加,水溶性增强,脂溶性降低,一般能溶于热水,易溶于甲醇及乙醇,不溶或难溶于亲脂性有机溶剂。含羧基、内酯结构的萜类能溶于碱水或加热时溶于碱水,酸化后又可重新析出(碱溶酸沉法)。此性质可用于分离和纯化此类结构的萜。

(三)化学性质

萜类化合物对热、光、酸及碱较敏感,长时间接触,常会引发氧化、重排及聚合反应,导致结构改变,因此在提取、分离及储存萜类化合物时,应注意尽量避免这些因素的影响。

1. 加成反应

卤素、卤化氢、亚硝酰氯、亚硫酸氢钠和吉拉德(Girard)试剂等,可以与含有双键和醛、酮等羰基的萜类化合物发生加成反应,得到结晶性产物。例如:与溴的加成反应,萜类成分的双键在冰乙酸或乙醚与乙醇的混合溶液中与溴发生反应,在冰冷却的条件下,可滤取析出的结晶性加成物。

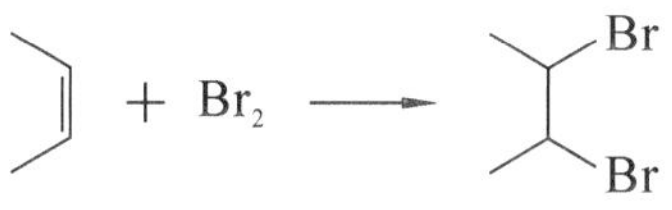

该反应一方面可供识别萜类化合物分子中不饱和键的存在和不饱和度,另一方面,由于加成产物可以形成完好的晶形,可用于萜类成分的分离与纯化。

2. 氧化反应

臭氧、铬酐(三氧化铬)、高锰酸钾和二氧化硒等氧化剂可以在不同的条件下,将萜类成分中各种基团氧化,生成不同的氧化产物。在工业生产中此性质应用较多。例如:薄荷醇氧化成薄荷酮的反应如下。

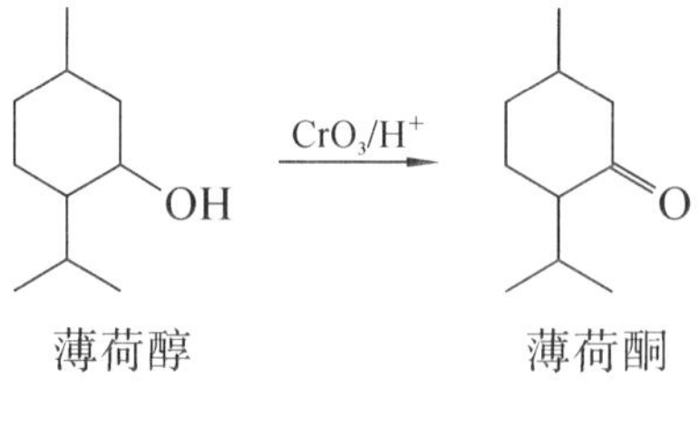

薄荷醇　　　　　　薄荷酮

该反应既可用来测定分子中双键的位置,也可用于萜类化合物的醛酮合成。

3. 脱氢反应

将萜类成分与硫或硒共热(200～300 ℃)而实现脱氢,这一反应通常在惰性气体的保护下,用铂黑或钯作为催化剂。例如,薄荷酮的脱氢反应。环萜的碳架因脱氢转变为芳香烃类衍生物,所得芳香烃类衍生物容易通过波谱或化学方法鉴定,因此,脱氢反应可用于萜类化合物的结构测定。

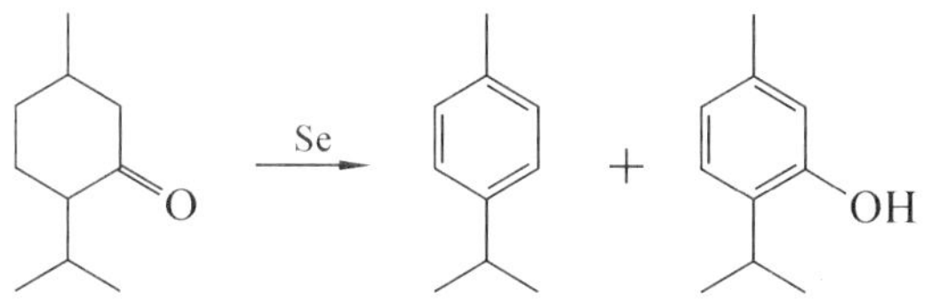

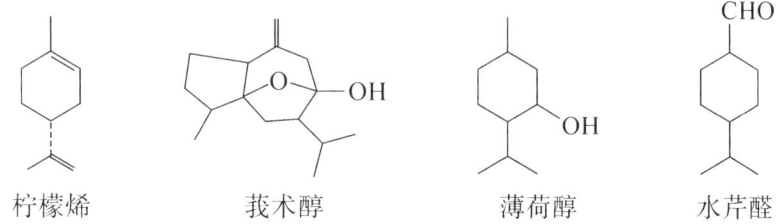

薄荷酮

4. 酸水解反应

环烯醚萜类化合物在植物中以葡萄糖苷的形式存在,对酸很敏感,其苷键易被酸水解断裂。其苷元具有半缩醛结构,性质活泼,容易进一步发生聚合等反应而变黑色。如玄参、地黄、龙胆经炮制或久置后变黑,就是植物中所含环烯醚萜苷水解所致。

第二节 挥 发 油

挥发油又称精油,在植物界中分布广泛,主要存在于芳香植物中。我国栽培和野生的芳香植物有300多种,能供药用的有芸香科、菊科、伞形科、姜科、樟科、唇形科、禾本科、马鞭草科、马兜铃科等。

挥发油是一类在常温下能挥发,与水不相混溶,可随水蒸气蒸馏并具有芳香气味的油状液体的总称,多具有祛痰、止咳、平喘、驱风、健胃、解热、镇痛、抗菌消炎作用。例如香柠檬油对淋球菌、葡萄球菌、大肠杆菌和白喉菌有抑制作用;丁香油有局部麻醉、镇痛作用;土荆芥油有驱虫作用;薄荷油有清凉、驱风、消炎、局麻作用等。挥发油不仅在医药上有重要作用,在香料工业、食品工业及化学工业上也有广泛应用。

一、挥发油的组成

挥发油是混合物,按化学结构不同可将挥发油中所含的化学成分分为四种类型:萜类化合物、芳香族化合物、脂肪族化合物、含硫和含氮化合物以及它们的含氧衍生物。其中萜类化合物是挥发油的主要组成部分,且含氧衍生物是挥发油具有生物活性和芳香气味的代表成分。

1. 萜类化合物及其含氧衍生物

挥发油中的萜类成分主要是单萜和倍半萜及其含氧衍生物。单萜和倍半萜及其含氧衍生物构成了挥发油的主要活性成分。其中,它们的含氧衍生物多具有较强的生物活性,并且是挥发油具芳香气味的主要组成成分。

柠檬烯　　　　莪术醇　　　　薄荷醇　　　　水芹醛

2. 芳香族化合物

挥发油中的芳香族化合物大多为苯丙素衍生物,如桂皮挥发油中具有解热镇痛作用的桂皮醛等。

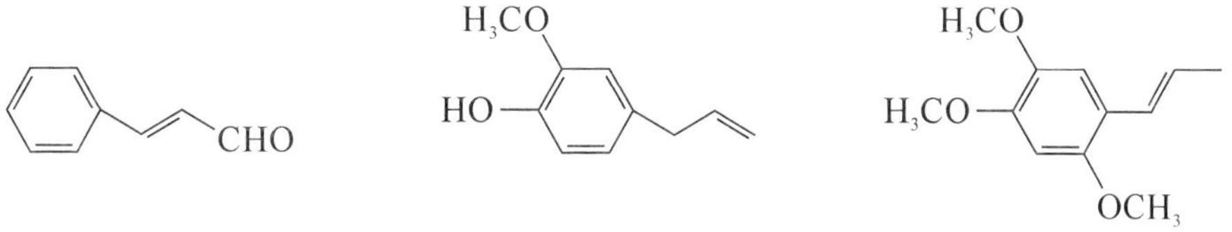

桂皮醛　　　　　丁香酚　　　　　α-细辛醚

3. 脂肪族化合物

挥发油中的脂肪族成分多为一些小分子化合物,具有挥发性。如鱼腥草所含挥发油主要有效成分为癸酰乙醛,具有抗菌作用,有鱼腥气味。

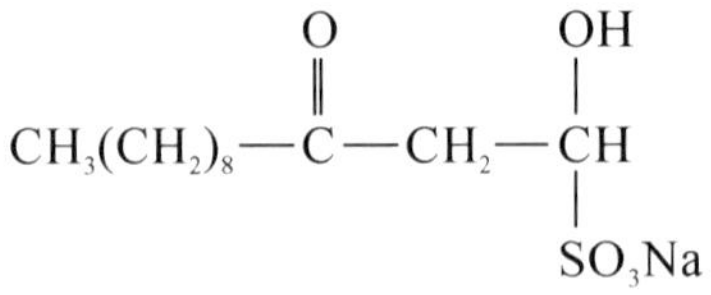

鱼腥草素 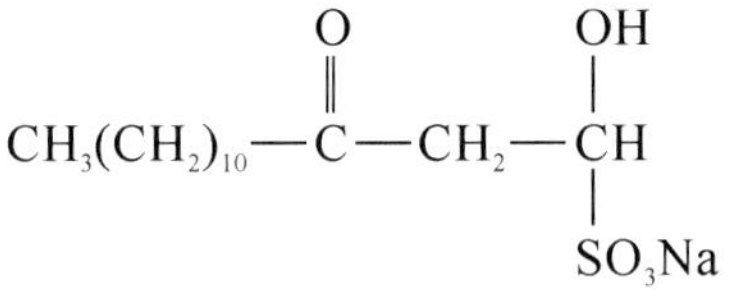   新鱼腥草素

4. 含硫和含氮化合物

少数挥发油中有含硫和含氮化合物。如临床上可治疗痢疾、百日咳、肺结核、头癣及阴道滴虫病等的大蒜辣素。

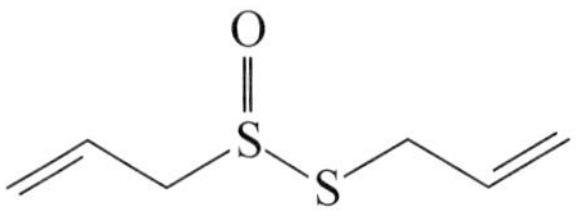

大蒜辣素

二、理化性质

(一) 性状

1. 颜色

挥发油在常温下大多为无色或微黄色的油状液体,有少数具有其他颜色。如在挥发油分馏时,高沸点馏分中见到蓝色、紫色或绿色现象时,表示可能有薁类化合物的存在,洋甘菊油因含有薁类化合物而显蓝色,苦艾油显蓝绿色,麝香草油显红色。

2. 状态

挥发油在常温下为透明液体,低温时某些挥发油中含量高的主要成分可析出结晶,这种析出物称为"脑",滤除脑的油称为"脱脑油",如薄荷脑、樟脑等。

3. 挥发性

挥发油在常温下可自行挥发不留任何痕迹,这是挥发油与脂肪油的显著区别。

4. 气味

大多数挥发油具有强烈的香气和辛辣味灼烧感,呈中性或酸性。少数有其他特殊的气味,如鱼腥草油有腥气,土荆芥油有臭气。挥发油的气味往往作为其品质优劣或鉴别的重要依据。

(二) 溶解性

挥发油易溶于石油醚、乙醚、氯仿、苯和二硫化碳等有机溶剂中,挥发油在乙醇中的溶解度随乙醇浓度的增大而增大。挥发油难溶于水,在水中只能溶解极少量,溶解的部分主要是含氧化合物。常利用这一性质将挥发油制成芳香水剂,如薄荷水等。

(三) 物理常数

挥发油由多种成分组成,由于各种挥发油的化学成分种类及比例基本稳定,所以其物理常数有一定的范围,据此可以鉴别不同类型的挥发油。挥发油无确定的沸点,通常沸点为 70～300 ℃,具有随水蒸气而蒸馏的特性;挥发油多数比水轻,少数比水重。挥发油的相对密度为 0.85～1.065;挥发油几乎均有光学活性,比旋度为 +97°～+117°;挥发油具有强折光性,折光率为 1.43～1.61。

(四) 稳定性

挥发油对光、空气和热均比较敏感,挥发油与空气、光长期接触会逐渐氧化变质,使其相对密度增大、颜色变深、失去原有的香气,并逐渐聚合成树脂样物质,不能再随水蒸气蒸馏。故挥发油制备方法的选择是很重要的,其产品宜储存于棕色瓶中,装满、密塞并在阴凉处低温保存。

第三节　挥发油的提取与分离

一、提取

1. 水蒸气蒸馏法

由于挥发油与水互不相溶,受热后,两者蒸气压的总和与大气压相等时,溶液即开始沸腾,持续加热,挥发油即可随水蒸气蒸馏出来。水蒸气蒸馏法是从中草药中提取挥发油最常用的方法,根据操作方式不同,分为两种形式。第一种是共水蒸馏法,是将已粉碎的药材放入蒸馏器中加水浸泡后,直接加热蒸馏,或者将原材料置于有孔隔层板网上,产生的蒸汽通过原料时,使挥发油与水蒸气一起蒸出。此法操作简单,但因原料易受强热而焦化,或使成分发生分解,所以挥发油香气易发生变化,从而降低了挥发油应有的品质,因此操作过程中应加以注意。另一种方法为通入水蒸气蒸馏法,是将水蒸气通入待提取的药材中,使挥发油和水蒸气一起蒸出,避免了高温直火对挥发油质量的影响。

馏出液中的挥发油,大多数因难溶或不溶于水而油水分层,如果挥发油在水中溶解度稍大,不易分层,可加氯化钠或硫酸钠等进行盐析,降低挥发油在水中的溶解度,使挥发油自水中析出,从而与水分层,或盐析后用低沸点有机溶剂萃取,低温蒸去萃取溶剂即得挥发油。

2. 脂肪吸收法

脂肪吸收法是指用油脂、活性炭或大孔吸附树脂等吸附性材料吸附植物的香气成分,再用低沸点有机溶剂将被吸收的成分提取出来的方法。此法适用于热敏性的贵重挥发油,如玫瑰油和茉莉花油的提取,即将新鲜花瓣接触或浸入脂肪(常用无臭味的豚脂 3 份和牛脂 2 份的混合物)内,使挥发油完全被脂肪吸收,所得的脂肪称为"香脂",可直接供香料工业使用,也可用无水乙醇处理后再将挥发油从脂肪中提取出来。此法成本较高,但所得挥发油香味纯正。

3. 溶剂提取法

溶剂提取法是指选用极性较小的有机溶剂如乙醚、石油醚(30~60 ℃)等,采用回流提取法或冷浸法,提取液低温蒸去溶剂即得浸膏。此法所得浸膏会使其他脂溶性无效成分如树脂、油脂、蜡等也同时被提出。一般用热乙醇溶解浸膏,放置冷却,过滤除去沉淀后,减压蒸去乙醇即可得较纯的挥发油。

4. 冷压法

挥发油含量较高的新鲜药材,如橘、柑、柠檬果皮等原料,可经撕裂、捣碎冷压后静置分层,或用离心机分出油分,即得粗品。此法在常温下进行,产品保持原有挥发油的新鲜香味,但所得的挥发油含有水分、黏液质及细胞组织等杂质,需进一步处理,同时此法很难将挥发油全部压榨出来,需再将压榨后的药渣进行水蒸气蒸馏,才能使挥发油提取完全。

5. 超临界流体萃取法

二氧化碳超临界流体萃取法具有低温处理、防止氧化和热解的优点,萃取效率高、没有溶剂残留、可以通过程序升压,用这种技术提取挥发油,所得的挥发油气味芳香纯正,明显优于其他方法。该法在月见草、桂花、柠檬、生姜等药材的挥发油的提取应用上均获得了良好的效果。

二、分离

从植物中提取出来的挥发油的纯度不高,含有一定的无效成分,或有效成分之间没有有效分离,根据要求和需要,可做进一步的分离与纯化,以获得活性较好、纯度较高的挥发油,其常用方法如下。

1. 冷冻结晶法

将挥发油置于低于 0 ℃ 的环境下，使含量高的成分析出结晶(脑)，如无结晶析出可以进一步降低温度至 -20 ℃ 左右，继续放置，直至结晶析出。例如薄荷油冷至 -10 ℃，12 h 后析出第一批粗脑，继续在 -20 ℃ 冷冻 24 h 后即析出第二批粗脑，粗脑加热熔融，在 0 ℃ 冷冻即可得较纯的薄荷脑。

2. 分馏法

挥发油的成分大多为单萜、倍半萜类化合物，因其结构中所含官能团种类不同，如双键和含氧官能团数量的不同，不同类型的挥发油的沸点各异，因此，可采用分馏法初步分离。挥发油沸点的高低有经验规律：分子量越小，沸点越低，如一般单萜烃的沸点小于倍半萜烃的沸点；同一萜烃中，不饱和度越高，沸点越低；萜烃的沸点小于相应含氧衍生物的沸点；同一类萜烃的含氧衍生物，含氧官能团的极性越大，沸点越高。为了防止结构发生改变，一般采用减压分馏法。

压力一定，按温度不同，萜类化合物一般可分为三个馏分，如表 8-5 所示。

表 8-5　萜类的沸程

类　　型	常压沸程(1.013×10^5 Pa)	减压沸程(1.333×10^3 Pa)
单萜烯类化合物	130～200 ℃	35～70 ℃
单萜含氧化合物(醛、酮、醇、酚和酯等)	200～230 ℃	70～100 ℃
倍半萜烯及其含氧衍生物和薁类化合物	230～300 ℃	100～140 ℃

将各馏分分别进行薄层色谱或气相色谱，必要时结合物理常数，如相对密度、折光率、比旋度等的测定，以分析挥发油的纯化程度，再经适当的处理分离获得纯品。如薄荷油在 200～220 ℃ 的馏分，主要是薄荷脑，在 0 ℃ 下低温放置，即可得到薄荷脑的结晶，再进一步重结晶可得纯品。

3. 化学法

(1) 酸、碱性成分的分离。

①碱性成分的分离：经检测若挥发油中含有碱性成分，可将挥发油溶于乙醚，用 10% 的盐酸或硫酸萃取，得酸水层，调节溶液为碱性，乙醚萃取，将乙醚液浓缩即可得碱性成分。

②酸、酚性成分的分离：将挥发油溶于等量乙醚中，先以 5% 碳酸氢钠溶液进行萃取，分出碱水层，加稀酸酸化后，用乙醚萃取，蒸去乙醚即得酸性成分。乙醚层继续用 2% 氢氧化钠溶液萃取，分出碱水层，酸化后，用乙醚萃取，蒸去乙醚即得酚性成分。由丁香中分离丁香酚使用的即是此法。

(2) 醛、酮类化合物的分离。

①亚硫酸氢钠法：将分出碱性、酸性、酚性成分的挥发油母液经水洗至中性，加入无水硫酸钠除去溶液中的水，加饱和亚硫酸氢钠溶液低温短时间振摇提取，使之与醛、酮类化合物发生可逆性加成反应。分出水层或加成物结晶，加酸或碱液处理，使加成物分解，以乙醚萃取，回收溶剂，得到挥发油中原有的醛、酮类化合物。注意提取时间不宜过长或温度不宜过高，否则有使双键与亚硫酸氢钠加成的可能，形成不可逆的双键加成物。如从柠檬挥发油中分离柠檬醛，反应条件不同，加成产物也各不相同。

②吉拉德试剂反应法：吉拉德(Girard)试剂是一类带有季铵基团的酰肼，常用的如 Girard T 和 Girard P。将分出碱性、酸性、酚性成分的挥发油，加入 10% 乙酸和吉拉德试剂的乙醇溶液以促进反应的进行，回流加热，待反应完全后加水稀释，用乙醚萃取，分出的水层用乙醚萃取，萃取液蒸去乙醚可得羰基化合物。

(3) 醇类成分的分离：挥发油中的醇类成分，利用其与邻苯二甲酸等反应生成酸性酯，将生成物溶于碳酸钠溶液，用乙醚萃取剩余挥发油成分而分离。碱溶液经皂化反应，再用乙醚萃取出挥发油中的醇类成分。

(4) 其他成分的分离。

①具有不饱和双键的萜烃：可与溴、盐酸或氢溴酸等生成加成物结晶析出。

②挥发油中的薁类化合物：可用浓酸萃取，萃取液稀释后析出。

③醚类化合物：可与浓磷酸反应，生成白色磷酸盐沉淀。

羰基化合物　　Girard P　　Girard 腙

萜醇　　邻苯二甲酸酐　　酸性邻苯二甲酸萜醇酯　　萜醇

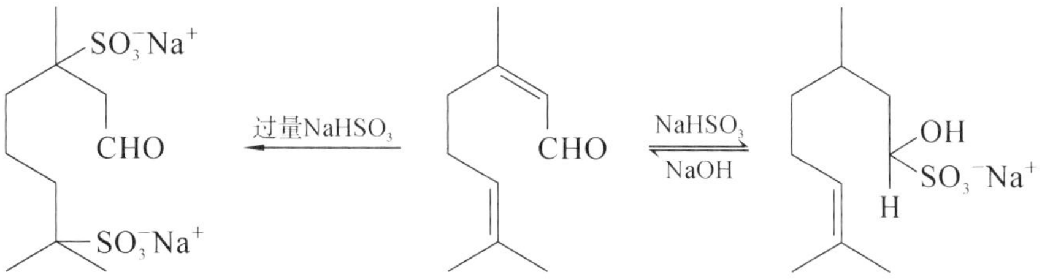

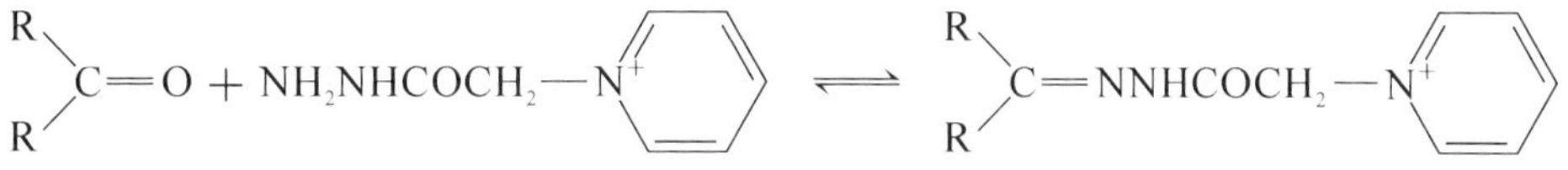

4. 色谱法

挥发油经上述方法分离，多数难以得到单体化合物，而将分馏法或化学法与色谱法相结合往往能得到较好的分离效果。以吸附柱色谱法分离挥发油，应用较广泛的吸附剂是硅胶和氧化铝，洗脱剂多用石油醚或己烷，混以不同比例的乙酸乙酯。挥发油的粗提物以石油醚或己烷等溶剂溶解，上柱进行色谱分离，一般可分离得到单体化合物。如香叶醇和柠檬烯常常共存于许多植物的挥发油中，将此挥发油溶于石油醚，上氧化铝色谱柱，石油醚洗脱，极性小的柠檬烯先被石油醚洗脱下来，再在石油醚中加入少量乙酸乙酯洗脱，极性较大的香叶醇被洗脱下来。

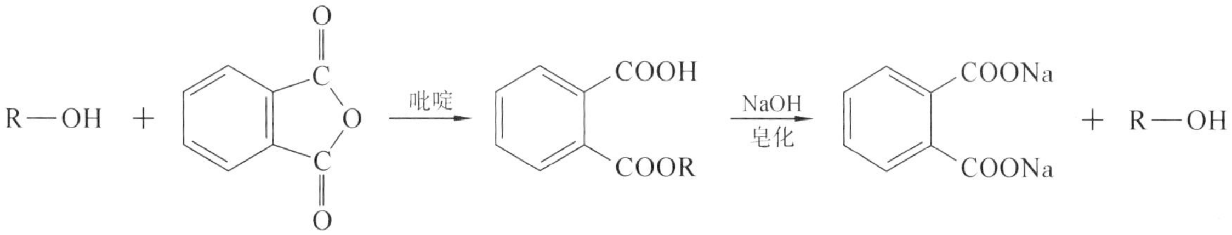

对采用上述色谱条件难以分离的挥发油，可用硝酸银-硅胶或硝酸银-氧化铝柱色谱及薄层色谱分离，一般硝酸银的加入量为2%～25%。例如将α-细辛醚、β-细辛醚和欧细辛醚的混合物，通过用20%硝酸银处理的硅胶柱，用苯-乙醚(5∶1)洗脱，分别收集，并用薄层色谱检查，α-细辛醚苯环外双键为反式，与硝酸银络合不牢固，先被洗脱下来；β-细辛醚为顺式，与硝酸银的络合能力虽然大于α-细辛醚，但小于欧细辛醚，因欧细辛醚的双键为末端双键，与硝酸银结合能力最强，故β-细辛醚第二个被洗脱下来，欧细辛醚则最后被洗脱下来。

β-细辛醚

α-细辛醚

欧细辛醚

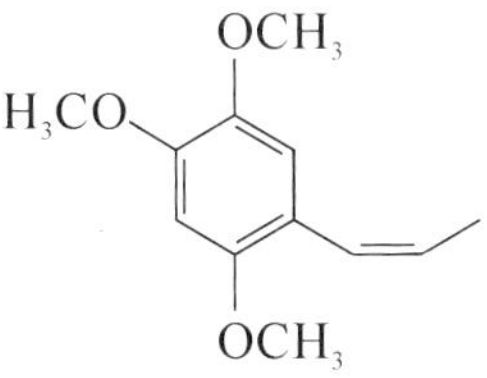

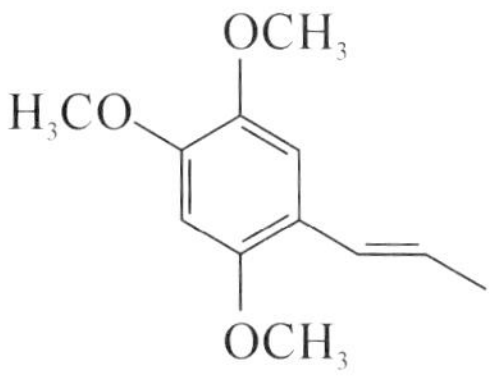

对于特别难分离的挥发油可用薄层色谱法进行分离，其展开方式可用双向二次展开及不同展开剂单向二次展开，以获得较好的分离效果。

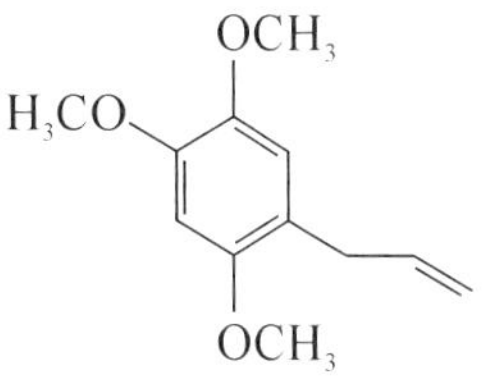

实　例

青　蒿　素

一、概述

青蒿素(又名"黄花蒿素")是一类含有过氧基团的倍半萜内酯类化合物,是目前治疗疟疾的高效、速效药。

青蒿素为白色针状结晶,易溶于丙酮、乙酸乙酯、氯仿和苯,可溶于乙醇和乙醚,微溶于石油醚,几乎不溶于水。由于结构中含有过氧键,对热不稳定。青蒿素自1972年被发现至今,已有多种提取方法,包括有机溶剂提取法、超临界流体萃取法、超声提取法、微波辅助提取法。

二、提取工艺流程

青蒿素的提取工艺流程如图8-1所示。

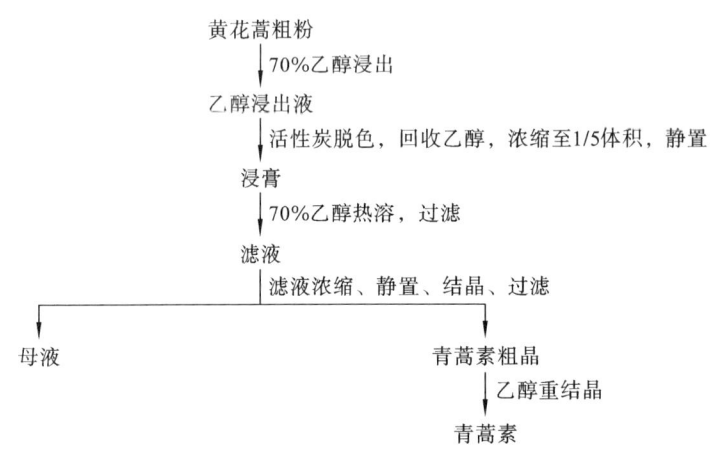

图8-1　青蒿素的提取工艺流程

注:除乙醇外,可用于青蒿素提取的溶剂还有丙酮、乙醚等,应从经济、低毒的角度考虑,选择适当的提取溶剂,以上工艺更适用于中型生产。

第四节　检识技术

一、一般检查

挥发油中含多种官能团,可以利用不同的显色剂对其进行显色反应,如表8-6所示。

(1)酚类:取挥发油少许溶于乙醇中,加入三氯化铁的乙醇溶液,如显蓝色、蓝紫色或绿色,表示挥发油中有酚类成分存在。

(2)羰基化合物:用硝酸银的氨溶液检查挥发油,如发生银镜反应,表示有醛类等还原性成分存在,挥发油的乙醇溶液加2,4-二硝基苯肼、氨基脲、羟胺等试剂,如产生结晶衍生物沉淀,表明有醛或酮类存在。

(3)不饱和化合物和薁类化合物:于挥发油的氯仿溶液中滴加溴的氯仿溶液,如红色褪去表示油中含有不饱和化合物,继续滴加溴的氯仿溶液,如显蓝色、紫色或绿色,则表明油中含有薁类化合物。此外,在挥发油的无水甲醇溶液中加入浓硫酸时,如有薁类化合物应显蓝色或紫色。

(4)内酯类化合物:于挥发油的吡啶溶液中,加入亚硝酰铁氰化钠试剂及氢氧化钠溶液,如出现红色并逐渐消失,表示油中含有 α、β-不饱和内酯类化合物。

表 8-6 常用于判断挥发油中所含官能团的显色剂

显 色 剂	反应的官能团	现 象
三氯化铁试剂	酚羟基	绿色或蓝色
2,4-二硝基苯肼试剂	醛、酮基	黄色
2%的高锰酸钾试剂	不饱和键	高锰酸钾的紫色褪去
氨性 $AgNO_3$ 试剂	醛基	黑色的银单质
异羟肟酸铁试剂	内酯类	出现红色并逐渐消失

二、物理及化学常数测定

1. 物理常数的测定

折光率、相对密度与比旋度等是鉴定挥发油常用的物理常数。如折光率不合格,则其余项目无需再测定,表明该挥发油的品质不合格。

2. 化学常数的测定

酸值、酯值、皂化值是不同来源挥发油所具有的重要化学常数,也是衡量其质量的重要指标。

(1)酸值:代表挥发油中游离羧酸和酚类成分含量的指标。以中和挥发油中游离酸性成分所消耗氢氧化钾的毫克数表示。

(2)酯值:代表挥发油中酯类成分含量的指标。用水解挥发油中所含酯所需要的氢氧化钾毫克数表示。

(3)皂化值:代表挥发油中所含游离羧酸、酚类成分和结合态酯总量的指标。它以中和并皂化挥发油含有的游离酸性成分与酯类所需氢氧化钾的毫克数表示。实际上皂化值是酸值与酯值之和。测定挥发油的 pH,如呈酸性,表示挥发油中含有游离酸或酚类化合物;如呈碱性,则表示挥发油中含有碱性化合物,如挥发性碱类等。

三、色谱检识

薄层色谱 在挥发油的分离鉴定中薄层色谱应用较为普遍。吸附剂多采用硅胶 G 或 Ⅱ~Ⅲ 级中性氧化铝 G。展开剂常用石油醚(或正己烷),展开非含氧烃类;用石油醚(或正己烷)-乙酸乙酯(85:15)展开含氧烃类。显色剂的种类可依不同检识目的和目标物而定,如香草浓硫酸试剂与挥发油大多数成分可产生多种鲜艳的颜色反应,为通用显色剂;异羟肟酸铁试剂可用于检查内酯类化合物;0.05%溴酚蓝乙醇溶液可用于检查酸性化合物;硝酸铈铵试剂可使醇类化合物在黄色的背景上显棕色斑点;碘化钾-冰乙酸-淀粉试剂可与过氧化物显蓝色。

目标检测

目标检测
答案

一、选择题

(一)单项选择题

1. 下列化合物是萜类化合物,该化合物属于(　　　)。

A. 单萜　　　B. 倍半萜　　　C. 二萜　　　D. 三萜　　　E. 三倍半萜

2. 超临界流体萃取法提取挥发油时常选择哪种物质为超临界流体物质?（　　）

A. 氯化亚氮　　　　　　　　B. 乙烷

C. 乙烯　　　　　　　　　　D. 甲苯

E. 二氧化碳

3. 组成挥发油的主要成分是（　　）。

A. 单萜、倍半萜及其含氧衍生物

B. 芳香族化合物

C. 二萜

D. 三萜

E. 三倍半萜

4. 挥发油中的芳香族化合物多为以下哪种的衍生物?（　　）

A. 苯酚　　　B. 苯甲醇　　　C. 苯甲醛　　　D. 苯丙素　　　E. 苯甲酸

5. 下列化合物应属于（　　）。

A. 双环单萜　　　　　　　　B. 单环单萜

C. 环烯醚萜　　　　　　　　D. 奠类

E. 桉烷类

6. 分离挥发油中的羰基成分,常用的试剂为（　　）。

A. 亚硫酸氢钠溶液　　　　　B. 三氯化铁试剂　　　　　　C. 2%高锰酸钾溶剂

D. 异羟肟酸铁试剂　　　　　E. 5%碳酸氢钠溶液

7. 挥发油薄层色谱展开后,通用显色剂是（　　）。

A. 三氯化铁试剂　　　　　　B. 香草醛-浓硫酸试剂　　　　C. 高锰酸钾溶液

D. 异羟肟酸铁试剂　　　　　E. 溴酚蓝-乙醇试液

8. 提取某些贵重的挥发油,常选用的方法是（　　）。

A. 水蒸气蒸馏法　　　　　　B. 油脂吸收法　　　　　　　C. 压榨法

D. 浸取法　　　　　　　　　E. 共水蒸馏法

9. 评价挥发油质量,首选理化指标为（　　）。

A. 折光率　　　B. 酸值　　　C. 相对密度　　　D. 皂化值　　　E. 旋光度

10. 具有抗疟作用的成分是（　　）。

A. 皂苷　　　B. 黄酮　　　C. 强心苷　　　D. 穿心莲内酯　　　E. 青蒿素

11. 从挥发油乙醚液中分离碱性成分可用（　　）。

A. 5% NaHCO₃ 和 NaOH　　　B. 10% HCl 或 H₂SO₄　　　C. 邻苯二甲酸酐

D. Girard 试剂 T 或 P　　　E. 2% NaHSO₃

12. 从挥发油乙醚液中分离酚酸性成分可用（　　）。

A. 5% NaHCO₃ 和 NaOH　　　B. 10% HCl 或 H₂SO₄　　　C. 邻苯二甲酸酐

D. Girard 试剂 T 或 P　　　E. 2% NaHSO₃

13. 从挥发油乙醚液中分离含羰基类成分可用（　　）。

A. 5% NaHCO₃ 和 NaOH　　　B. 10% HCl 或 H₂SO₄　　　C. 邻苯二甲酸酐

D. Girard 试剂 T 或 P　　　E. 2% Na₂SO₄

14. 从挥发油乙醚液中分离醇类成分可用（　　）。

A. 5% $NaHCO_3$ 和 NaOH　　B. 10% HCl 或 H_2SO_4　　　　C. 邻苯二甲酸酐

D. Girard 试剂 T 或 P　　　　E. 2% $NaHSO_3$

15. Girard 试剂的反应条件为(　　)。

A. 弱碱性加热回流　　　　　　B. 弱酸性加热回流

C. 低温短时振摇萃取　　　　　D. 低温长时振摇萃取　　　　E. 加热煮沸

(二)配伍选择题

A. 冷冻结晶法　　　　　　　　B. 分馏法

C. 硝酸银配合色谱法　　　　　D. Girard 试剂法　　　　　　E. 酸液萃取法

16. 分离双键数目及位置不同的挥发油的方法是(　　)。

17. 分离薄荷脑的常用方法是(　　)。

18. 分离沸点不同的挥发油的方法是(　　)。

19. 分离醛、酮类挥发油的方法是(　　)。

20. 分离碱性挥发油的方法是(　　)。

(三)多项选择题

21. 属于萜类性质的是(　　)。

A. 多具有手性碳　　　　　　　B. 易溶于水　　　　　　　　　C. 溶于醇

D. 易溶于亲脂性有机溶剂　　　E. 具有挥发性

22. 下列关于挥发油的性质,描述正确的是(　　)。

A. 易溶于石油醚、乙醚、氯仿及浓乙醇　　　B. 相对密度多小于 1

C. 涂在纸片上留下永久性的油迹　　　　　　D. 较强的折光率

E. 多有旋光性

23. 从玫瑰花、丁香花及紫苏中提取挥发油,适宜的提取、分离方法有(　　)。

A. 水蒸气蒸馏法　　　　　　　B. 70%醇回流提取法　　　　　C. 吸收法

D. 压榨法　　　　　　　　　　E. 超临界流体萃取法

24. 影响挥发油稳定性的主要因素有(　　)。

A. 光　　　　B. 空气　　　　C. 压力　　　　D. 热　　　　E. 相对密度

25. 以硅胶或氧化铝吸附色谱分离挥发油,其洗脱剂选择正确的是(　　)。

A. 石油醚分离非含氧萜　　　　B. 正己烷分离非含氧萜

C. 乙醚-甲醇分离非含氧萜　　　D. 石油醚-乙酸乙酯分离含氧萜

E. 正己烷-乙酸乙酯分离含氧萜

二、简答题

1. 萜类化合物分为几类? 分类依据是什么?

2. 青蒿素属于哪类化合物? 有哪些生物活性?

3. 挥发油可由哪些化合物组成? 哪些成分是其主要组成成分?

4. 挥发油的通性有哪些? 应如何保存? 为什么?

(熊　燕)

第九章

皂苷

扫码看 PPT

学习目标

【知识目标】
- 掌握皂苷类化合物的定义、基本母核、理化性质及提取与分离方法。
- 掌握代表性皂苷类化合物的结构、性质和生物活性。
- 熟悉皂苷类化合物的结构类型和分类特点。
- 了解皂苷类化合物的来源、分布和生物活性。

【能力目标】
- 能运用皂苷类化合物的结构和性质从天然药物中提取与分离皂苷类化合物。
- 能根据皂苷类化合物的结构和性质采用化学法和色谱法进行鉴定。
- 能运用所学知识对天然药物甘草中皂苷类化学成分进行熟练的提取与分离。

【思政育人目标】
- 培养学生在实践中发现问题,分析问题,解决问题的能力。

学习思维导图

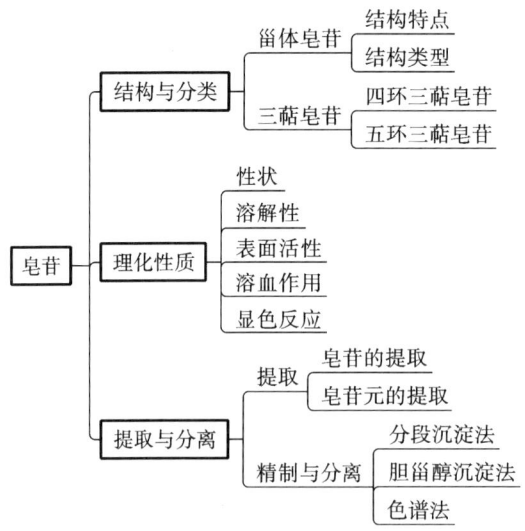

概　　述

　　皂苷类化合物(saponins)是存在于植物界的一类比较复杂的苷类化合物。它的水溶液易引起肥皂样泡沫,且多数具有溶血等特性,皂苷的这些物理及生物学性质,构成了皂苷的经典含义,因此很早为人们所认识。

　　随着皂苷研究的进展及结构类型的阐明,目前认为皂苷大多数是螺甾烷及其生源相似的甾族化合物的低聚糖苷或三萜类化合物的低聚糖苷。皂苷按其苷元结构可以划分为两大类:一类为甾体皂苷;另一类为三萜皂苷。甾体皂苷大部分分布于百合科、薯蓣科、石蒜科和玄参科等植物中,而三萜皂苷大部分分布于五加科、豆科、桔梗科、远志科、毛茛科和伞形科等植物中。皂苷在中草药中广泛存在,如人参、柴胡、牛膝、桔梗、麦冬、木通等均含有皂苷,因此研究皂苷对天然药物化学具有重要的意义。

　　一般来说甾体皂苷是作为合成甾体激素及其有关药物的原料,而三萜皂苷有些已证明为药理活性成分。皂苷由皂苷元和糖两部分组成。组成皂苷的糖常见的有 D-葡萄糖、D-半乳糖、L-鼠李糖、L-阿拉伯糖、D-木糖、D-葡萄糖醛酸、D-半乳糖醛酸等,皂苷多数是由多分子糖或糖醛酸与苷元所组成的。

　　皂苷的研究工作始于 20 世纪初,许多皂苷元的结构已被阐明,但是皂苷的化学结构工作进展缓慢,直到 20 世纪 60 年代还只有几种皂苷的化学结构得到化学证明,这是由于皂苷分子量大、极性大、难以分离提纯。近年来,各种分离技术的显著进展,波谱分析的应用,大大加快了皂苷研究的速度,皂苷的研究工作取得了巨大的进展。

【课后思考】

结合之前学习的知识,试论述皂苷类化合物的生物合成途径。

第一节　结构与分类

一、甾体皂苷

　　甾体皂苷(steroidal saponins)由甾体皂苷元和糖组成。其基本碳架称为螺甾烷及其异构体异螺甾烷,具有以下通式。

(一)甾体皂苷元的结构特点

　　甾体皂苷元共由 27 个碳原子组成。

　　(1)分子中含有 A、B、C、D、E 和 F 六个环,A、B、C、D 环为甾体母核——环戊烷多氢菲,E、F 环以螺缩酮形式相连接,共同组成螺甾烷结构。

　　(2)一般 B/C 和 C/D 环稠合为反式,而 A/B 环有反式也有顺式。

　　(3)分子中含有多个羟基,大多数在 C_3 位上有羟基。

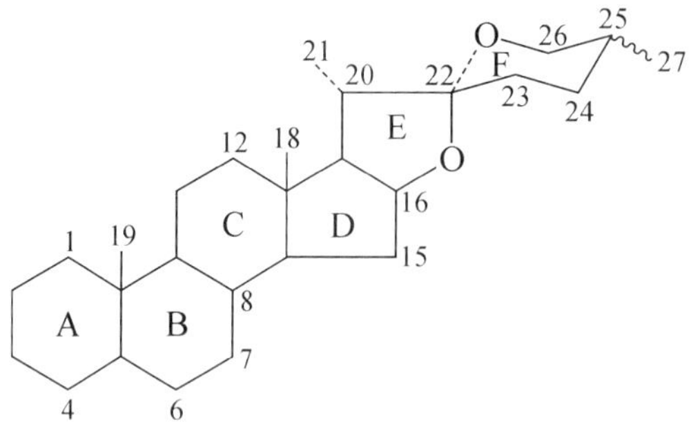

（4）在甾体皂苷元的 E、F 环中有 3 个手性碳原子，为 C_{20}、C_{22} 和 C_{25}，其中 C_{20}-甲基为 α 型，即 C_{20}-甲基位于 E 环平面的背面，对 E 环来说是 α 型（$20\alpha_E$），但对 F 环来说是 β 型（$20\beta_F$），C_{22} 位基团也为 α 型（$22\alpha_F$），C_{25}-甲基则有两种构型，当 C_{25}-甲基位于环平面上的直立键时为 β 型，其绝对构型为 L 型（25S、25L、$25\beta_F$、Neo）；当 C_{25}-甲基位于环平面下处于平伏键时为 α 型，其绝对构型为 D 型（25R、25D、$25\alpha_F$、Iso）。一般说来 D 型化合物比 L 型化合物稳定。L 型母体为螺甾烷，D 型母体为异螺甾烷。

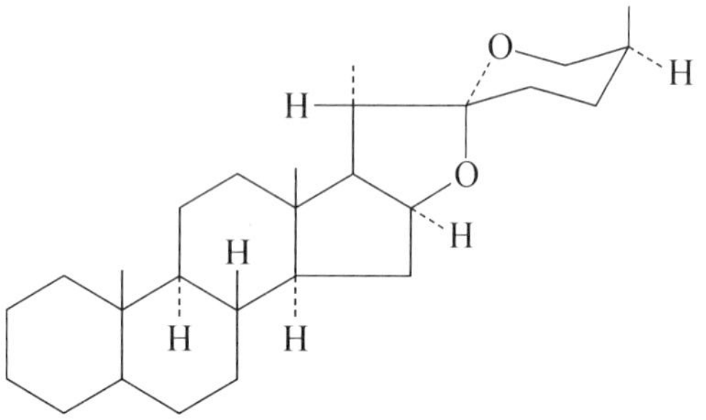

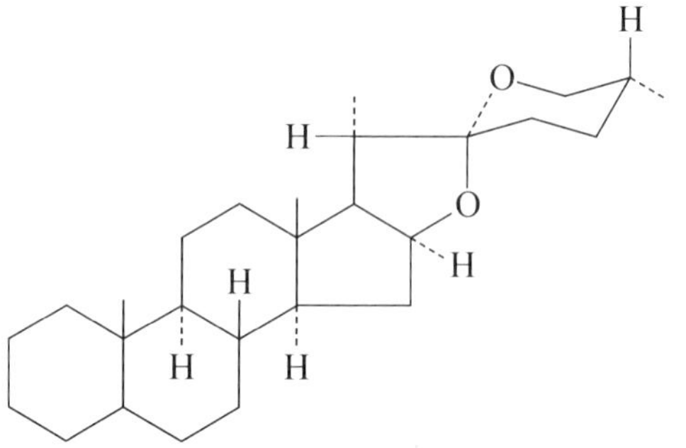

（5）甾体皂苷分子结构中不含羧基，呈中性，故甾体皂苷又称中性皂苷。

（二）甾体皂苷的结构类型

（1）皂苷元为螺甾烷-3β-醇衍生物，分枝低聚糖与 3β-羟基结合，如薯蓣皂苷。

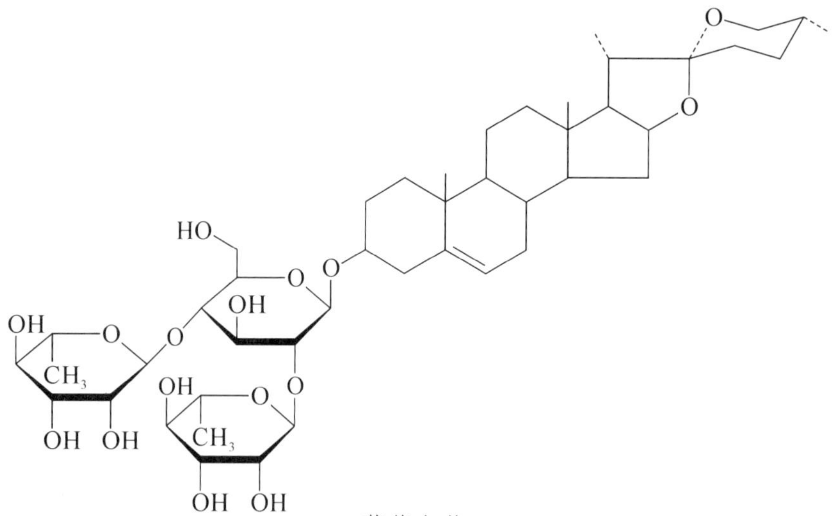

薯蓣皂苷

（2）皂苷元与上相同，但糖链为直链，如知母皂苷 A-Ⅲ。

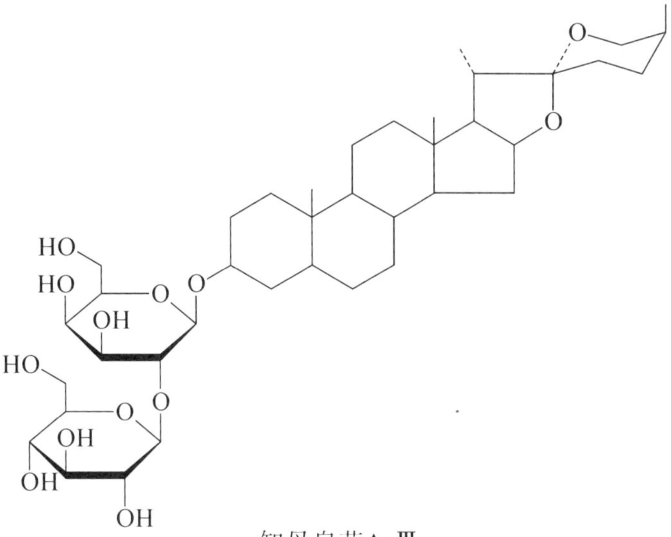

知母皂苷A-Ⅲ

（3）以螺甾烷多醇为皂苷元，糖部分与 C_3 位以外的羟基结合，如沿阶草皂苷 D。

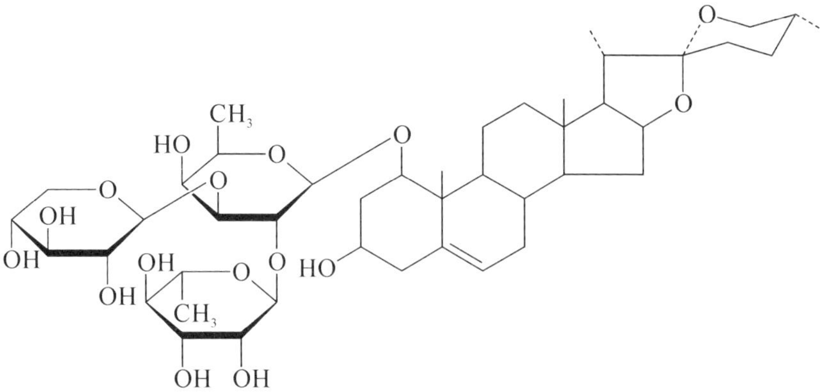

沿阶草皂苷D

（4）甾体皂苷元含两个及两个以上的羟基与糖成苷，如铃兰皂苷 D。

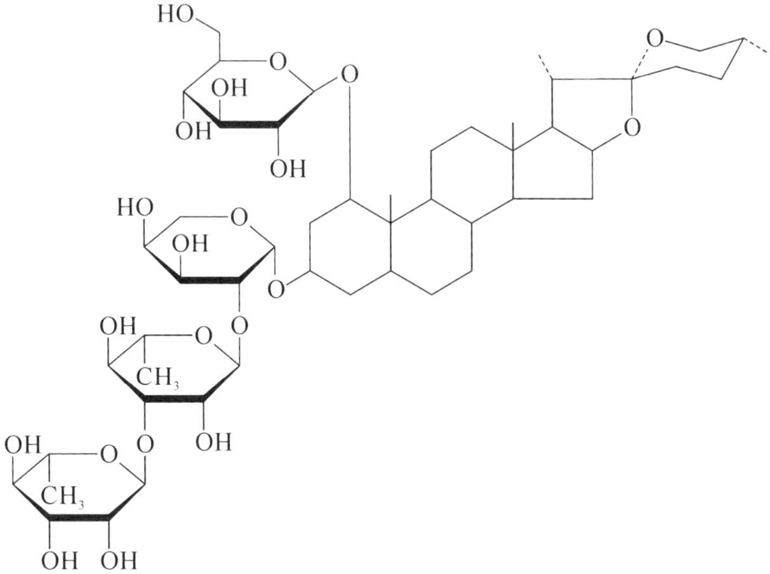

铃兰皂苷D

（5）皂苷元为变形螺环甾烷与糖成苷，如燕麦皂苷 D。

（6）F环变形为呋喃甾烷。

我国大量生产薯蓣皂苷元和海柯皂苷元,作为合成甾体激素的原料。某些甾体皂苷也具有生物活性,如从云南白药中分得两个具有细胞毒性的甾体皂苷Ⅰ和甾体皂苷Ⅱ。

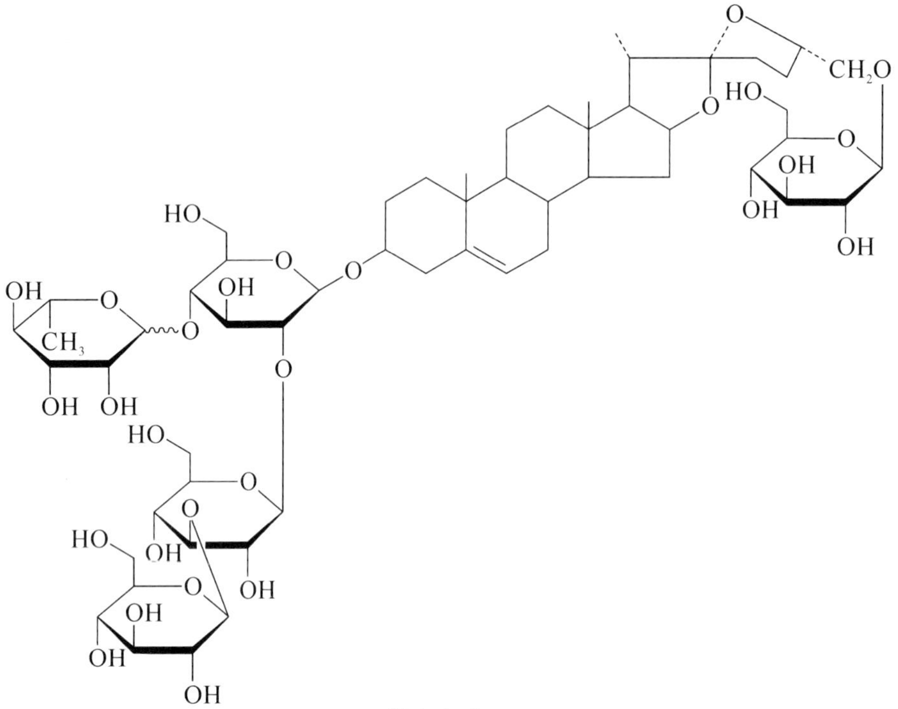

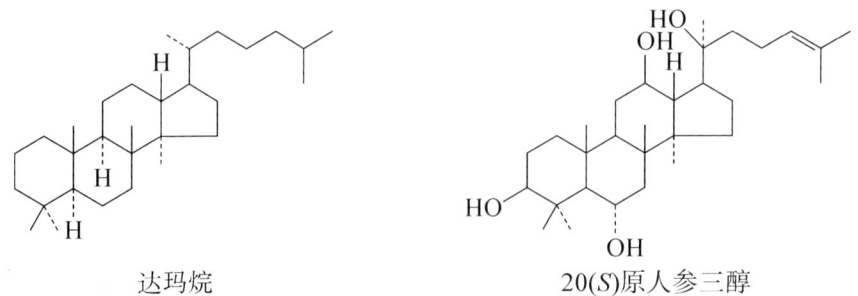

燕麦皂苷D

二、三萜皂苷

三萜皂苷在自然界中的分布比甾体皂苷广泛,种类也多。三萜皂苷元是由6个异戊二烯单元,共30个碳原子构成的。早年由于皂苷的化学结构尚未完全清楚,人们按其水溶液的性质将皂苷大致分为中性和酸性两大类。现知酸性皂苷主要指三萜皂苷,中性皂苷包括甾体皂苷和某些三萜皂苷。随着皂苷结构的阐明,三萜皂苷的分类如下。

（一）四环三萜皂苷

（1）达玛烷（dammarane）型:达玛烷型的结构特点是C_8位有角甲基,且为β型,C_{13}位连有β-H,C_{10}位有β-CH_3,C_{17}位有β-侧链,C_{20}位的构型为R型或S型。如人参皂苷元中的20(S)原人参三醇。

达玛烷

20(S)原人参三醇

（2）羊毛脂甾烷（lanostane）型:羊毛脂甾烷也叫羊毛脂烷,其结构特点是A/B环、B/C环和C/D环都是反式,C_{20}位为R型,侧链的构型分别为10β、13β、14α、17β。很多中草药含此类衍生物。本类具有4,4,14-三甲基取代的甾醇结构,如羊毛脂醇（lanosterol）,还有茯苓酸（pachymic acid）和块苓酸

(tumulosic acid),这类化合物的特征是多数在 C_{24} 位上有一个额外的碳原子,即属于含 31 个碳原子的三萜酸。

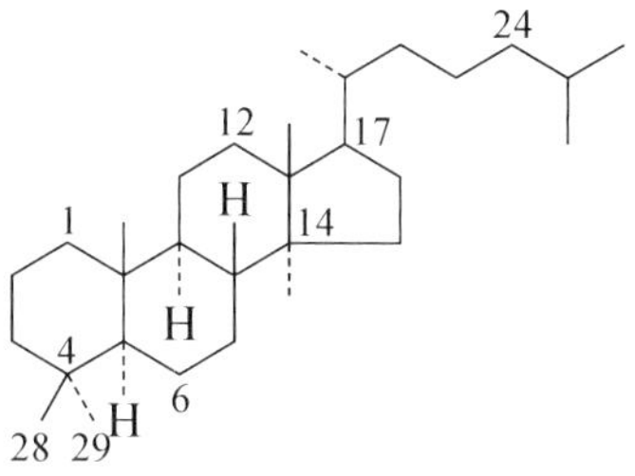

羊毛脂甾烷 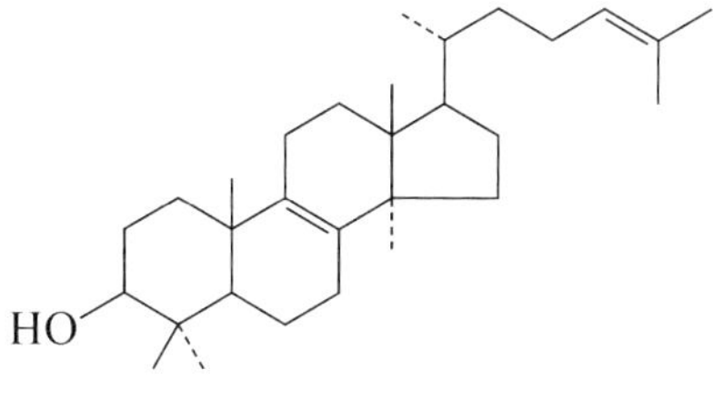　　　　　　　　羊毛脂醇 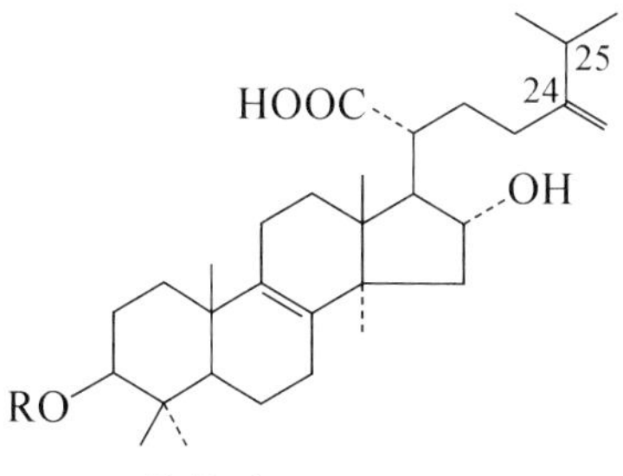　　　　　　茯苓酸 R=COCH₃
块苓酸 R=H

(二)五环三萜皂苷

(1)齐墩果烷(oleanane)型:又称 β-香树脂烷(β-amyrane)型。属于 β-香树脂烷型衍生物的天然药物很多,有些已证明具有显著的生物活性,它们主要分布在豆科、五加科、桔梗科、远志科、桑寄生科和木通科等的一些植物中。本类型皂苷结构中大多含有 C_3-β-OH,C_5-α-OH,A/B 环反式,C_{18}-H、C_8-CH₃、C_{17}-CH₃ 均为 β 型,C_{14}-CH₃ 为 α 型,B/C、C/D 环均为反式,D/E 环为顺式,C_{20} 位有两个甲基。但也有 C_3-α-OH,如 α-乳香酸、齐墩果酸。

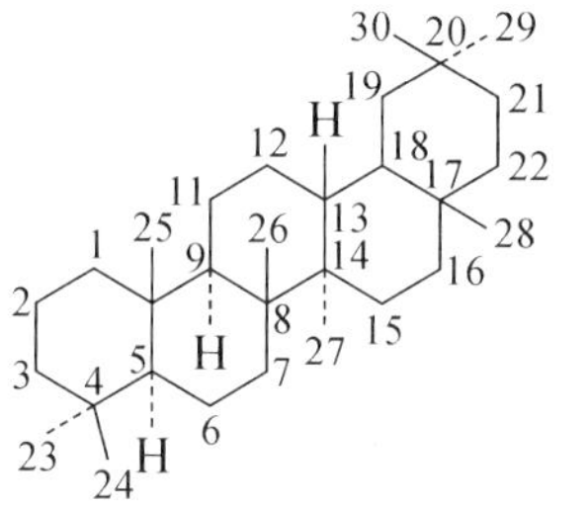

齐墩果烷 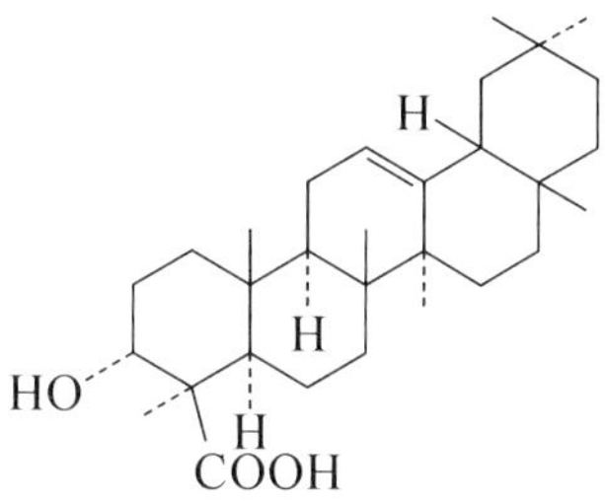　　　　　　　　α-乳香酸 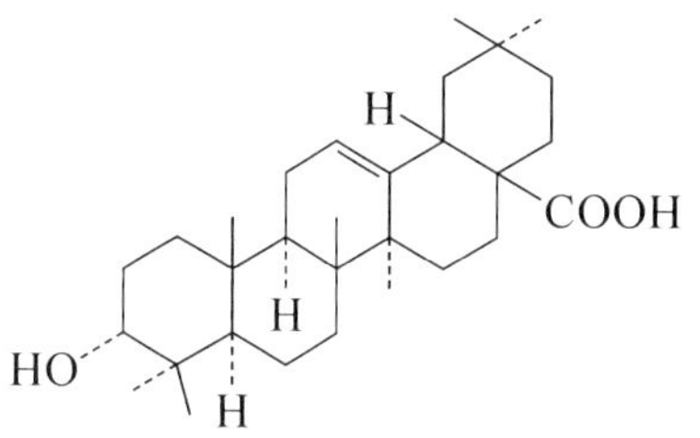　　　　　　　齐墩果酸

(2)乌苏烷(ursane)型:又称 α-香树脂烷(α-amyrane)型或熊果烷型。本类型结构与前类型结构不同点在于两个甲基(C_{30}、C_{29})分别处于 C_{19} 位及 C_{20} 位。在许多中草药中含有此类衍生物,如 β-乳香酸、熊果酸。

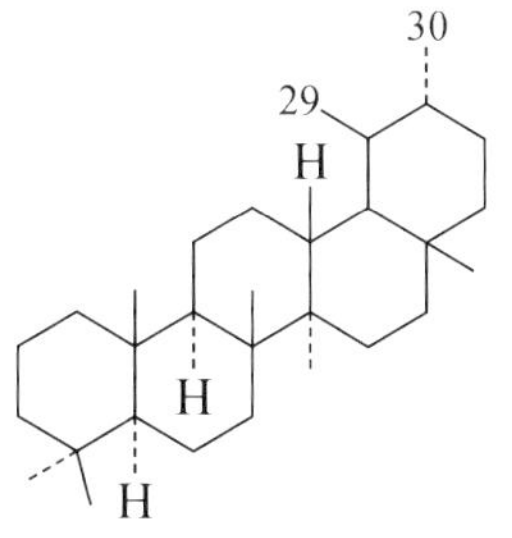

乌苏烷 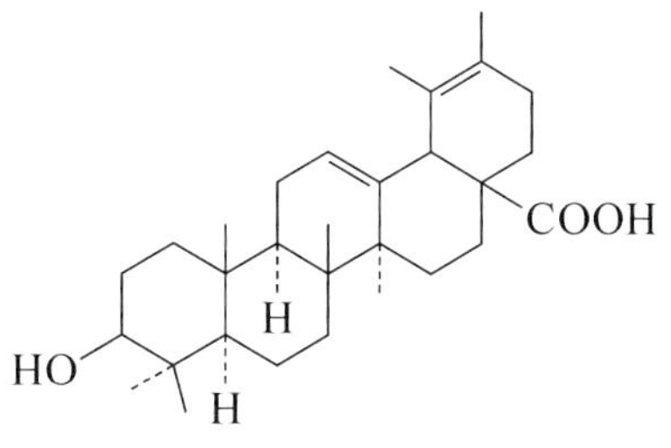　　　　　　　　β-乳香酸 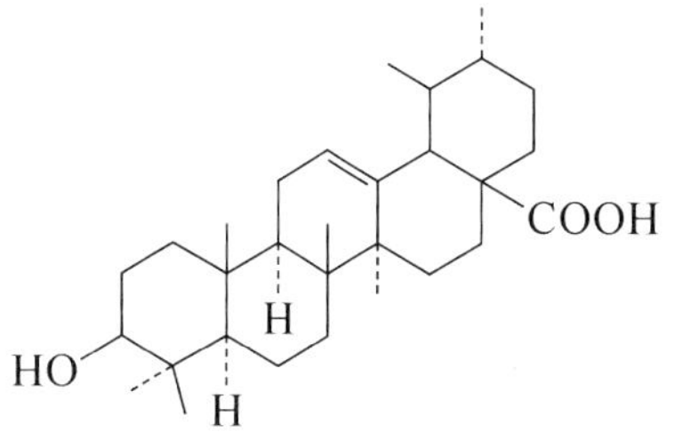　　　　　　　熊果酸

(3)羽扇豆烷(lupane)型:羽扇豆烷型与齐墩果烷型的不同点是 C_{21} 与 C_{19} 连成五元环 E 环;在 E 环 19 位有异丙基,且为 α 型;有 $\Delta^{20(29)}$ 双键,D 环和 E 环是反式,即 A/B、B/C、C/D 及 D/E 环均为反式。白桦脂醇及中药白头翁中存在的 23-羟基白桦酸属于此类型。

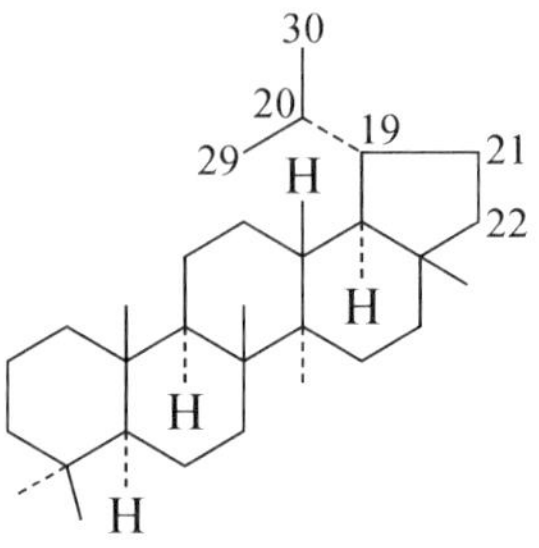

羽扇豆烷 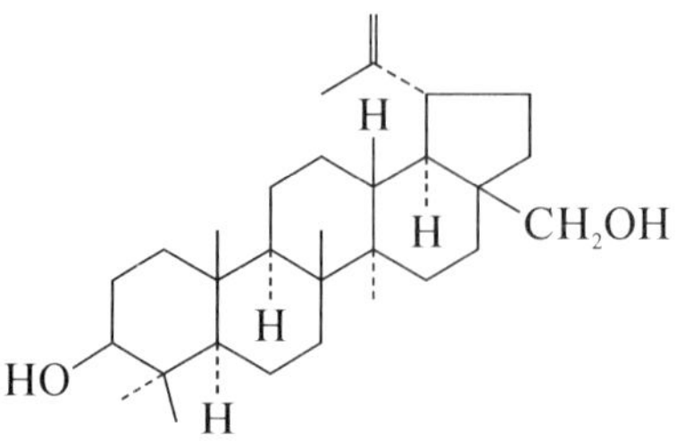　　　　　　　　白桦脂醇 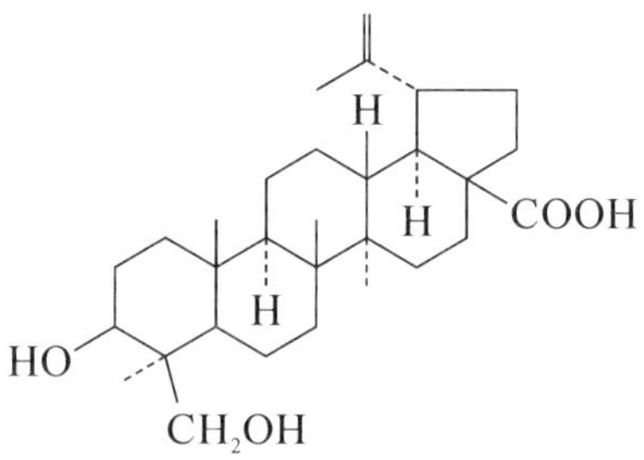　　　　　　　23-羟基白桦酸

（4）木栓烷（friedelane）型：木栓烷型的结构特点是 A/B、B/C、C/D 环均为反式，D/E 环为顺式；C_4、C_5、C_9、C_{14} 位各有一个 β-CH_3 取代；C_{17} 位多为 β-CH_3（有时为—CHO，—COOH 或—CH_2OH）取代；C_{13}-CH_3 为 α 型；C_2、C_3 位常有羰基取代。

卫矛科植物雷公藤（*Tripterygium wilfordii*），对类风湿疾病有独特疗效，从中已分离得到多种三萜类化合物，其中一类为木栓烷类，如雷公藤酮（tripterygone）是由雷公藤去皮根中心分离出的三萜化合物，可视为失去 C_{25} 位甲基的木栓烷型衍生物。

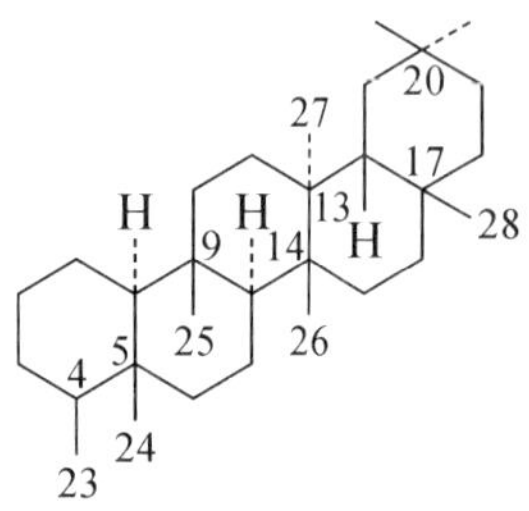

木栓烷 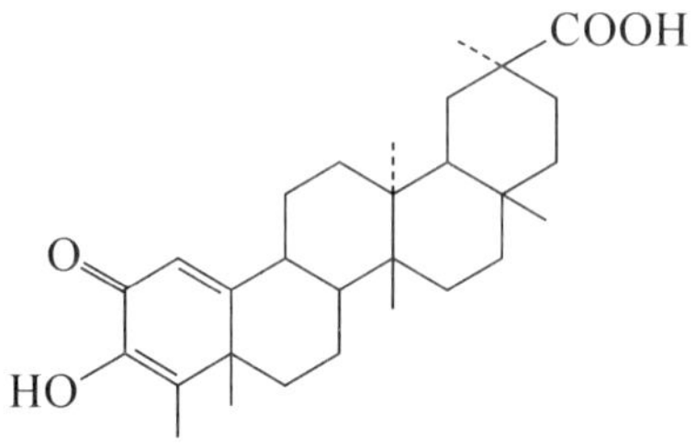　　　　　　　　　雷公藤酮

（5）羊齿烷（fernane）型和异羊齿烷（isofernane）型：这两种类型的三萜成分，可认为是羽扇豆烷型的异构体，E 环上的异丙基在 C_{22} 位上，而 C_8 位上的角甲基转到 C_{13} 位上。

白茅根具有清热凉血、止血和利尿作用。从日本产的白茅根中分得多种羊齿烷型和异羊齿烷型三萜成分，包括白茅素（cylindrin）、芦竹素（arundoin）和羊齿烯醇（fernenol）等。前者为异羊齿烷型，C_{13}-CH_3 为 β 型，C_{14}-CH_3 为 α 型，后两者为羊齿烷型，C_{13}-CH_3 为 α 型，C_{14}-CH_3 为 β 型；C_{22} 上的异丙基为 α 型。

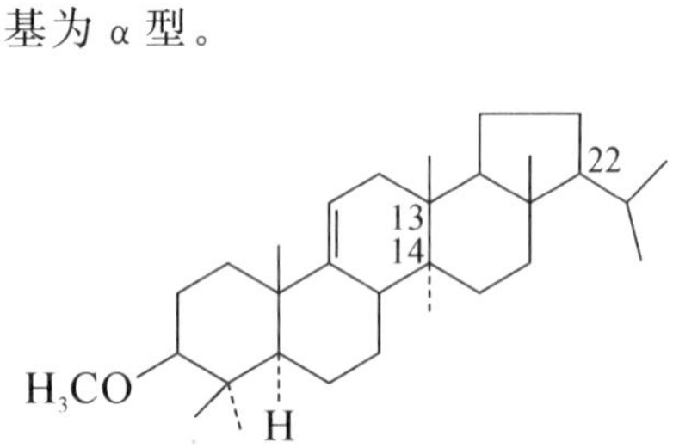

白茅素 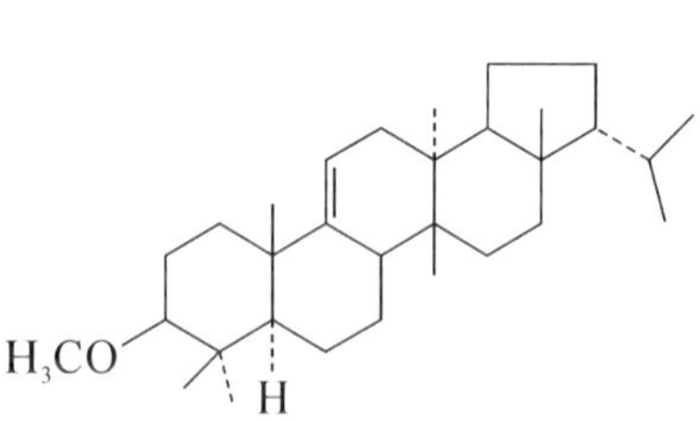　　　　　　　　　芦竹素 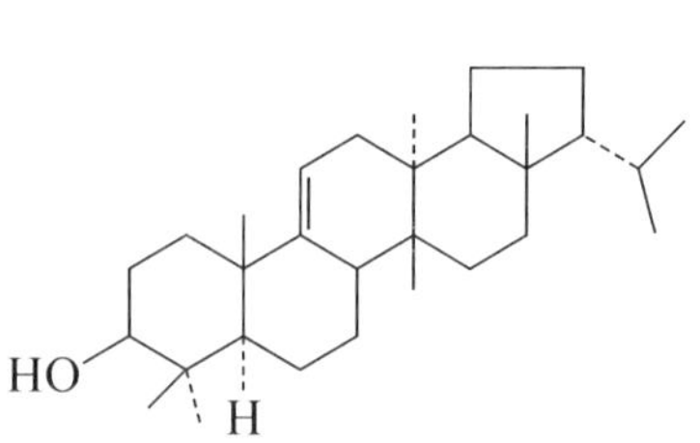　　　　　　　　　羊齿烯醇

（6）何帕烷（hopane）型和异何帕烷（isohopane）型：互为异构体的何帕烷型和异何帕烷型均为羊齿烷型的异构体，C_{14} 和 C_{18} 位均有角甲基是其结构特点。

东北贯众（dryopteris crassirhizoma，绵马鳞毛蕨）和石韦（pyrrosia lingua）全草中含有的里白烯（diploptene）、达玛树脂中的羟基何帕酮（hydroxyhopanone）均属何帕烷型三萜化合物。

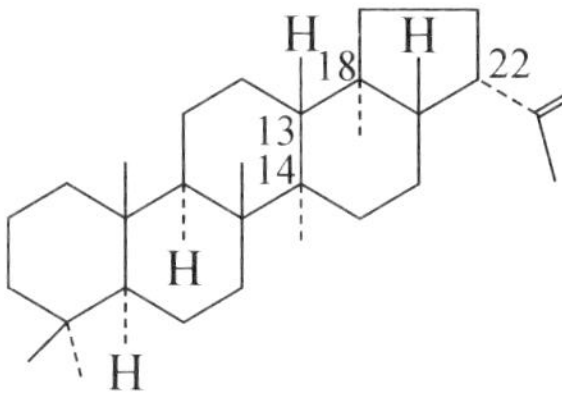

里白烯 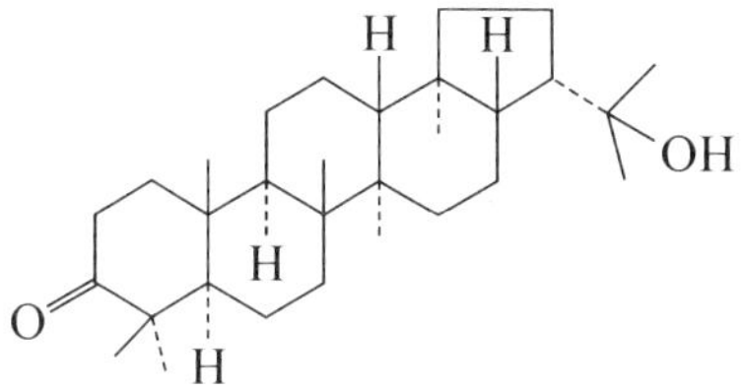   羟基何帕酮

(7) 其他类型:如石松(lycopodium clavatum)中的石松素(lycoclavanin)和石松醇(lycoclavanol)是 C 环为七元环的三萜类化合物。

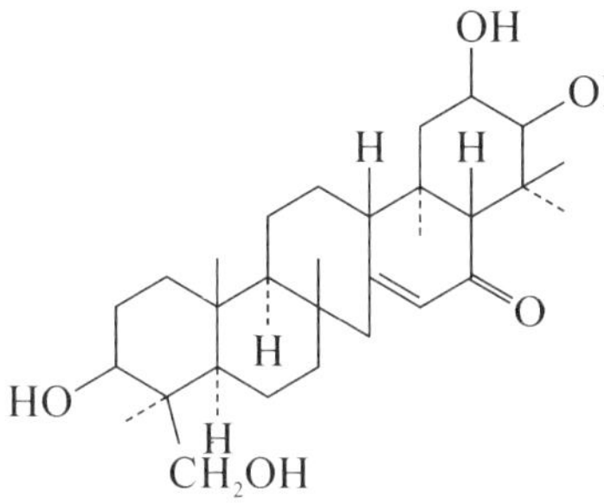

石松素 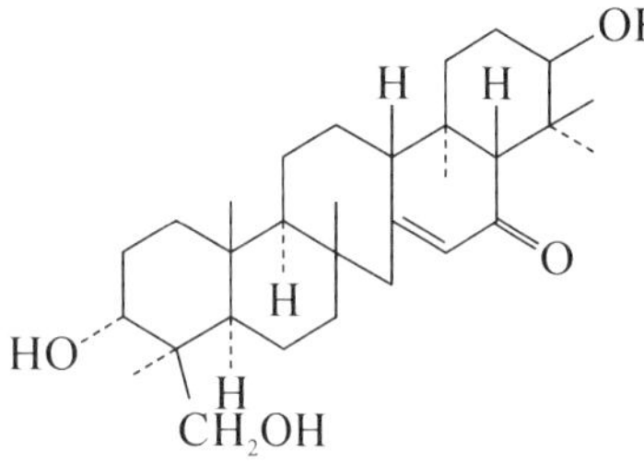   石松醇

第二节 理化性质

一、性状

(1) 皂苷分子量较大,不易结晶,大多为无色或乳白色无定形粉末,仅少数为晶体,如常春藤皂苷为针状晶体,而皂苷元大多有完好的结晶。

(2) 皂苷多数具有苦而辛辣味,其粉末对人体各部分的黏膜有强烈的刺激性,尤以鼻内黏膜最为灵敏,吸入鼻内能引起喷嚏。

(3) 皂苷大多具有吸湿性。

二、溶解性

大多数皂苷极性较大,易溶于水、热甲醇和乙醇,难溶于丙酮、乙醚。皂苷在含水丁醇中有较大的溶解度,所以丁醇常作为提取皂苷的溶剂。次级苷在水中溶解度降低,易溶于醇、丙酮、乙酸乙酯。皂苷元则不溶于水而溶于石油醚、苯、乙醚、氯仿等低极性溶剂。皂苷有助溶性能,可促进其他成分在水中的溶解。

三、表面活性

皂苷有降低水溶液表面张力的作用,多数皂苷的水溶液,振荡后产生持久性泡沫,用泡沫实验可以区分三萜皂苷与甾体皂苷。

(1) 取 1 g 中药粉末,加水 10 mL,煮沸 10 min 后滤出水液,振摇后产生持久性泡沫(15 min 以上)则为阳性。

(2) 取 2 支试管,分别加入 5 mL 0.1 mol/L HCl 溶液及 0.1 mol/L NaOH 溶液,再各滴加 3 滴中药水提液,振摇 1 min,如两管形成泡沫持久性相同,则中药含三萜皂苷,如碱液管的泡沫较酸液管持续时间长几倍,则含有甾体皂苷。

四、溶血作用

皂苷有使红细胞破裂的作用,常用溶血指数作为皂苷定量的指标。所谓溶血指数是指皂苷对同一动物来源的红细胞稀悬浮液,在同一等渗条件、缓冲条件及恒温下造成完全溶血的最低浓度。例如,薯蓣皂苷的溶血指数为1:400000,甘草皂苷为1:4000,洋蕤葵皂苷为1:125000。皂苷在高等动物的消化道中不被吸收,故口服无溶血毒性,但鱼类对皂苷很敏感,可能是麻痹鳃等呼吸器官的缘故。

由于皂苷能与胆甾醇形成沉淀,因此胆甾醇能解除皂苷的溶血毒性。皂苷的溶血作用与分子结构有密切的关系,如使难溶于水的皂苷元与糖以外的物质结合溶于水后,则显示与皂苷有同样的溶血作用,所以有无溶血作用与皂苷元有关,而溶血作用的强与弱则与糖部分有关。

知识链接

> 单皂苷溶血作用一般较显著;双皂苷,尤其是中性三萜类双皂苷溶血作用较弱或没有溶血作用;酸性皂苷显示中等程度溶血作用。由此可见并不是所有的皂苷都能破坏红细胞而产生溶血作用,例如人参皂苷无溶血现象,但经分离后,B型和C型人参皂苷具有显著溶血作用,而A型皂苷则有抗溶血作用。

五、显色反应

(一)化学检识技术

利用试剂检识皂苷虽然比较灵敏,但其专属性较差。通常应用的显色反应有以下几种。

1.浓硫酸试剂

(1)Liebermann反应:样品溶于乙酐中,加入浓硫酸1滴,呈黄→红→蓝→紫→绿等颜色变化,最后褪色。

(2)Liebermann-Burchard反应:将试样溶于氯仿,加入浓硫酸-乙酐(1:20)数滴,呈色同上。此反应可以区分三萜皂苷与甾体皂苷。前者出现红色或紫色,而后者则显示蓝绿色。皂苷与浓硫酸显色的机制是由于分子内发生脱水、脱羧、氧化、缩合、双键位移及形成多烯阳碳离子。

2.与三氯乙酸的反应

将含甾体皂苷样品的氯仿溶液滴在滤纸上,加三氯乙酸试液1滴,加热至60 ℃,显红色并渐变为紫色。在同样条件下三萜皂苷必须加热到100 ℃才能显色,也显红色并渐变为紫色。由于三氯乙酸较浓硫酸温和,故可用于纸色谱显色。

3.与氯仿-浓硫酸的反应

将样品溶于氯仿,加入浓硫酸后,在氯仿层呈现红色或蓝色,硫酸层有绿色荧光出现。

以上反应并非对所有皂苷都能呈色,必须有共轭双键或在一定条件下能生成共轭系统的不饱和双键才能显色。只有孤立双键的皂苷显色反应很慢。由于三萜皂苷脂环上甲基取代多,显色反应较甾体皂苷慢。

4.与五氯化锑的反应

皂苷与五氯化锑的氯仿溶液反应呈紫蓝色。五氯化锑属Lewis酸类试剂,与五烯阳碳离子成盐而显色。

5.与芳香醛-硫酸或高氯酸的反应

芳香醛-硫酸或高氯酸也是常用的一类显色剂。在使用芳香醛的显色反应中,以香草醛最为普遍,因其显色灵敏,试剂空白溶液色浅,常用作人参皂苷、甘草皂苷、柴胡皂苷等三萜皂苷的显色剂,也常用作甾体皂苷的显色剂,如海可皂苷等。

(二)色谱检识技术

1.甾体皂苷

甾体皂苷的色谱检识可采用吸附薄层色谱法和分配薄层色谱法,常用硅胶作吸附剂或支持剂,用中性溶剂系统展开。亲水性强的皂苷,用分配色谱效果较好。若采用吸附薄层色谱法,常用的展开剂有氯仿-甲醇-水(15∶3∶10,下层)、正丁醇-乙酸-水(4∶1∶5,上层)等;亲脂性皂苷和皂苷元,用苯-甲醇、氯仿-甲醇、氯仿-苯等。

薄层色谱法常用的显色剂有三氯乙酸、10％浓硫酸-乙醇液、磷钼酸和五氯化锑等,喷雾后加热,不同的皂苷和皂苷元显不同的颜色。

2. 三萜皂苷

(1) 薄层色谱法:三萜类化合物常用硅胶作吸附剂,以环己烷-乙酸乙酯(1∶1)、氯仿-乙酸乙酯(1∶1)、苯-丙酮(1∶1)、氯仿-丙酮(95∶5)等亲脂性有机溶剂为展开剂。皂苷常用的展开剂有氯仿-甲醇-水(65∶35∶10,下层)、正丁醇-乙酸-水(4∶1∶5,上层)、乙酸乙酯-吡啶-水(3∶1∶3)、乙酸乙酯-乙酸-水(8∶2∶1)等,也可用反相薄层色谱,将样品点于预制的 Rp-18、Rp-8 等反相高效薄层板上,用甲醇-水或乙腈-水进行展开。分离酸性皂苷时,使用中性溶剂系统展开,往往易产生拖尾或分离效果不好,可在展开剂中加入少量甲酸或乙酸加以克服。

薄层色谱法常用的显色剂有 10％硫酸溶液、三氯乙酸试剂、五氯化锑试剂、香草醛-硫酸试剂等。

(2)纸色谱法:对于亲水性强的皂苷,纸色谱法可用水作固定相,移动相的亲水性也相应增大。例如乙酸乙酯-吡啶-水(3∶1∶3)、正丁醇-乙酸-25％氨水(10∶2∶5)、正丁醇-乙醇-15％氨水(9∶2∶3)等,后两种展开剂适用于酸性皂苷的纸色谱。这种以水为固定相的纸色谱法,缺点是不易得到集中的色点。

对游离三萜和亲脂性皂苷,一般多用甲酰胺作固定相,用甲酰胺饱和的氯仿溶液作移动相。如果皂苷的亲脂性较弱,则需相应地减弱移动相的亲脂性,如可用氯仿-四氢呋喃-吡啶(10∶10∶10,下层,预先用甲酰胺饱和)、氯仿-二氧六环-吡啶(10∶10∶3,下层,预先用甲酰胺饱和)等溶剂系统。

皂苷的纸色谱显色剂有三氯乙酸、五氯化锑试剂等。

第三节　提取与分离

一、提取

(一)皂苷的提取

1. 正丁醇提取法

本法为目前提取皂苷的通法,如人参皂苷的提取(图 9-1)。

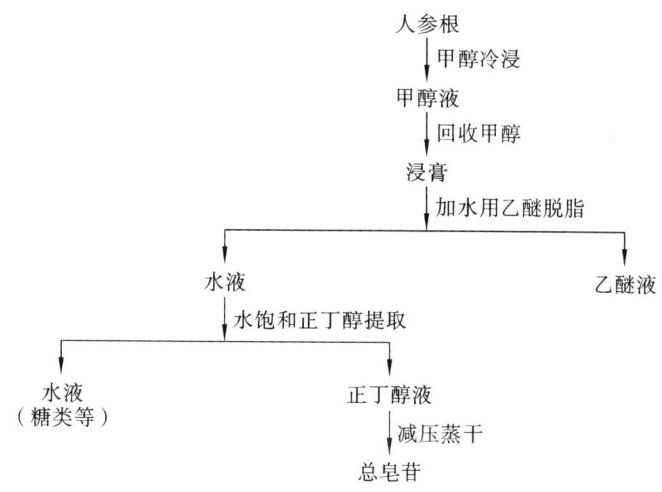

图 9-1　人参皂苷的提取流程图

2. 甲醇或乙醇提取-丙酮或乙醚沉淀法

由于皂苷在醇中溶解度大,在丙酮、乙醚中溶解度小,而被沉淀出来,如远志皂苷的提取(图 9-2)。

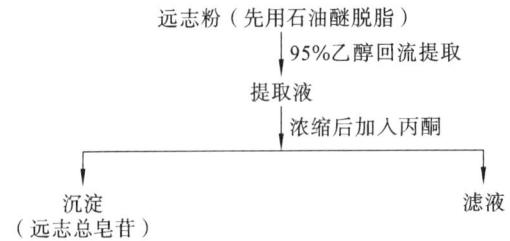

图 9-2　远志皂苷的提取流程图

3. 碱水提取法

某些皂苷元含有羧基,可用碱水提取,如槲寄生中土当归酸的提取(图 9-3)。

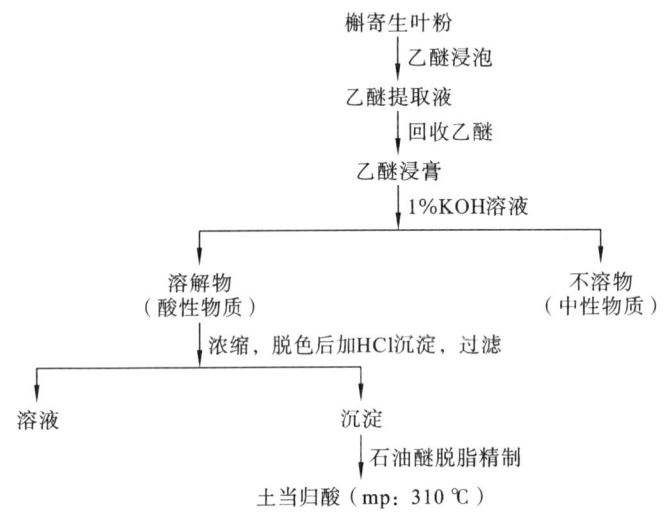

图 9-3　土当归酸的提取流程图

（二）皂苷元的提取

（1）先用溶剂如甲醇、乙醇、丁醇等从植物中提取皂苷,然后加酸加热水解,滤出水解产物,再用有机溶剂提取皂苷元。实验室常采用这种方法。

（2）将植物原料,如薯蓣的干燥根茎,在酸性溶液中加热水解,过滤,药渣水洗后干燥,用有机溶剂提取得甾体皂苷元。这是工业生产中常用的方法。生产上由盾叶薯蓣(俗称黄姜)、穿龙薯蓣(俗称穿山龙)提制薯蓣皂苷元时,都采用本法(图 9-4)。

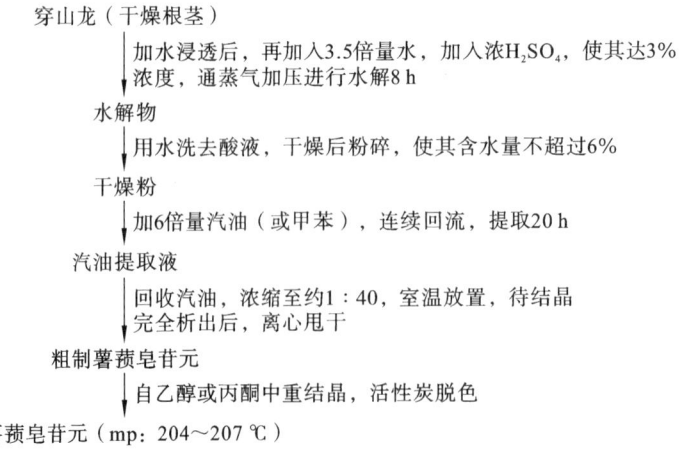

图 9-4　薯蓣皂苷元的提取流程图

上述生产方法所得产品收率较低,只有 2% 左右。如果将原料在酸水解之前经过预发酵或自然发醇(不种入菌种)处理,不但能缩短水解时间,还能提高薯蓣皂苷元的收率。据报道,在酸水解前将原料进行预发酵处理,盾叶薯蓣能提高收率40%,穿龙薯蓣则提高收率50%左右。

知识链接

薯蓣皂苷

薯蓣皂苷是一种典型的天然皂苷类化合物,广泛存在于薯蓣科、百合科、石竹科和蔷薇科等药用植物中,尤其在薯蓣科植物中含量丰富,如穿龙薯蓣、盾叶薯蓣和黄山药等。中医认为,薯蓣皂苷具有祛痰、舒筋活血、消食利水等作用。

薯蓣皂苷不仅有着多种生物活性,如抗肿瘤、抗高血脂、护肝、抗病毒、抗炎等,并且其毒性小,副作用少,取材较为广泛,价格较低,因此对薯蓣皂苷的研究越来越多。另外,薯蓣皂苷不仅可以作为合成甾体激素和口服避孕药的原料,还可以作为抗肿瘤、抗高血脂、抗艾滋病、抗炎等药物的合成原料,其具有广阔的应用前景。薯蓣皂苷常用的提取方法有超声提取法、回流提取法和冷浸提取法等,主要是用甲醇或者稀乙醇作为溶剂。薯蓣皂苷的分离:通常采用大孔树脂、聚酰胺、中性氧化铝以及水饱和正丁醇等对药材提取液进行富集纯化得到粗皂苷,再经硅胶柱色谱、制备液相色谱、高速逆流色谱等技术进行分离,以得到纯度较高的薯蓣皂苷。

许多中药材、中药饮片和中成药中含有薯蓣皂苷,因此常常以薯蓣皂苷为指标性成分对相关中药的质量进行评价。常用的薯蓣皂苷含量测定方法有重量法、比色法、库仑法和薄层色谱法等,近年发展了一些高灵敏度和高选择性的定量方法,如气相色谱法、高效液相色谱法及色谱-光谱联用技术等。

二、精制与分离

(一)分段沉淀法

利用皂苷难溶于乙醚、丙酮等溶剂的性质,将粗皂苷先溶于少量甲醇或乙醇中,然后逐滴加入乙醚、丙酮或乙醚-丙酮(1∶1)的混合溶剂(加入乙醚量以能使皂苷从醇溶液中析出为限),摇匀,皂苷即析出。开始析出的沉淀往往含杂质较多,继续加入乙醚可得到纯度较高的皂苷。也可利用分段沉淀法,将不同的皂苷分别沉淀析出。达到分离、精制的目的。

例如在分离洋地黄皂苷和吉托皂苷时,在混合皂苷的醇液中加入乙醚,洋地黄皂苷能在30 min内沉淀析出。所以将混合液置30 min后,滤集沉淀,干燥后即得洋地黄皂苷。于滤液中再加入乙醚并长时间放置,吉托皂苷又能沉淀析出,此法虽简单,但难以沉淀完全,不易获得纯品。

(二)胆甾醇沉淀法

由于甾体皂苷可与胆甾醇生成难溶性的分子复合物,利用此性质可将其与其他水溶性成分分离,达到精制的目的。可先将粗皂苷溶于少量乙醇中,再加入胆甾醇的饱和乙醇溶液,至不再析出沉淀为止(混合后需稍加热),过滤并取出沉淀;用水、醇、乙醚顺次洗涤以除去糖类、色素、油脂和游离的胆甾醇。将此沉淀干燥后,放入连续回流提取器中,用乙醚提出胆甾醇。残留物即为较纯的皂苷。

不仅是胆甾醇,凡是C_3-OH为β型的甾醇,如β-谷甾醇、豆甾醇等均可与很多皂苷结合,生成难溶性的分子复合物,甾醇的结构与其与皂苷形成的复合物之间的关系有如下一些规律。

(1)凡甾醇有3β-OH,A/B环反式稠合(5α-H)或Δ^5的平展结构者,与皂苷形成分子复合物的溶度积最小。

(2)凡甾醇有3α-OH,或3β-OH经酯化或成苷者,就不能与皂苷生成难溶性的分子复合物。

(3)三萜皂苷与甾醇形成的双分子复合物不及甾体皂苷与甾醇形成的复合物稳定。

上述性质在甾体化学上有多方面的应用,如:①皂苷的分离精制;②甾体化合物中C_3-OH差向异构体(α型及β型)的分离,A/B环顺反异构体的分离;③C_3-OH构型的判断。

在中药中,有的皂苷可能与其共存的甾醇形成分子复合物,因而不能被醇提出,在提取皂苷时应加以注意。

(三) 色谱法

由于皂苷亲水性大,与杂质分离较困难,有些皂苷结构差别不大,因此用上述分离方法难以获得单体,目前常用色谱分离法做进一步分离。

1. 吸附色谱法

吸附剂常用硅胶和氧化铝,洗脱剂一般采用混合溶剂。例如分离混合甾体皂苷元的方法是将样品溶于含 2% 氯仿的苯中,上硅胶柱后,先用此溶剂系统冲洗出单羟基皂苷元,继续用含 20% 氯仿的苯冲洗出单羟基酮基的皂苷元,再用含 10% 甲醇的苯冲洗出双羟基皂苷元。

2. 分配色谱法

由于皂苷极性大,往往采用分配色谱法分离。如从美远志根中,用硅胶柱色谱法,以 3% 草酸溶液为固定相,以氯仿-甲醇-水(26∶14∶37)为流动相,分离得到 4 种单一的皂苷,即远志皂苷 A、B、C、D。

3. 高效液相色谱法

近年来高效液相色谱法已应用于皂苷的分离制备。一般采用反相色谱法,以乙腈-水系统为流动相分离和纯化皂苷已取得良好的效果。也有将极性较大的皂苷做成衍生物后进行正相色谱分离,如将人参皂苷经苯甲酰氯处理,制成苯甲酰衍生物,在硅胶 LS-310 柱上以正己烷-氯仿-乙腈(15∶3∶2)为流动相,分离测定单体人参皂苷的含量。

4. 液滴逆流色谱法

液滴逆流色谱法分离效能高,有时可能将结构极其相似的成分分开。例如人参属中皂苷成分的分离测定。液滴逆流色谱仪装配有 509 根分离管(长 40 cm,内径 1.65 mm),溶剂系统为氯仿-甲醇-正丁醇-水(体积比 45∶60∶6∶40),下层作固定相,上层作流动相,将 25 mg 总皂苷溶于下层溶剂中,流出溶液每 3 mL 为 1 份流分,共收集 220 份,对每一流分用薄层色谱与已知标准品对照检查,同时以酚-硫酸显色,于 490 nm 波长处进行定量测定。

5. 大孔树脂法

对极性较大的甾体皂苷及其原形苷类成分,常将植物的甲醇提取物溶于水,直接进行反相大孔树脂(如 Amberlite XAD-2)柱色谱分离。先用水洗去糖分,后用甲醇洗脱得粗苷,再将粗苷反复通过硅胶柱(溶剂系统为氯仿-甲醇-水),结合反相大孔树脂柱色谱进一步纯化。如用此法可从盾叶薯蓣(*Dioscorea zingiberensis* C. H. Wright)中分离得到 3 种新甾体皂苷。

6. 凝胶色谱法

凝胶色谱法是利用分子筛的原理来分离分子量不同的化合物,在用不同浓度的甲醇、乙醇或水等溶剂洗脱时,各成分按分子量递减顺序依次被洗脱下来,即分子量大的皂苷先被洗脱下来,分子量小的皂苷后被洗脱下来。应用较多的是能在有机相使用的 Sephadex LH-20。

用色谱法分离三萜类化合物通常采用多种色谱法相组合的方法,即一般先通过硅胶柱色谱进行分离,再结合低压或中压柱色谱、薄层色谱、高效液相色谱或凝胶色谱等方法进行进一步的分离。对皂苷的分离,还可在进行硅胶柱色谱前,先用大孔树脂柱色谱进行精制或初步分离。

▶ **目标检测**

目标检测
答案

一、名词解释

1. 甾体皂苷;2. 三萜皂苷

二、选择题

(一) 单项选择题

1. 柴胡皂苷 a 是(　　)。

A. β-香树脂烷型三萜类   B. α-香树脂烷型三萜类

C. 达玛烷型三萜类   D. 羊毛脂甾烷型三萜类   E. 甾醇类

2. 熊果酸是( )。

A. 螺甾烷型三萜类   B. β-香树脂烷型三萜类

C. α-香树脂烷型三萜类   D. 羽扇豆烷型三萜类

E. 达玛烷型三萜类

3. 白桦酸是( )。

A. 齐墩果烷型三萜类   B. 熊果烷型三萜类

C. 达玛烷型三萜类   D. 羊毛脂甾烷型三萜类

E. 羽扇豆烷型三萜类

4. 有甜味的三萜类化合物为( )。

A. 甘草皂苷   B. 柴胡皂苷   C. 知母皂苷

D. 人参皂苷 R_0 E. 人参皂苷 Rb_1

5. 分离酸性皂苷和中性皂苷,可用( )。

A. 分段沉淀法   B. 中性乙酸铅和碱性乙酸铅沉淀法

C. 乙醚沉淀法   D. 胆甾醇沉淀法   E. 酸水萃取法

6. 具解热、抗炎活性的成分为( )。

A. 人参皂苷   B. 甘草皂苷   C. 薯蓣皂苷元   D. 羽扇豆烷醇   E. 柴胡皂苷

7. 原人参二醇是( )。

A. 齐墩果烷型三萜   B. 熊果烷型三萜   C. 甾醇类

D. 羽扇豆烷型三萜   E. 达玛烷型三萜

8. 分子结构中苷元有羧基,糖为葡萄糖醛酸的三萜皂苷是( )。

A. 人参皂苷 Rb_1 B. 人参皂苷 Rg_2 C. 甘草皂苷

D. 柴胡皂苷 a   E. 柴胡皂苷 d

(二)多项选择题

9. 区别甾体皂苷和三萜皂苷,可用( )。

A. 泡沫实验   B. 香草醛-浓硫酸反应   C. 三氯乙酸反应

D. 五氯化锑实验   E. Liebermann-Burchard 反应

10. 皂苷溶血( )。

A. 与其和细胞壁上胆固醇结合为复合物有关

B. 与双糖链或单糖链有关   C. 可用于皂苷的定量

D. 可作为其成为注射用药的依据   E. 可用溶血指数衡量溶血活性的强弱

11. 提取皂苷元的方法有( )。

A. 先加水润湿药材,加一定量稀酸加热水解

B. 先加水润湿药材,加一定量稀碱加热水解

C. 然后晾干,用亲脂性有机溶剂汽油或氯仿等提取苷元

D. 然后晾干,用稀醇为溶剂提取苷元

E. 回收溶剂得到皂苷元

12. 人参皂苷 Rb_1 全甲基化后进行甲醇解,鉴定所得产物可判断人参皂苷 Rb_1 的( )。

A. 糖苷键的构型   B. 糖链的糖与糖之间的连接位置

C. 糖链的糖与糖的连接顺序   D. 苷元结合糖的位置

E. 糖链的单糖种类

13. 提取皂苷的方法为( )。

A. 先用含水醇提取   B. 提取浓缩液用石油醚等溶剂脱脂

C. 脱脂后的水层用正丁醇萃取得到总皂苷　　　　D. 提取浓缩液用氯仿萃取得总皂苷

E. 酸性皂苷可用酸水提取

14. 分离、纯化皂苷的方法有（　　　）。

A. 将总皂苷提取物溶于少量醇，后加乙醚或丙酮使产生沉淀，总皂苷留在母液中

B. 将总皂苷提取物溶于少量醇，后加乙醚或丙酮使产生沉淀，沉淀为总皂苷

C. 胆甾醇沉淀法

D. 铅盐沉淀法

E. 色谱法（分配色谱主要用于皂苷分离，吸附色谱常用于分离苷元）

15. 酶解法水解人参皂苷 Rb_1 的目的是（　　　）。

A. 得到原人参皂苷元　　　　　　　B. 得到 20(S)-原人参皂苷元

C. 得到 20(R)-原人参皂苷元　　　　D. 得到 20(S)-和 20(R)混合的原人参皂苷元

E. 得到人参皂苷元

（三）配型题

A. 三萜皂苷　　　B. 新木脂素　　　C. 香豆素　　　D. 甾体皂苷　　　E. 生物碱

16. 知母的主要成分是（　　　）。

17. 人参的主要成分是（　　　）。

18. 柴胡的主要成分是（　　　）。

19. 甘草的主要成分是（　　　）。

20. 厚朴的主要成分是（　　　）。

A. Liebermann-Burchard 反应　　　B. Molish 反应

C. 中性乙酸铅反应　　　　　　　　D. 红外光谱法

E. 吉拉德（Girard）试剂法

21. 区别甾体皂苷和三萜皂苷可用（　　　）。

22. 区别三萜皂苷元和三萜皂苷可用（　　　）。

23. 分离含羧基的三萜和不含羧基的三萜可用（　　　）。

24. 区别酸性皂苷和中性皂苷可用（　　　）。

25. 区别 D 型甾体皂苷和 L 型甾体皂苷可用（　　　）。

三、简答题

1. 简述皂苷类化合物分类的依据及其基本结构特征。

2. 皂苷类化合物显色反应有哪些？各有何特点？

3. 皂苷的溶血性有何规律？与何因素有关？

（厉　妲）

第十章

强心苷

扫码看 PPT

学习目标

【知识目标】

- 掌握强心苷的结构特点与分类、显色反应。
- 熟悉强心苷的性状、溶解性、水解性,以及原生苷与次生苷的提取与分离方法。
- 了解强心苷的定义、分布与生物活性。

【能力目标】

- 能够解释强心苷的概念;区别强心苷的类型。
- 能用化学方法鉴别甲、乙型强心苷以及 2-去氧糖。
- 熟练应用强心苷的水解性,写出其在酸、碱、酶的催化下的反应产物。

【思政育人目标】

- 树立学生在实践中合理使用药物的能力。

学习思维导图

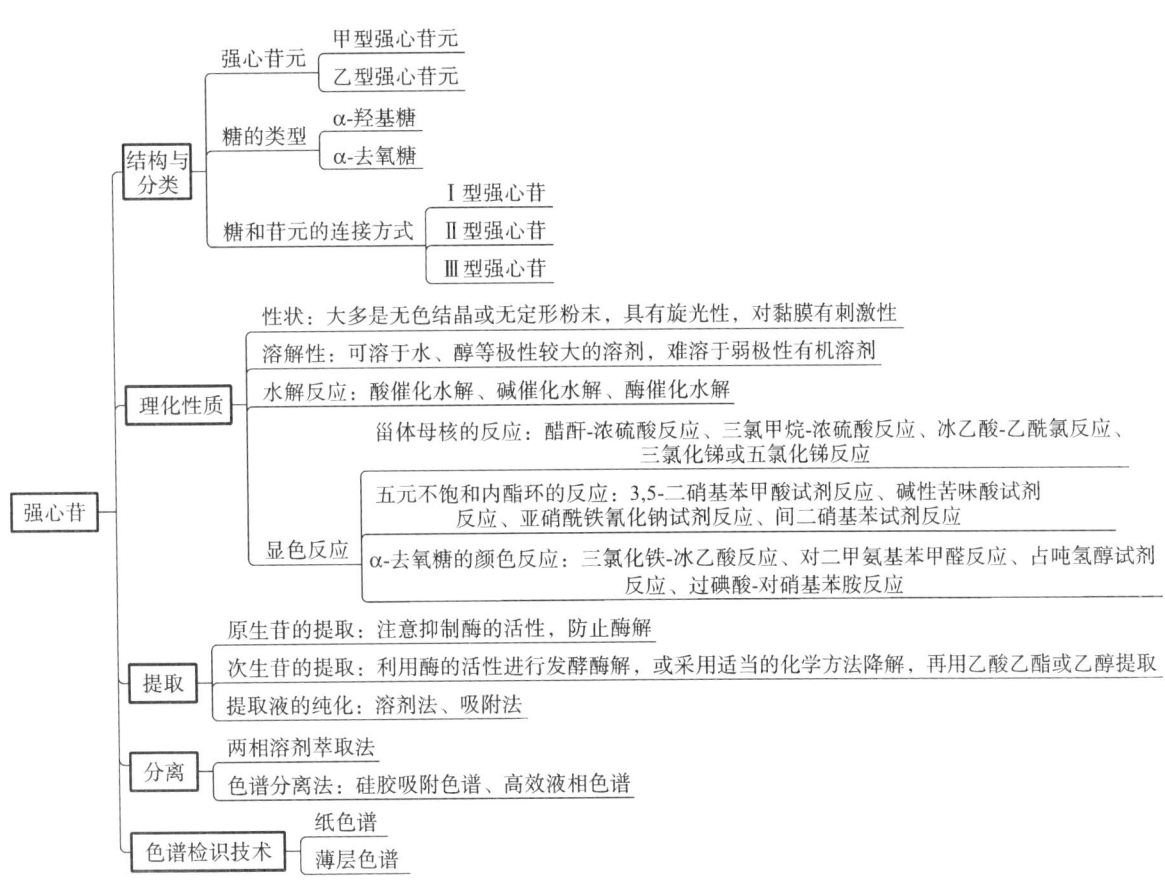

概　　述

　　强心苷类(cardiac glycosides)化合物是由具有甾体母核的强心苷元与糖缩合而成的一类具有强心作用的甾体苷类化合物。它们能选择性地作用于心脏，适当剂量能增强心肌收缩力，常用于治疗急、慢性充血性心力衰竭与节律障碍等心脏疾病。

　　强心苷类化合物在自然界分布广泛，主要存在于一些有毒植物中，如毛花洋地黄、黄花夹竹桃、铃兰、毒毛旋花子、海葱等，尤其在玄参科和夹竹桃科植物中较多，其他如十字花科、卫矛科、桑科等植物中也有。强心苷主要以苷的形式存在于植物的果、叶或根中。在动物体内至今尚未发现强心苷类成分。中药蟾酥所含的强心成分为蟾毒配基及其与脂肪酸或氨基酸形成的酯类，因不结合糖，故不属于苷类。因其毒性太大，临床上多用于解毒消肿，很少用作强心药。

第一节　结构与分类

一、强心苷元部分

强心苷元是 C_{17} 侧链为不饱和内酯环的甾体化合物。

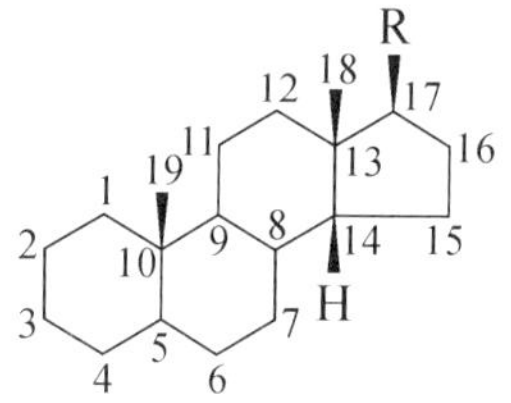

$R=$ 五元或六元不饱和内酯

强心苷元

　　甾体母核由 $C_1 \sim C_{17}$ 组成 A、B、C、D 四个环，B/C 环皆为反式稠合，C/D 环皆为顺式稠合，A/B 环两种稠合方式皆有，但以顺式稠合较多。

　　依据 C_{17} 位不饱和内酯环的特点，强心苷元可分为两类，见表 10-1。

表 10-1　强心苷类化学成分的结构类型

结 构 类 型	结构特点	活 性 成 分	主 要 来 源	作用与用途
强心甾烯类（甲型强心苷元）（此类较多）	C_{17} 位连接五元不饱和内酯环	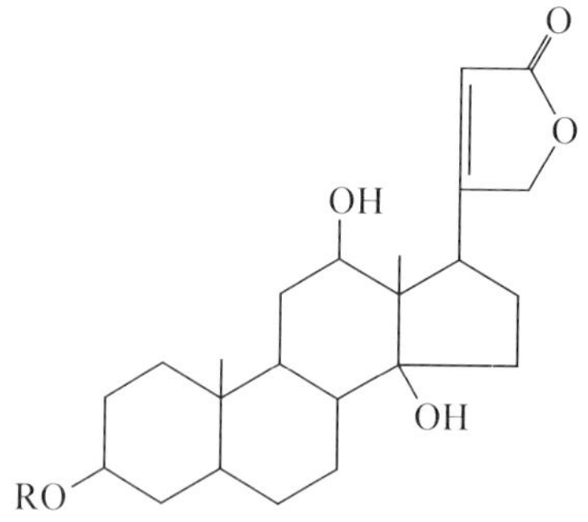 毛花洋地黄苷丙 R=（洋地黄毒糖）₂-3-乙酰洋地黄毒糖-葡萄糖	玄参科植物毛花洋地黄 (*Digitalis lanata* Ehrh.) 的叶	临床用于急性心力衰竭及心房颤动、心房扑动等。制备强心药西地兰（cedilanid）（又称去乙酰毛花苷丙）和地高辛（digoxin）（又称异羟基洋地黄毒苷）的主要原料

结 构 类 型	结构特点	活 性 成 分	主 要 来 源	作用与用途
海葱甾二烯类（蟾蜍甾二烯类）（乙型强心苷元）（此类较少）	C₁₇位连接六元不饱和内酯环	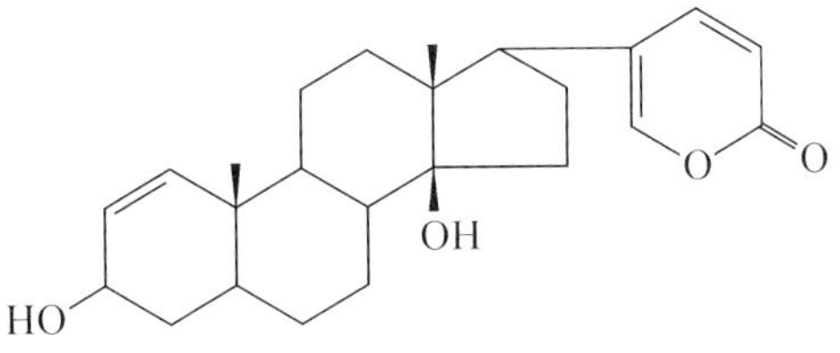 海葱苷元	海葱(Scilla maritima L.)	增加心肌收缩力的作用强且有较强的利尿作用。适用于治疗各种心力衰竭（包括肾功能不全）

C$_{17}$位连接六元不饱和内酯环

海葱苷元

二、糖部分

根据强心苷中连接的糖分子 C$_2$ 位上有无羟基，可分为 α-羟基糖和 α-去氧糖两种，其中 α-去氧糖常见于强心苷中，在其他苷中较少见，是强心苷区别于其他苷类成分的一个重要特征。

(1) α-羟基糖(2-羟基糖)：除植物界常见的 D-葡萄糖(D-glucose)外，还包括 6-去氧糖、6-去氧糖甲醚。如 L-鼠李糖(L-rhamnose)、D-鸡纳糖(D-quinovose)、L-黄花夹竹桃糖(L-thevetose)、D-洋地黄糖(D-digitalose)等。

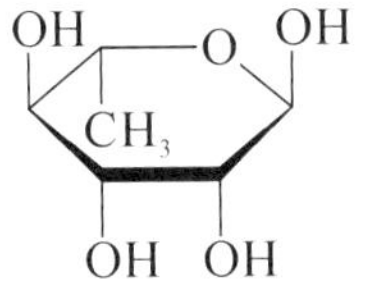

L-鼠李糖

(2) α-去氧糖：主要包括 2,6-二去氧糖、2,6-二去氧糖甲醚。如 D-洋地黄毒糖(D-digitoxose)、D-加拿大麻糖(D-cymarose)、L-夹竹桃糖(L-oleandrose)等。

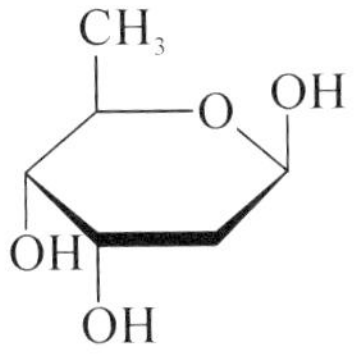

D-洋地黄毒糖

三、糖和苷元的连接方式

强心苷多为单糖链苷，糖链大多与苷元 C$_3$ 位的羟基缩合。根据与苷元直接相连的糖种类不同，可将强心苷分为以下三种类型。

(1) Ⅰ型：苷元-(2,6-二去氧糖)x-(D-葡萄糖)y，如紫花洋地黄苷 A(purpurea glycoside A)、K-毒毛花苷(K-strophanthoside)($x=1\sim3$,$y=1\sim2$)。

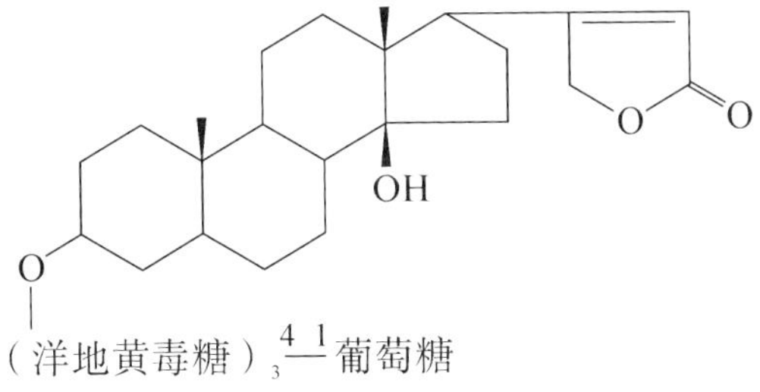

（洋地黄毒糖）$_3$—葡萄糖
紫花洋地黄苷A

（2）Ⅱ型：苷元-(6-去氧糖)x-(D-葡萄糖)y,如黄花夹竹桃苷甲(thevetin A)($x=1\sim3$,$y=1\sim2$)。

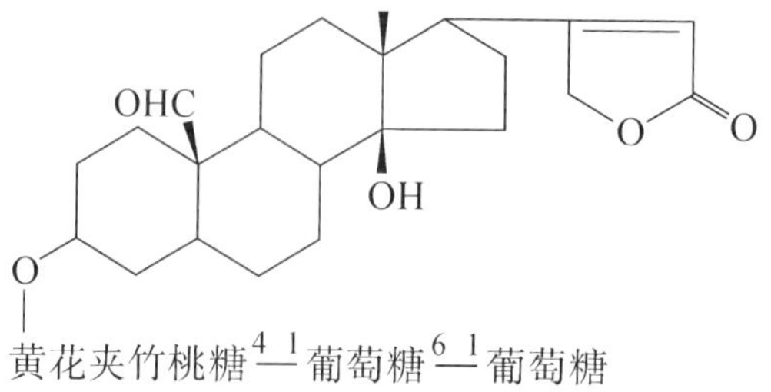

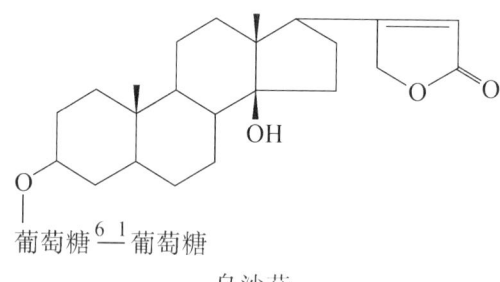

黄花夹竹桃糖$\overset{4\ 1}{—}$葡萄糖$\overset{6\ 1}{—}$葡萄糖

黄花夹竹桃苷A

（3）Ⅲ型：苷元-(D-葡萄糖)y,如乌沙苷(uzarin)($y=1\sim2$)。

葡萄糖$\overset{6\ 1}{—}$葡萄糖

乌沙苷

天然存在的强心苷类以Ⅰ、Ⅱ型较多,Ⅲ型较少。

知识链接

强心苷的强心作用与结构之间的关系如下。

（1）甾体母核的立体结构：A/B环顺、反式稠合均可,但C/D环必须为顺式稠合,若为反式,则活性消失。

（2）C_{14}位取代基：C_{14}位的取代基（大多是羟基）必须是β构型才具有活性。C_{14}位羟基若脱水生成苷元,活性消失。

（3）不饱和内酯环：C_{17}位的不饱和内酯环应为β构型。若为α构型或开环,强心作用很弱甚至消失。

（4）糖的部分：苷元与α-去氧糖连接形成的强心苷类化合物,强心作用和毒性强；与葡萄糖连接形成的苷,随着糖数目的增加,毒性下降。

第二节 理 化 性 质

一、性状

强心苷大多是无色结晶或无定形粉末,具有旋光性,对黏膜有刺激性,C_{17}侧链为β构型时,味苦,为α构型时,味不苦,但无活性。

二、溶解性

强心苷一般可溶于水、甲醇、乙醇、丙酮等极性较大的溶剂,微溶于乙酸乙酯、含醇的氯仿,难溶于乙醚、苯、石油醚等弱极性有机溶剂。强心苷的溶解性与糖的种类、数目及苷元分子中所含羟基的数目有关。原生苷由于所含糖基数目多且具有葡萄糖,比次生苷和苷元亲水性强,可溶于水、醇等溶剂;次生苷亲水性减弱,可溶于乙酸乙酯、含水氯仿、氯仿-乙醇(4∶1)等溶剂。

在比较溶解性时,除考虑糖的种类及数目以外,还要注意糖的种类和苷元中羟基的数目对整个分子溶解性的影响,羟基越多,亲水性越强。如乌本苷(乌本苷元-3-L-鼠李糖)虽是单糖苷,却有 8 个羟基,水溶性大(1∶75),难溶于氯仿;洋地黄毒苷虽为三糖苷,但整个分子中只有 5 个羟基,因此难溶于水(1∶100000),而易溶于氯仿(1∶40)。若强心苷苷元上的羟基所处位置易形成分子内氢键,水溶性减小。

三、水解性

强心苷的苷键可被酸、酶水解,酯和内酯结构易被碱水解。

(一)酸催化水解

酸催化水解分为温和酸水解法和强烈酸水解法。

(1)温和酸水解法:用稀酸如 $0.02 \sim 0.05$ mol/L 的盐酸或硫酸,在含水醇中经短时间(半小时至数小时)加热回流,能将Ⅰ型强心苷水解成苷元和糖。此法特点是能使苷元与 α-去氧糖之间、α-去氧糖与 α-去氧糖之间的苷键水解断裂,但 α-去氧糖与 α-羟基糖之间、α-羟基糖与 α-羟基糖之间的苷键在此条件下不易水解断裂。故水解产物为苷元和糖(α-去氧糖、双糖或三糖等)。

需要注意的是,本法虽反应条件温和,但 C_{16} 位甲酰基依然可被水解,从而得不到原有结构的苷元,因此本法不适于 C_{16} 位有甲酰基的洋地黄强心苷类。

(2)强烈酸水解法:Ⅱ型和Ⅲ型强心苷的糖均非 2,6-二去氧糖,需用 $3\% \sim 5\%$ 的盐酸或硫酸水解。酸度提高的同时,延长水解时间或同时加压,可使苷元与糖之间及糖与糖之间的苷键全部水解。但由于反应条件剧烈,苷元容易脱水生成脱水苷元而得不到原有结构的苷元。

(二)碱催化水解

碱性试剂不能使强心苷的苷键水解,但可使分子中的酰基水解、内酯环开裂。其中 2,6-二去氧糖上的酰基最易被碱水解脱去,可用碳酸氢钠(钾)使之水解;其次是羟基糖和苷元上的酰基,须用氢氧化钙(钡)处理方能除去。内酯环的水解难度则相对较大。

在各种水解强心苷的碱性试剂中,碳酸氢钠、碳酸氢钾只能使 α-去氧糖上的酰基水解;氢氧化钙、氢氧化钡不仅能水解 α-去氧糖上的酰基,羟基糖和苷元上的酰基也可水解。

氢氧化钠、氢氧化钾由于碱性太强,不仅能使上述苷元和糖上的所有酰基都水解,还能使强心苷的内酯环开环。内酯环在氢氧化钠、氢氧化钾的水溶液中可开环,酸化后重新闭环,为可逆反应。但其在氢氧化钠、氢氧化钾的醇溶液中开环并发生异构化,反应不可逆。因此在提取与分离强心苷时,应避免长时间用过强的碱处理,防止强心苷结构发生改变。

(三)酶催化水解

酶催化水解具有专属性,在含强心苷的植物体内,只含有可水解葡萄糖的酶,而不能使苷元与去氧糖之间的苷键及去氧糖之间的苷键水解,故只能水解去掉分子中的葡萄糖而保留 α-去氧糖生成次生苷。

植物中的酶并不是对所有强心苷都能发生酶解作用,此时,可选择其他酶,如纤维素酶、蜗牛消化酶等。蜗牛消化酶是一种混合酶,几乎能水解所有苷键,能逐个将强心苷分子中的糖链酶解,直到获得苷元。

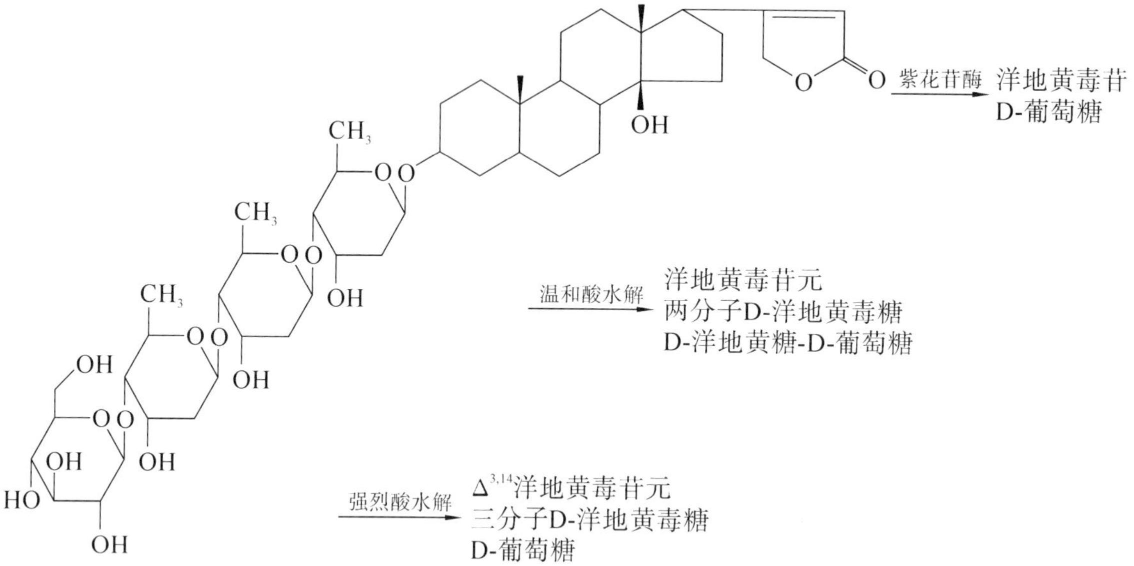

紫花洋地黄苷A的水解

四、显色反应

从强心苷的结构上看,可根据其甾体母核、不饱和内酯环和 α-去氧糖这三部分的特殊化学反应来选择相应的检识试剂。

(一)甾体母核的反应

一般在无水条件下,强心苷可与强酸(如盐酸、硫酸)、中等强度酸(如磷酸、三氯乙酸)或 Lewis 酸(如三氯化锑、五氯化锑)作用产生不同的颜色变化或荧光。常用的显色反应如下。

(1)醋酐-浓硫酸反应(Liebermann-Burchard 反应):将试样溶于冰乙酸,加浓硫酸-醋酐(1:20),反应液呈黄→红→紫→蓝→绿等颜色变化,最后褪色。

(2)氯仿-浓硫酸反应(Salkowski 反应):将试样溶于氯仿,沿试管壁滴加浓硫酸,氯仿层呈血红色或青色,硫酸层显绿色荧光。

(3)冰乙酸-乙酰氯反应(Tschugaeff 反应):将试样溶于冰乙酸中,加乙酰氯数滴及氯化锌结晶数粒,稍加热,呈现淡红色或紫色。

(4)三氯化锑或五氯化锑反应(Kahlenberg 反应):将试样的醇溶液点于滤纸上,喷 20% 三氯化锑(或五氯化锑)的氯仿溶液(不含乙醇和水),干燥后于 60～70 ℃加热 3～5 min,显蓝色→灰蓝色→蓝紫色。

(二)五元不饱和内酯环的反应

甲型强心苷在碱性醇溶液中,由于五元不饱和内酯环上的双键转位而形成活性亚甲基,能够与某些试剂反应而显色。乙型强心苷在碱性醇溶液中不能产生活性亚甲基,因而无此类反应发生。可利用此性质区分甲型强心苷与乙型强心苷,也可以用于薄层色谱或纸色谱分析。常用的显色反应有以下几类。

(1)3,5-二硝基苯甲酸试剂反应(Kedde 反应):取样品的乙醇溶液 1 mL,加入 3,5-二硝基苯甲酸试剂(将 2% 的 3,5-二硝基苯甲酸醇溶液和 2 mol/L 氢氧化钾溶液等量混合)3～4 滴,反应液呈红色或深红色。

(2)碱性苦味酸试剂反应(Baljet 反应):取样品的乙醇提取液 2 mL,加入碱性苦味酸试剂(1% 苦味酸甲醇或乙醇溶液和 5% 氢氧化钠溶液等量混合)数滴,放置 15 min,反应液显橙色或橙红色。

（3）亚硝酰铁氰化钠试剂反应（Legal 反应）：取样品乙醇提取液 2 mL，水浴上蒸干，残渣用 1 mL 吡啶溶解，加入 3％亚硝酰铁氰化钠溶液和 2 mol/L 氢氧化钠溶液各 2 滴，反应液呈深红色并逐渐褪去。

（4）间二硝基苯试剂反应（Raymond 反应）：取样品 1 mg 溶于少量 50％乙醇，加 1％间二硝基苯的乙醇溶液 2 滴，摇匀后再加 20％氢氧化钠溶液数滴，反应液呈紫红色。此试剂可作为纸色谱的显色剂。

（三）α-去氧糖的颜色反应

（1）三氯化铁-冰乙酸反应（Keller-Kiliani）反应（又称 K-K 反应）：将样品溶于冰乙酸中，加 20％三氯化铁溶液 1 滴后，沿试管壁徐徐加入浓硫酸，观察界面和乙酸层的颜色变化。如有 α-去氧糖存在，乙酸层（上层）显蓝色或蓝绿色，界面的颜色随浓硫酸对苷元所起的作用而逐渐向下层扩散，具体颜色随苷元上羟基和双键的位置和数目不同而异。

此反应为 α-去氧糖的特征反应，含游离的 α-去氧糖及在此条件下能水解出游离的 α-去氧糖的苷都能显色。但对 α-去氧糖与葡萄糖或其他羟基糖连接的二糖、三糖及其与强心苷元形成的苷类，因在此条件下难以水解出 α-去氧糖，故不呈色。若此反应为阴性，不能完全肯定试样结构中不含 α-去氧糖，故反应结论须慎重。

（2）对二甲氨基苯甲醛反应：将样品的醇溶液点于滤纸上，喷对二甲氨基苯甲醛试剂（1％对二甲氨基苯甲醛的乙醇溶液-浓盐酸，4∶1），于 90 ℃下加热 30 min，若分子中有 α-去氧糖，可显灰红色斑点。

（3）占吨氢醇试剂反应（Xanthydrol 反应）：取试样少许，加入占吨氢醇试剂（10 mg 占吨氢醇溶于 100 mL 冰乙酸中，再加入 1 mL 浓硫酸）1 mL，沸水浴加热 3 min，只要分子中有 α-去氧糖，无论是游离的还是与其他糖连接，均能显红色。本反应非常灵敏，还可用于定量分析。

（4）过碘酸-对硝基苯胺反应：过碘酸能将强心苷分子中的 α-去氧糖氧化生成丙二醛，再与对硝基苯胺缩合而呈黄色。本反应亦可用于薄层色谱和纸色谱的显色。

第三节　提取与分离

一、提取

强心苷类成分在植物体内的含量一般都比较低（1％以下），且同一植物中常含有几个乃至数十个结构、性质相似的强心苷，同时由于植物体内酶的作用还可生成相应的次生苷，从而增加了成分的复杂性。另外，强心苷常与糖类、皂苷、色素、鞣质等成分共存，往往能影响或改变强心苷在许多溶剂中的溶解性。这些都增加了提取与分离工作的难度。

（一）原生苷的提取

提取原生苷时，首先要注意抑制酶的活性，防止酶解。原料须新鲜，采集后要低温快速干燥，保存期间要注意防潮。可用乙醇提取破坏酶的活性，通常用 70％～80％的乙醇为提取溶剂，如毛花苷 C 的提取。也可加入硫酸铵等无机盐使酶变性，再选择溶剂提取。同时要避免酸、碱的影响。

（二）次生苷的提取

有些次生苷的药理活性较高，且毒副作用低。提取次生苷时，要利用酶的活性，可将药材粉末加适量水拌匀润湿后，在 30～40 ℃保持 6 h 以上进行发酵酶解，或采用适当的化学方法降解，再用乙酸乙酯或乙醇提取次生苷。

（三）提取液的纯化

若原料为种子类药材或含脂类杂质较多，需先用石油醚或汽油脱脂处理后再提取；若原料为地上部分,可用析胶法除去所含的叶绿素,即将醇提取液浓缩后静置,使叶绿素等脂溶性杂质成胶状沉淀析出,过滤除去,也可采用活性炭吸附除去叶绿素。

提取液中共存的糖、皂苷、水溶性色素、鞣质、酸性及酚类等物质可用氧化铝、聚酰胺吸附法或铅盐沉淀法除去,但需注意强心苷也有可能被吸附而损失。同时还要注意强心苷易受酸、碱的影响而发生水解、脱水或异构化,从而降低其生物活性,故应尽量避免过程中酸或碱的影响。

提取液经上述初步除杂后,可用氯仿和不同比例的氯仿-甲醇(乙醇)溶液依次萃取,将强心苷按极性大小不同分为若干部分,但每一部分仍为极性相似强心苷的混合物,需做进一步分离出来。

二、分离

(一)两相溶剂萃取法

利用强心苷在两种互不相溶的溶剂中分配系数不同而达到分离。例如毛花洋地黄总苷中甲、乙、丙的分离,由于丙与甲、乙在氯仿中溶解度有差异,用两相溶剂萃取法可将丙从总苷中分离出来。

(二)色谱分离法

由于混合强心苷的组成复杂,往往需要几种方法配合使用,尤其需要结合各种色谱法进一步分离。对于亲脂性强的强心苷及苷元,可选用硅胶吸附色谱进行分离,用苯-甲醇或氯仿-甲醇为洗脱剂,进行梯度洗脱;对于亲脂性弱的强心苷,可选用分配色谱进行分离,用硅胶、硅藻土、纤维素作为支持剂,以氯仿-甲醇-水或乙酸乙酯-甲醇-水作为洗脱剂,进行梯度洗脱。高效液相色谱对于成分复杂或低含量强心苷能获得较好的分离效果。

第四节　色谱检识技术

色谱法是分离和鉴定强心苷的一种重要手段。

一、纸色谱

用纸色谱鉴别强心苷,常用的溶剂系统为氯仿、乙酸乙酯、苯、甲苯等有机溶剂与水组成的混合溶剂,有时在混合溶剂中加入适量的乙醇以增加展开剂的极性,此法常用于弱亲脂性强心苷的鉴定。

对于亲脂性较强的强心苷类,可将滤纸预先用甲酰胺(20%～50%的甲酰胺-丙酮溶液)或丙二醇处理后作为固定相,用甲酰胺饱和的苯、甲苯或苯-氯仿(9:1)作为移动相,可以获得较满意的分离效果。亲脂性较弱的强心苷,也可用甲酰胺作固定相,只是移动相的极性增大,如二甲苯-丁酮-甲酰胺(25:25:2)、氯仿-四氢呋喃-甲酰胺(50:50:6.5)等溶剂系统。对亲水性的强心苷类,宜用水处理滤纸作为固定相,以水饱和的丁酮或丁醇-甲苯-水(6:3:1)为展开剂,可获得满意的分离效果。

二、薄层色谱

强心苷的薄层色谱有吸附薄层色谱和分配薄层色谱。

吸附薄层色谱常用的吸附剂有硅胶和反相硅胶。在硅胶薄层色谱中,分离效果较好的溶剂系统有二氯甲烷-甲醇-甲酰胺(80:19:1)、乙酸乙酯-甲醇-水(80:5:5)。在反相硅胶色谱中,可用甲醇-水和氯仿-甲醇-水等溶剂系统展开,这些展开剂中往往含有少量的水或甲酰胺,可以减少拖尾现象。

分配薄层色谱分离强心苷可获得更为满意的效果,所得斑点集中,常用硅胶、硅藻土、纤维素作支持剂,用甲酰胺、10%～15%甲酰胺的丙酮、二甲基甲酰胺等作为固定相。溶剂系统的选择类似纸色谱。

强心苷的纸色谱或薄层色谱常用的显色剂:碱性3,5-二硝基苯甲酸试剂,喷洒后,显红色,放置后褪色;碱性苦味酸试剂,喷洒后于90～100 ℃下加热4～5 min,显橙红色;三氯乙酸-氯胺T,喷洒后于

90℃下加热数分钟,紫外灯下观察显黄绿色、蓝色、灰蓝色荧光。

实 例

毛花洋地黄叶中提制地高辛

毛花洋地黄强心苷主要来自毛花洋地黄(*Digitalis lanata* Ehrh.)和紫花洋地黄(*D. Purpurea* L.)。从毛花洋地黄叶中分离出的强心苷,其苷元均是五元不饱和内酯环的甲型强心苷元。其中毛花苷甲、乙、丙(lanatoside A、B、C)是原生苷,地高辛(digoxin)是去乙酰毛花苷 C 即西地兰经酶解去掉末端的葡萄糖产生的次生苷,其特点与西地兰相似,作用迅速,蓄积性小,可制成注射液用于急性心脏疾病的治疗。从毛花洋地黄叶中提取地高辛的流程如下(图 10-1)。

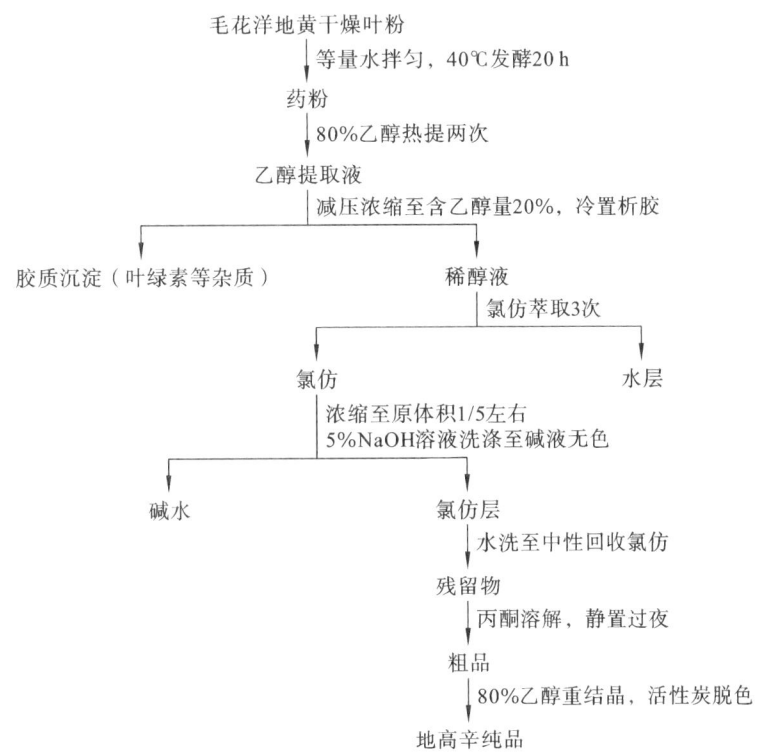

图 10-1 从毛花洋地黄叶中提取地高辛

流程分析:

利用毛花洋地黄叶中存在的 β-D-葡萄糖酶水解去除葡萄糖,再用乙醇提取。提取液浓缩至 20% 时,脂溶性杂质溶解度小,析胶效果好,可去除脂溶性杂质,而成分保留在稀醇溶液中。利用次生苷在氯仿中溶解度较大的特点分离次生苷。再用氢氧化钠洗涤脱去乙酰基并除去残留的叶绿素。最后利用地高辛在氯仿中溶解度较大的特点得到纯品。地高辛的精制是利用其在乙醇中溶解度相差悬殊的性质。

▶ 目标检测

一、名词解释

1.强心苷;2.Ⅰ型强心苷;3.Ⅱ型强心苷;4.Ⅲ型强心苷

目标检测
答案

二、选择题

（一）A 型题（单项选择题）

1. 强心苷元 C₁₇侧链为（　　）。

A. 戊酸　　　　　　　　　　　　B. 内酯环

C. 五元或六元不饱和内酯环　　　D. 含氧杂环

2. 能在温和酸条件下水解的强心苷类型为（　　）。

A. Ⅰ型　　　　　　B. Ⅱ型　　　　　　C. Ⅲ型　　　　　　D. Ⅰ型和Ⅱ型

3. 强心苷元的基本母核为（　　）。

A. 苯骈 α-吡喃酮　　　　　　　　B. 环戊烷骈多氢菲

C. 五元不饱和内酯环　　　　　　D. 苯骈 β-吡喃酮

4. 强心苷元多在哪个位置与糖结合成苷？（　　）

A. C₅ 位　　　　　B. C₁₀ 位　　　　　C. C₃ 位　　　　　D. C₇ 位

5. 甲型强心苷元与乙型强心苷元主要区别是（　　）。

A. 甾体母核稠合方式不同　　　　B. C₁₀位取代基不同

C. C₁₇位取代基不同　　　　　　　D. C₁₃位取代基不同

6. 强心苷中的特殊糖是（　　）。

A. 葡萄糖　　　　B. 6-去氧糖　　　　C. 6-去氧糖甲醚　　D. 2,6-二去氧糖

7. 在 Ⅰ 型强心苷的水解中，用下列何法进行水解苷元结构不发生变化？（　　）

A. 0.02～0.05 mol/L 的 HCl 溶液　　B. 3%～5% 的 HCl 溶液

C. 2% 的 NaOH 溶液　　　　　　　　D. NaHCO₃ 溶液

8. 强心苷甾体母核的反应不包括（　　）。

A. 与 3,5-二硝基苯甲酸的反应　　B. 与醋酐-浓硫酸的反应

C. 与三氯乙酸的反应　　　　　　　D. 与五氯化锑的反应

9. 用于区别甲型和乙型强心苷的反应是（　　）。

A. 香草醛-浓硫酸反应　　　　　　B. 醋酐-浓硫酸反应

C. 三氯乙酸反应　　　　　　　　　D. 亚硝酰铁氰化钠反应

10. 提取次生苷应采用的方法是（　　）。

A. 用乙醇回流提取　　　　　　　　B. 用乙醚连续回流提取

C. 用水煎煮　　　　　　　　　　　D. 用水润湿一段时间，再用乙醇回流提取

（二）B 型题（配伍选择题，选项在前，题干在后。每题有一个选项，每个选项可重复选，也可不选择）

A. 2,6-二去氧糖　　　　　　　　B. 五元不饱和内酯环

C. 六元不饱和内酯环　　　　　　D. 间二硝基苯试剂　　　　　　E. 占吨氢醇试剂

11. 可用于鉴别 2,6-二去氧糖的试剂是（　　）。

12. 可用于检识五元不饱和内酯环的试剂是（　　）。

13. 强心苷和其他苷的主要区别是（　　）。

14. 甲型强心苷元含有（　　）。

15. 乙型强心苷元含有（　　）。

（三）X 型题（多项选择题，每题有 2 个或以上答案）

16. 强心苷一般可溶于（　　）。

A. 水　　　　　B. 甲醇　　　　　C. 乙醇　　　　　D. 苯　　　　　E. 丙酮

17. 温和酸水解可以切断的苷键有（　　）。

A. 苷元与 2,6-二去氧糖之间　　B. 苷元与 6-去氧糖之间　　　　C. 葡萄糖之间

D. 2,6-二去氧糖之间　　　　　　E. 2,6-二去氧糖与葡萄糖之间

18. 作用于强心苷甾体母核的反应有(　　　)。

A. 醋酐-浓硫酸反应　　　　　　B. 磷酸反应　　　　　　　　C. 三氯乙酸反应

D. 3,5-二硝基苯甲酸反应　　　　E. 五氯化锑反应

19. 2,6-二去氧糖的显色反应有(　　　)。

A. K-K 反应　　　　　　　　　　B. 与占吨氢醇试剂的反应

C. 与碱性苦味酸的反应　　　　　D. 与对二甲氨基苯甲醛的反应

E. 与对硝基苯肼的反应

20. 提取植物中原生苷的方法有(　　　)。

A. 80%乙醇回流提取　　　　　　B. 沸水提取　　　　　　　　C. 80%乙醇温浸

D. 40 ℃水温浸　　　　　　　　　E. 药材加硫酸铵水润湿,再用水提取

三、简答题

1. 简述提取强心苷的原生苷时的注意事项。

2. 哪几类试剂可以用于检测强心苷的存在?

（丛源欣）

第十一章

其他成分

扫码看 PPT

学习目标

【知识目标】
- 掌握鞣质的结构与分类及去除鞣质的方法。
- 熟悉鞣质、有机酸、氨基酸与蛋白质的理化性质及一般检识技术。
- 了解鞣质、有机酸、氨基酸与蛋白质的定义、存在状态及生物活性。

【能力目标】
- 能运用天然药物其他成分的结构特点和理化性质准确检识各类成分。

【思政育人目标】
- 强化自然资源可持续发展的理念,具有维护生态平衡,强烈的动植物保护意识。

学习思维导图

其他成分
- 鞣质
  - 概念:存在于植物体内的一类结构复杂、分子量较大的多元酚类化合物
  - 结构分类:可水解鞣质、缩合鞣质、复合鞣质
  - 理化性质
    - 性状:大多为无定形粉末,少量为结晶形晶体,有苦涩味,具有收敛性、吸湿性
    - 溶解性:易溶于水、醇,也可溶于丙酮、乙酸乙酯、乙醚和乙醇的混合溶液等,不溶于低极性溶剂
    - 还原性:具有较强还原性,能还原费林试剂,可使$KMnO_4$褪色
    - 沉淀特性:与蛋白质的作用、与重金属盐的作用、与生物碱的作用、与三氯化铁的作用、与铁氰化钾的作用
    - 显色反应:与三氯化铁的作用、与铁氰化钾氨溶液的作用
  - 提取与分离
    - 提取:溶剂法
    - 分离:溶剂法、沉淀法、柱色谱法、高效液相色谱法
- 有机酸
  - 概念:分子的结构中具有羧基的一类酸性有机化合物的总称(不包括氨基酸)
  - 结构类型:脂肪族有机酸、芳香族有机酸
  - 理化性质
    - 性状:低级脂肪酸和不饱和脂肪酸常温下多为液体,高级脂肪酸大多为固体
    - 溶解性:低级脂肪酸多易溶于水或乙醇,高级脂肪酸和芳香酸易溶于亲脂性有机溶剂而难溶于水
    - 酸性:具有酸性,能够与碱性成分如碱金属、碱土金属等结合生成盐
    - 酸败:在氧气、霉菌、水的影响下,脂肪酸在空气中久置而产生难闻气味的变化
  - 提取与分离
    - 提取:有机溶剂提取
    - 分离:离子交换色谱法
  - 检识技术:pH试纸试验、溴酚蓝试验、芳香胺-还原糖试验、色谱检识

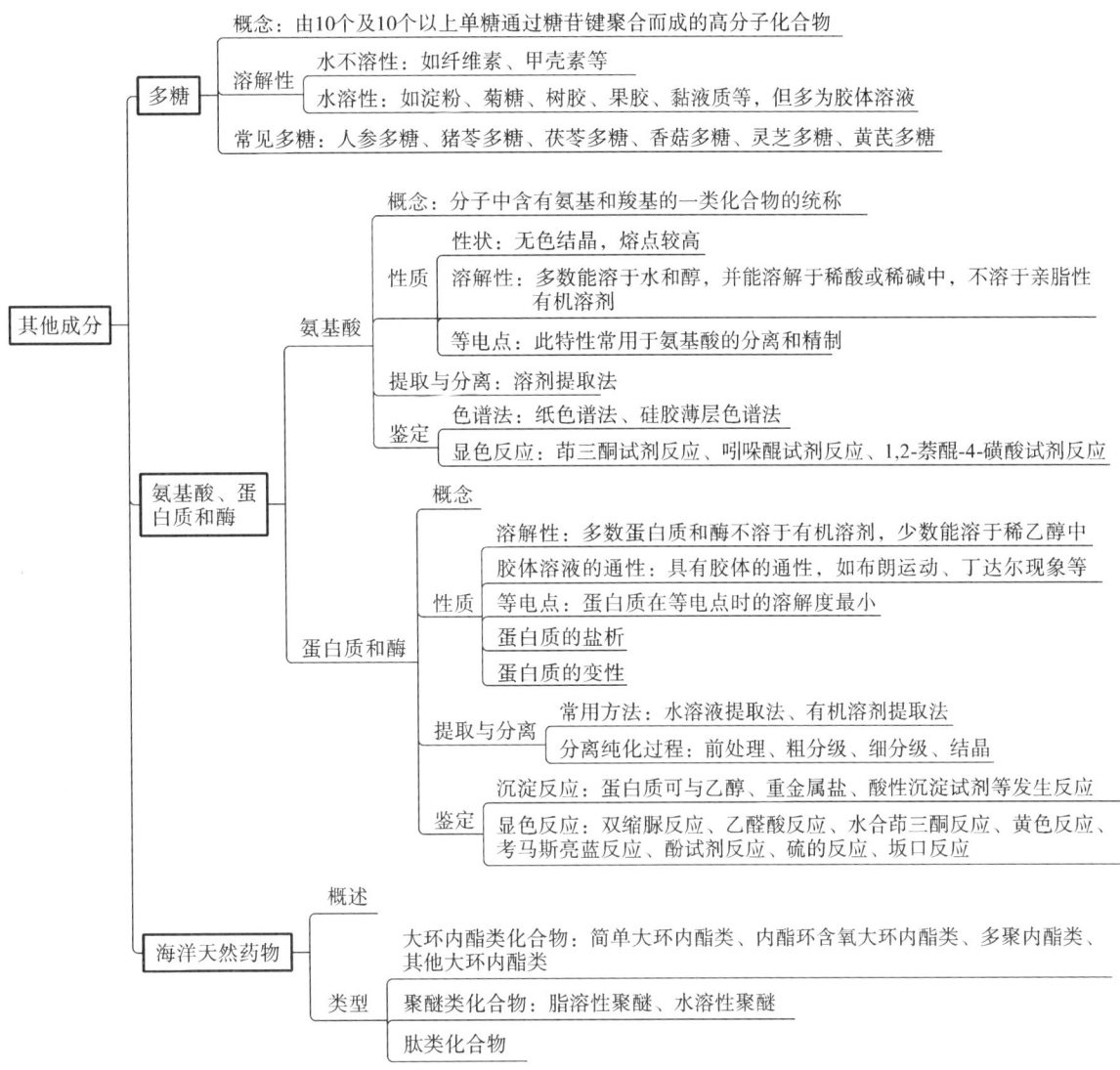

本章主要介绍鞣质,有机酸,多糖,氨基酸、蛋白质和酶等,大多是植物或动物用以维持生命所必需的基本物质。天然药物中的有效成分除生物碱、糖苷类、黄酮类、萜类等以外,还有鞣质,有机酸,多糖,氨基酸、蛋白质和酶等其他成分。它们在植物中普遍存在,但是通常对治疗疾病不起主要作用,常常不被重视。然而,近年来随着研究的深入,这些原本被认为是无效成分的鞣质、蛋白质、多糖等,它们具有的生物活性普遍引起重视,可见有效成分和无效成分是相对的。例如鞣质在多数天然药物中对治疗疾病不起主导作用,被视为无效成分;但鞣质在地榆、五倍子等中药中具有收敛止血、抗菌消炎作用,被视为有效成分。随着科技的发展,人们认识的逐渐深入,天然药物的有效成分和无效成分是可以相互转化的。

第一节 鞣 质

鞣质又称为单宁(tannins),是存在于植物体内的一类结构复杂、分子量较大的多元酚类化合物。鞣质为黄色或棕黄色无定形松散粉末;在空气中可被氧化使颜色逐渐变深;有强吸湿性;易溶于水、乙醇、丙酮,不溶于乙醚、苯、氯仿;水溶液味涩;在 210~215 ℃分解。

鞣质广泛存在于自然界中,70%以上的天然药物中含有鞣质,特别是在种子植物中分布广泛。鞣质存在于植物的皮、茎、果实等部位,如地榆、石榴皮、虎杖、侧柏、仙鹤草等药材中均有大量鞣质存在。

鞣质含量随着植物的年龄、存在部位、生长环境、生长季节等不同而存在差异。一般一年生草本植物中含量较少;在木本心材中的鞣质含量随着年龄的增长而增加;在果实中的含量则随果实成熟而下降;植物向阳部位的鞣质含量比背阴部位含量高;温带植物的鞣质含量比寒带植物高。某些寄生于植物的昆虫所产生的虫瘿中也含有大量鞣质,如中药五倍子中鞣质含量高达 60%～70%。

知识链接

虫瘿

  虫瘿是植物组织遭受昆虫分泌物的刺激,细胞加速分裂而长成的一种畸形构造。它也是昆虫造的房子,幼虫终生在里面取食并在其中化蛹,羽化为成虫后才咬破虫瘿出来,再找植物产卵,幼虫孵化取食后重新形成虫瘿。蚜虫、蚧壳虫、象鼻虫、叶蜂、瘿蚊、卷蛾等,都可使植物形成虫瘿。我国出产的五倍子,即为五倍子蚜在植物盐肤木上造成的虫瘿,内含鞣质达 70%,医药上称为五倍子鞣质(gallotannins),在国际上称为中国鞣质(Chinese gallotannins),是制药、染料、化工、制革工业的原料。

一、结构类型

根据结构特征,鞣质可分为三类,即可水解鞣质、缩合鞣质和复合鞣质。

(一)可水解鞣质

可水解鞣质由于分子中具有酯键或苷键,在酸、碱、酶(特别是鞣质酶或苦杏仁酶)的作用下,可水解生成小分子酚酸类化合物和糖或多元醇,从而失去鞣质的性质。根据水解的产物不同,可水解鞣质又可分为没食子酸鞣质和逆没食子酸鞣质两类。

1. 没食子酸鞣质

没食子酸鞣质亦称五倍子酸鞣质类,水解后能生成没食子酸和糖或多元醇。此类鞣质的糖或多元醇部分的羟基全部或部分被酚酸或缩酚酸酯化,结构中具有酯键或酯苷键。其中糖及多元醇部分最常见的为葡萄糖,此外还有 D-金缕梅糖、原栎醇、奎宁酸等。

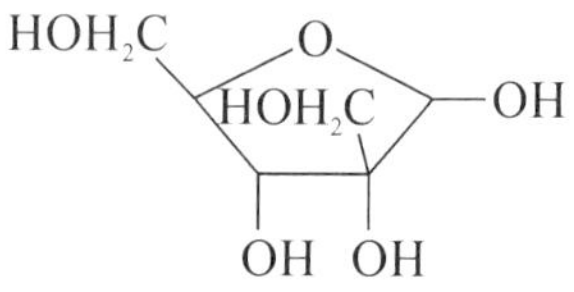

D-金缕梅糖 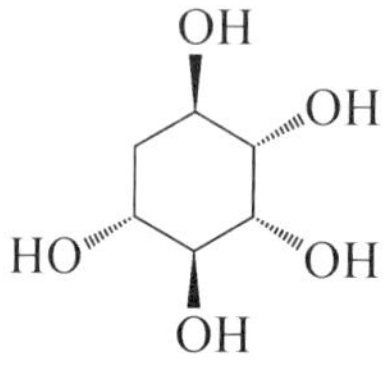   原栎醇 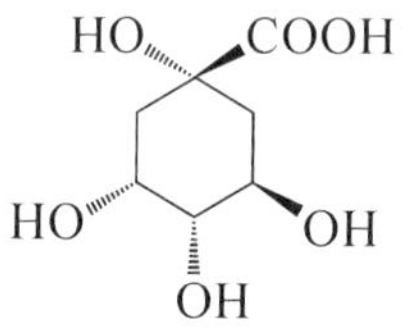   奎宁酸

2. 逆没食子酸鞣质

逆没食子酸鞣质亦称鞣花酸鞣质类,是六羟基联苯二酸或与其有生源关系的酚羧酸与多元醇(多数是葡萄糖)形成的酯。水解后能生成逆没食子酸和糖或同时有递没食子酸或其他酸产生,而且逆没食子酸结构中两分子没食子酸以碳碳键连接,不能被酸水解,不如没食子酸鞣质工业用途广泛。

(二)缩合鞣质

缩合鞣质亦称为鞣酐或鞣红,用酸、碱、酶处理或久置均不能水解,但是可缩合为高分子、不溶于水的无定形棕红色沉淀。缩合鞣质在天然药物中分布极广,天然鞣质大多属于这一类型,如钩藤、茶叶、槟榔等所含的鞣质均为缩合鞣质。

缩合鞣质的化学结构较为复杂,目前尚未完全了解,仅从一些假说及实际分离得到的缩合鞣质推测,其结构与羟基黄烷-3-醇和羟基黄烷-3,4-二醇有密切关系。因此,这些羟基黄烷醇类很有可能就是缩合鞣质的前体,羟基黄烷醇之间以碳碳键缩合而成,故不易被酸所水解。

（三）复合鞣质

近年来陆续从山茶及番石榴属植物中分离出含有黄烷醇的逆没食子酸鞣质。例如山奈素 B、山奈素 D 及番石榴素 A、C 等。它们的分子结构是由可水解鞣质（逆没食子酸鞣质）部分与黄烷醇部分缩合而成的，具有可水解鞣质和缩合鞣质的一切特征，是属于上述两类鞣质之外的第三类鞣质，即复合鞣质。

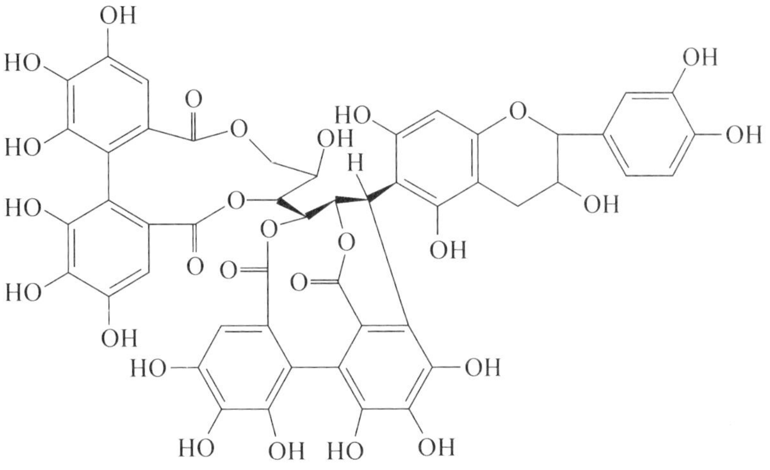

山奈素B

二、理化性质

1. 性状

鞣质大多为无定形粉末，仅有少量为结晶形晶体，有苦涩味，具有收敛性、吸湿性。

2. 溶解性

鞣质具有较强的极性，较易溶于水、甲醇、乙醇，也可溶于丙酮、乙酸乙酯、乙醚和乙醇的混合溶液等，不溶于石油醚、四氯化碳、苯、乙醚、氯仿等弱极性溶剂。

3. 还原性

鞣质具有较强还原性，能还原费林试剂，可使 $KMnO_4$ 溶液褪色。鞣质极易被氧化，碱性条件能使其氧化速度加快。

4. 沉淀特性

（1）与蛋白质作用：鞣质能与蛋白质生成不溶于水的复合物，实验室一般使用明胶去除鞣质，可作为一种除去鞣质的方法。鞣质与蛋白质的沉淀反应在一定条件下是可逆的，当此沉淀与丙酮回流时，鞣质可溶于丙酮而与蛋白质分离。

（2）与重金属盐的作用：鞣质分子中有邻位酚羟基，其水溶液能与重金属盐（如乙酸铅、乙酸铜、碱土金属的氢氧化物溶液等）作用，生成沉淀，此性质可用于鞣质的提取、分离、定性、定量或去除。

（3）与生物碱的作用：鞣质水溶液可与生物碱生成难溶或不溶性的复盐沉淀，可作为生物碱的沉淀反应试剂，在提取与分离及除去鞣质时常利用这一性质。

（4）与三氯化铁的作用：鞣质的水溶液与三氯化铁生成黑绿色或蓝黑色溶液或沉淀。

（5）与铁氰化钾的作用：鞣质与铁氰化钾的氨溶液反应呈深红色，并很快变为棕色。

5. 显色反应

（1）与三氯化铁的作用：三氯化铁反应无色提示无鞣质类化合物；三氯化铁反应显蓝色，一般为其邻三酚羟基化合物，可能为可水解鞣质；三氯化铁反应显深绿色，可能为儿茶素类缩合鞣质。

（2）与铁氰化钾氨溶液的作用：鞣质与铁氰化钾氨溶液反应呈深红色，并很快变成棕色。

三、两类鞣质的区别

表 11-1 所示的几种反应，可用于区别可水解鞣质与缩合鞣质，亦可用于鞣质的检识。

表 11-1　可水解鞣质与缩合鞣质的鉴别反应

试　剂	可水解鞣质	缩 合 鞣 质
稀酸(共沸)	无沉淀	暗红色鞣红沉淀
溴水	无沉淀	黄色或橙红色沉淀
三氯化铁	蓝色或蓝黑色沉淀	绿色或黑绿色沉淀
石灰水	青灰色沉淀	棕色或棕红色沉淀
乙酸铅	沉淀	沉淀,但可溶于稀乙酸
甲醛和盐酸	无沉淀	沉淀

四、提取与分离

1. 提取技术

鞣质为多酚类化合物,极性较大,常用的提取溶剂有水、乙醇、甲醇、水-丙酮等。提取和浓缩过程中应注意以下几点。

(1) 选用新鲜植物材料,最好选用新鲜原料,且最好立即浸提(也可以用冷冻或浸泡在丙酮中的方法储存)。原料应在尽可能短的时间内完成干燥,以避免鞣质在水分、日光、氧气及酶的作用下变质,严禁使用铁、铜等金属容器。

(2) 提取温度应尽可能低,尤其是对于极不稳定的可水解鞣质,温度应控制在 50 ℃以下。

(3) 提取浓缩过程应尽量避免与酸、碱接触。提取过程中,由于鞣质易被氧化,除避免引入氧化剂以外,必要时可加入一定量的抗氧化剂,以提高鞣质的稳定性。

2. 分离技术

(1) 溶剂法:通常将含有鞣质的水溶液先用乙醚等极性小的溶剂萃取,以除去极性小的杂质,然后用乙酸乙酯提取,即可得到较纯的鞣质。也可将鞣质粗品溶于少量乙醇或乙酸乙酯中,逐渐加入乙醚,鞣质可被沉淀析出。

(2) 沉淀法:将明胶溶液分批加入含有鞣质的水溶液中,滤取沉淀。沉淀物用丙酮回流,鞣质可溶于丙酮,而蛋白质不溶于丙酮而析出,滤液经回收丙酮后即可得到较纯的鞣质。

(3) 柱色谱法:目前制备纯鞣质及有关化合物的最主要方法,可选用的固定相有硅胶、纤维素、聚酰胺、葡聚糖凝胶等,流动相常选用水-甲醇、水-乙醇、水-丙酮等。

(4) 高效液相色谱法:高效液相色谱法对鞣质不仅具有良好的分离效果,而且还可以用于判断鞣质分子的大小、各组分的纯度及 α、β-异构体等,具有简便、快速、准确、实用性强等优点。

3. 除去鞣质的方法

由于鞣质性质不稳定,含有鞣质的天然药物制剂容易变色、浑浊或沉淀,从而影响了制剂的质量,因此在很多天然药物制剂中,鞣质被视为杂质除去。除去鞣质常用的方法如下。

(1) 冷热处理法:鞣质的水溶液常以胶体状态存在,高温可破坏胶体的稳定性,低温可使之沉淀,从而达到除去鞣质的目的。因此可先将药液进行蒸煮加热,然后冷冻放置,过滤沉淀后即可除去大部分鞣质。

(2) 明胶沉淀法:在天然药物的水提取液中加入适量 4%明胶溶液,至沉淀完全,过滤,滤液减压浓缩后,再加 3~5 倍量乙醇,将过量的明胶沉淀去除。

(3) 石灰法:利用鞣质可与钙离子结合生成不溶于水的沉淀的性质,可在天然药物的水提取液中加入氢氧化钙,使鞣质沉淀析出;或在天然药物原料中拌入石灰乳,使鞣质与钙离子结合成不溶性化合物,再选用适宜的溶剂提取有效成分,而鞣质被留在药材残渣中不被提出。

(4) 聚酰胺吸附法:将天然药物的水提取液通过聚酰胺柱,由于鞣质分子中含有多个酚羟基可形成大量氢键而被吸附在聚酰胺柱上,80%乙醇亦难以洗脱,而天然药物中的其他大部分成分可被 80%乙醇洗脱下来,从而达到除去鞣质的目的。

(5) 溶剂法:利用鞣质与碱成盐后难溶于醇的性质,在乙醇溶液中用 40%氢氧化钠溶液调至 pH

9~10,可促使鞣质被沉淀滤除。

此外,乙酸铅或氢氧化铝沉淀法、白陶土或活性炭吸附法也常用于除去鞣质。

知识链接

鞣质的应用

鞣质具有收敛作用,内服可用于治疗胃肠道出血、溃疡及水泻等症;外用可用于创伤、灼伤(一方面鞣质可以促使创伤后渗出物中的蛋白质凝固形成痂膜而防止感染,另一方面鞣质可以收缩微血管,有局部止血的作用)。鞣质能凝固微生物体内的蛋白质,有抑菌作用;有些鞣质具有抗病毒作用,如贯众能抑制多种流感病毒。鞣质还有抗变态反应、抗炎、驱虫、降血压等作用。此外,鞣质还可用作生物碱及某些重金属中毒时的解毒剂。鞣质因具有较强的还原性,可用于清除生物体内的超氧自由基,延缓衰老。鞣质具有抗肿瘤作用,如月见草中的月见草素 B 等有显著的抗肿瘤作用。

从含鞣质 6% 以上的植物水提取液中所得的浓缩产品称为"栲胶",主要用于皮革工业的鞣皮剂,工业用作木材粘胶剂、墨水原料、染色剂、防垢除垢剂等。

第二节 有 机 酸

有机酸是指分子结构中具有羧基的一类酸性有机化合物的总称(不包括氨基酸)。其广泛存在于植物的根、茎、叶、花、果实与种子等多器官中,常以脂肪、蜡、酯等形式存在。有机酸大多以与钠、钾、钙等金属离子或生物碱结合成盐的形式存在。天然药物中含有的有机酸具有多种生物活性,如四季青叶中的原儿茶酸有抑菌作用;土槿皮中的土槿皮酸有抗真菌作用;羟基桂皮酸衍生物在植物中普遍存在,如咖啡酸有止血、镇咳、祛痰作用,绿原酸有抗菌、利胆、升高白细胞数等作用。

一、结构类型

有机酸可分脂肪族有机酸和芳香族有机酸两类,结构类型见表 11-2。

表 11-2 有机酸的结构类型及特点

结 构 类 型	结 构 特 点	实 例
脂肪族有机酸	饱和脂肪酸 主链为饱和烷烃	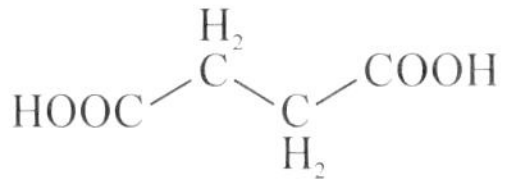 琥珀酸
	不饱和脂肪酸 主链为不饱和烷烃	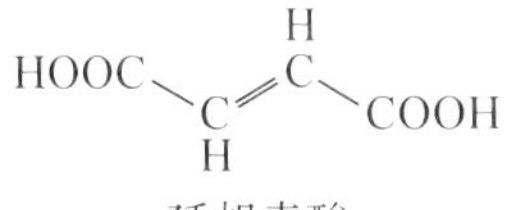 延胡索酸
	脂环有机酸 主链为环状烷烃	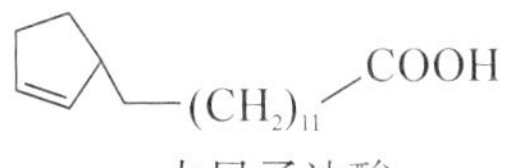 大风子油酸 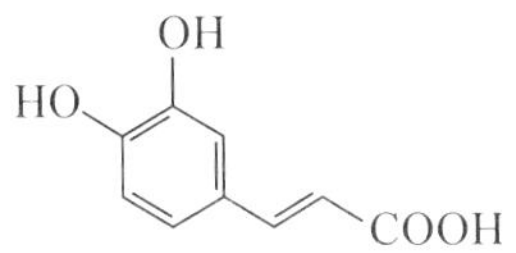 咖啡酸

续表

结构类型	结构特点	实 例
芳香族有机酸	含有苯环	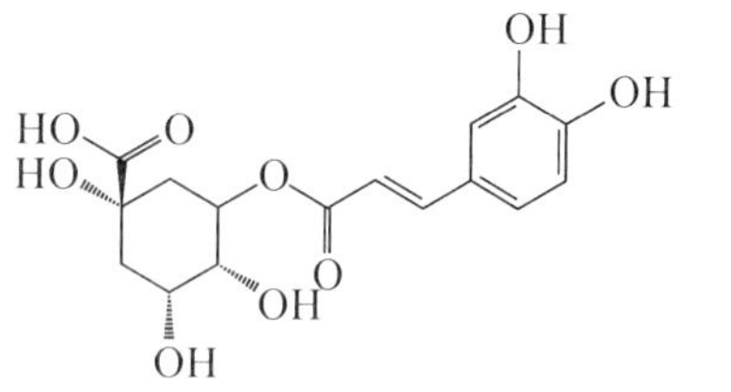 绿原酸

二、理化性质

1. 性状

低级脂肪酸(含 8 个碳原子以下)和不饱和脂肪酸常温下多为液体,高级脂肪酸、脂肪二羧酸、脂肪三羧酸、芳香族有机酸大多为固体。

2. 溶解性

低级脂肪酸多易溶于水或乙醇,随着分子中所含碳原子数目的增多,在水中的溶解度降低。高级脂肪酸和芳香酸大多为亲脂性化合物,易溶于石油醚、氯仿、乙酸乙酯等有机溶剂而难溶于水。有机酸均能溶于碱中。分子中极性基团越多,有机酸在水中的溶解度越大。

3. 酸性

有机酸由于含有羧基,因此具有酸性,能够与碱性成分如碱金属、碱土金属等结合生成盐。其一价金属盐易溶于水,不溶于有机溶剂和高浓度的乙醇;二价、三价金属盐较难溶于水,如有机酸的铅盐、钙盐等。可利用此性质提取和分离有机酸。

4. 酸败

酸败是指在氧气、霉菌、水的影响下,脂肪酸在空气中久置而产生难闻气味的变化。

三、提取与分离

利用有机酸易溶于亲脂性有机溶剂而难溶于水,有机酸盐易溶于水而难溶于亲脂性有机溶剂的性质,可以选择有机溶剂提取法提取有机酸。一般先用稀酸水润湿药材,使有机酸游离,然后选用适宜的有机溶剂进行提取。

分离有机酸可选择离子交换色谱法,将天然药物的水提取液直接通过强碱性阴离子交换树脂柱,使有机酸根交换到树脂柱上,碱性成分和中性成分则流出树脂柱被除去,然后用水洗净树脂后用稀氨水洗脱树脂,从树脂上交换下来的有机酸以铵盐的形式存在于洗脱液中,将洗脱液减压蒸去过剩的氨水,加酸酸化即可析出游离有机酸。

四、检识技术

1. pH 试纸实验

将含有有机酸的提取液滴在试纸上,显色后与试纸的标准比色卡对比,颜色在酸性范围内。

2. 溴酚蓝实验

将含有有机酸的提取液滴在滤纸上,滴加 0.1% 的溴酚蓝试剂,在蓝色的背景上显现黄色斑点。

3. 芳香胺-还原糖实验

将试样滴在滤纸上,滴加苯胺(5 g)和木质糖(5 g)的 50% 乙醇溶液,125~130 ℃加热,显现棕色斑点。本实验灵敏度较高。

4. 色谱检识

天然药物中的有机酸鉴定常采用纸色谱法或薄层色谱法。在色谱分离过程中,为避免有机酸部分呈解离状态而造成斑点不集中或拖尾现象,可通过调节展开剂的 pH 来改善分离效果。如在展开剂中加入甲酸或乙酸,能减少有机酸的解离,使其以分子状态存在,避免拖尾现象,也可以在展开剂中加入浓氨水,使有机酸以铵盐的状态进行展开。

(1) 纸色谱法:可用正丁醇-冰乙酸-水(4∶1∶5,上层)或正丁醇-吡啶-二氧六环-水(14∶4∶1∶1)为展开剂,采用0.05%溴酚蓝乙醇溶液进行喷雾显色,于蓝色背景上显黄色斑点。

(2) 薄层色谱法:可选用聚酰胺膜,用95%乙醇、氯仿-甲醇(1∶1)或苯-甲醇-乙酸(95∶8∶4)为展开剂,采用0.05%溴酚蓝水溶液喷雾显色。注意在喷溴酚蓝显色剂之前,必须先挥尽展开剂中的酸,否则干扰显色结果。

第三节 多 糖

多糖(polysaccharide)是指由10个以上乃至数千个单糖通过糖苷键聚合而成的高分子化合物,不具备一般单糖和低聚糖的性质,无甜味。多糖按其溶解性可分为两类:一类为水不溶性多糖,在动植物体内起支持组织作用,如纤维素、甲壳素等;另一类为水溶性多糖,如淀粉、菊糖、树胶、果胶、黏液质等,但多为胶体溶液。多糖不溶于稀醇及其他有机溶剂。

1. 人参多糖

人参多糖主要由人参淀粉和人参果胶两部分组成,人参果胶是其药理活性的主要部分。GPS对环磷酰胺所致小鼠巨噬细胞功能抑制、溶血素形成抑制和迟发型超敏反应均有恢复正常的作用,是良好的免疫调节剂。人参多糖还有抗肿瘤、降血糖、促进造血功能等作用,临床用于免疫力低下、贫血和糖尿病患者。

2. 猪苓多糖

猪苓多糖是从猪苓 *Polyporus umbellatus*(Pers.)Fries 中提得的多糖,由葡聚糖构成,具有抗肿瘤转移、调节免疫、抗辐射、保肝等作用。猪苓多糖临床上用于肺癌、食管癌和膀胱癌的辅助治疗。猪苓多糖注射液还可用于治疗慢性病毒性肝炎。

3. 茯苓多糖

茯苓多糖是从茯苓 *Poria cocos*(Schw.)Wolf. 中提得的多糖,有50个β-(1→3)结合的葡萄糖单元,每个β-(1→5)结合的葡萄糖基支链与1~2个β-(1→6)结合的葡萄糖基间隔。当切断其所含的β-(1→6)等葡萄糖支链,成为单纯的β-(1→3)葡聚糖(茯苓次聚糖)时,才具有明显的抗肿瘤活性。临床上可用新型羧甲基茯苓多糖注射液配合治疗鼻咽癌和胃癌。此外茯苓多糖还具有调节免疫、保肝降酶、镇静、预防结石等作用。茯苓多糖也可用作食品添加剂。

4. 香菇多糖

香菇多糖是从香菇 *Lentinus edodes*(Berk.)Sing 中提得的多糖,具有分支的β-(1→3)-D-葡聚糖,主链由β-(1→3)连接的葡萄糖基组成,沿主链随机分布着由β-(1→6)连接的葡萄糖基,呈梳状结构。香菇多糖具有显著的抗癌活性,对消化道癌、肺癌、宫颈癌等有较好疗效。此外其还有降低胆固醇、抑制转氨酶活性、抗辐射、抗结核分枝杆菌感染、抗感冒、降压等生理功能,同时也作为保健食品被广泛应用。

5. 灵芝多糖

灵芝多糖是从赤芝 *Ganoderma lucidum*(Leyss. ex Fr.)Karst. 中提得的多糖。灵芝多糖中除含有葡萄糖外,大多还含有阿拉伯糖、木糖、半乳糖、岩藻糖、甘露糖、鼠李糖等单糖,但含量较少。单糖间糖苷键连接有1,3、1,4和1,6几种类型。大多为β型结构,少数为α型结构。多糖链具有三维螺旋结构,其立体构型和DNA、RNA相似。分子量可从数百至数十万,易溶于热水,大多不溶于乙醇。灵芝多糖能提高机体免疫力和耐缺氧能力,有消除自由基、抑制肿瘤、抗辐射作用,具有提高肝脏、骨髓、血液合成DNA、RNA和蛋白质等作用,临床上用于高脂血症、病毒性肝炎及白细胞低下症。

6. 黄芪多糖

黄芪多糖由己糖醛酸、葡萄糖、果糖、鼠李糖、阿拉伯糖、半乳糖醛酸和葡萄糖醛酸等组成,可以刺激动物体内产生内源性干扰素,调动机体免疫功能而发挥扶正祛邪作用,具有一定的抗病毒、抗肿瘤、抗衰老、抗辐射、抗应激、抗氧化等作用。

第四节　氨基酸、蛋白质和酶

一、氨基酸

氨基酸(amino acid)是分子中含有氨基和羧基的一类化合物的统称。它是构成动植物营养所需蛋白质的基本单元。按照来源不同,氨基酸可分为两类。一类由构成生物体的蛋白质水解而来,都属于 α-氨基酸,有 20 种,如精氨酸、谷氨酸为肝性脑病的抢救药等,另一类是天然存在的游离氨基酸,被称为天然氨基酸,大多存在于植物中,目前这类氨基酸的数目有 300 多种。如使君子中的使君子氨酸(quisqualic acid)是驱蛔虫的有效成分。

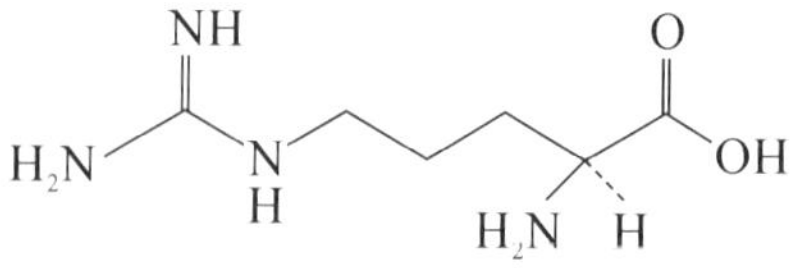

精氨酸 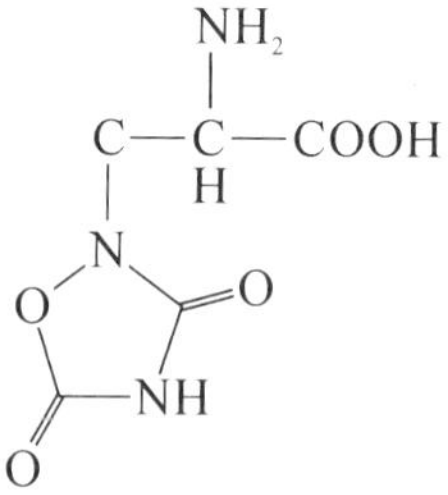　　　　　　　　　　　使君子氨酸

(一) 氨基酸的性质

1. 性状

氨基酸为无色结晶,熔点较高。不同的氨基酸味不同,有的无味,有的味甜,有的味苦,谷氨酸的单钠盐有鲜味,是味精的主要成分。

2. 溶解性

多数氨基酸能溶于水、甲醇和乙醇,但在水中的溶解度差别很大,并能溶解于稀酸或稀碱中,不溶于亲脂性有机溶剂。

3. 等电点

由于氨基酸分子中既有羧基又有氨基,既可溶于碱又溶于酸,如若调节溶液的 pH 达到氨基酸的等电点,则会对氨基酸的溶解度产生影响。常利用此特性进行氨基酸的分离和精制,如目前常用的离子交换色谱法、纸电泳法、凝胶电泳法等,其中凝胶电泳法中的等电点电泳更是氨基酸和蛋白质类化合物的特殊分离、分析方法。

(二) 提取与分离

氨基酸属于强碱性物质,易溶于水,难溶于有机溶剂,通常以水或烯醇为提取溶剂。提取天然药物中的总氨基酸时,可将天然药物粗粉用水浸渍,滤液减压浓缩至 1 mL(相当于 1 g 天然药物)后,加 2 倍量 95％ 乙醇沉淀去除蛋白质、糖类等杂质,过滤,滤液浓缩至小体积,再通过强酸性阳离子交换树脂,用 1 mol/L 氢氧化钠溶液或 1~2 mol/L 氨水洗脱,收集对茚三酮试剂呈阳性反应的部分即为总氨基酸部分。也可以用 70％ 乙醇回流(或冷浸)提取,乙醇提取液经减压浓缩至小体积,再利用离子交换色谱法获得总氨基酸。

(三) 鉴定与检识

1. 色谱法鉴定

氨基酸可以采用纸色谱法和薄层色谱法进行鉴定。

(1) 纸色谱法:展开剂常选用正丁醇-乙酸乙酯-乙醇-水(4∶1∶1∶2)、甲醇-水-吡啶(80∶20∶

4)、水饱和苯酚等。

（2）薄层色谱法：常用正丁醇-乙酸乙酯-水（65∶15∶20）、正丁醇-甲醇-水（75∶15∶10）、乙醇-氨水（4∶1）等作为展开剂。显色剂常选用茚三酮试剂。

2. 显色反应

氨基酸的通用显色反应主要有以下三种。

（1）茚三酮试剂反应（Ninhydrin 反应）：在氨基酸样品溶液中加入 0.2%茚三酮乙醇溶液，加热至 110 ℃显色。一般氨基酸呈紫色，个别氨基酸（如脯氨酸等）显黄色。需要注意的是氨气亦有此反应，因此在操作过程中应避免实验室中氨气的干扰。

（2）吲哚醌试剂反应（Isatin 反应）：不同的氨基酸与吲哚醌试剂产生不同的颜色，且不受氨气的影响，但其灵敏度没有茚三酮试剂高。

（3）1,2-萘醌-4-磺酸试剂反应：喷洒 1,2-萘醌-4-磺酸显色剂后在室温下干燥，不同的氨基酸可产生不同的颜色变化。

二、蛋白质和酶

蛋白质是由 α-氨基酸通过肽键结合而成的一类高分子化合物，是细胞的主要成分之一。酶是一种具有专一催化能力的活性蛋白，能在机体中十分温和的条件下，高效率地催化各种生物化学反应，促进生物体的新陈代谢。

知识链接

蛋白质是天然药物中普遍存在的一类化合物，近年来随着研究工作的不断深入，人们陆续发现了一些具有活性的蛋白质，如凤梨中的凤梨酶（又称为菠萝蛋白酶）既能抑制肿瘤细胞的生长，又能抑制血小板聚集引起的心脏病和脑卒中，可缓解心绞痛症状，缓和动脉收缩，加速纤维蛋白原的分解；番木瓜中的蛋白水解酶（木瓜酶）可以驱除肠道内寄生虫。此外，多肽、低肽和糖肽也是目前研究的热点项目，如蜂毒素中的主要成分蜂毒肽有强溶血作用和表面活性；天花粉蛋白有引产和抗病毒作用，对艾滋病病毒也有抑制作用；水蛭素能抗凝血；牛黄中的水溶性肽具有收缩平滑肌和降低血压的作用等。随着抗肿瘤药物研究的深入开展，单克隆抗体的出现为一些毒蛋白的应用开辟了新的领域，例如，相思子毒蛋白、蓖麻毒素、商陆抗毒蛋白等可作为单克隆抗体的一部分与载体组合而制成导向药物。

酶参与有机体的各项生化反应，人类的许多疾病都与酶缺乏或合成障碍有关。酶具有专一性，一种酶只能催化一种或一类底物，如蛋白酶只能催化蛋白质水解成多肽；脂肪酶只能催化脂肪水解成为脂肪酸和甘油。近年来，酶疗法已逐渐被人们所认识和重视，各种酶制剂在临床上的应用越来越普遍，如胰蛋白酶、糜蛋白酶等都催化蛋白质分解，已用于外科扩创、化脓伤口净化及胸、腹腔浆膜粘连的治疗。

（一）性质

1. 溶解性

多数蛋白质和酶不溶于有机溶剂，少数能溶于稀乙醇中。多数蛋白质和酶可溶于水形成胶体溶液（大分子溶液），有些则需要在弱酸或弱碱性溶液中才能溶解。蛋白质和酶属于高分子化合物，能溶于水形成胶体溶液，不能透过半透膜，此性质可用于蛋白质和酶的纯化。

2. 胶体溶液的通性

蛋白质分子大小已经达到胶体分散系的范围（1～100 nm），它们在水溶液中暴露在分子表面的许多亲水基团（如氨基、羧基、羟基及酰胺基等）都能与水分子起水化作用，形成水化层。蛋白质分子内可解离的极性基团表面带有的电荷在一定的 pH 下可与其周围带有相反电荷的离子形成稳定的双电层。蛋白质分子在水溶液中形成的水化层和双电层是蛋白质溶液作为稳定的胶体系统的主要因素，因此蛋白质溶液具有胶体的通性,如布朗运动、丁铎尔现象等。

3. 等电点

蛋白质分子中具有氨基和羧基,因此它与氨基酸一样具有两性。在一定氢离子浓度时,蛋白质分子的酸性解离与碱性解离相等,成为中性颗粒,所带正、负电荷相等,静电荷为零,此时溶液的 pH 称为蛋白质的等电点(pI)。若某种蛋白质溶液的 pH 大于等电点,该蛋白质带负电荷;若溶液的 pH 小于其等电点,则蛋白质带正电荷。蛋白质在等电点时的溶解度最小,利用蛋白质的两性解离,可以通过电泳法分离纯化蛋白质。

4. 蛋白质的盐析

向蛋白质溶液中加入浓的无机盐溶液,能够破坏蛋白质溶液的胶体结构而降低蛋白质的溶解性,使蛋白质变为沉淀而析出,这种现象称盐析。此法所得的蛋白质沉淀加水后又可溶于水中,因此盐析是个可逆的过程,属于物理变化,常用于提纯有活性的蛋白质。

5. 蛋白质的变性

在高温、高压、酸、碱、重金属盐、紫外线、有机溶剂等作用下,蛋白质会发生化学变性而失去原有的可溶性,凝聚成固体物质而析出,这种凝结是不可逆的,这种变化称蛋白质变性。蛋白质与酶类制剂在储存应用时要注意避免使其变性的因素。

(二)提取与分离

蛋白质或酶一般可用冷水浸提,向提取液中加入不同浓度的乙醇、丙酮、无机盐或调节 pH,都可使蛋白质或酶分级沉淀。操作时注意在较低温度下迅速进行,并加以搅拌,勿使局部溶剂浓度过高。若仍含有杂质,则经离心后分出沉淀,加水溶解后,再用透析法、色谱法或凝胶过滤法等进行纯化,即可获得单体。

1. 蛋白质分离纯化的过程和一般原则

(1)前处理:细胞破碎,蛋白质从原来的组织或细胞中以溶解的状态释放出来。

(2)粗分级:获得蛋白质混合物的提取液后,可选用一系列适当的分离纯化方法,使目的蛋白与杂蛋白分离。

(3)细分级:将样品进一步提纯的过程。样品经粗、细分级以后,大部分体积较小的蛋白质和杂蛋白已经被除去。

(4)结晶:由于结晶中从未发现过变性蛋白质,因此蛋白质的结晶不仅是纯度标志,也是判断蛋白质制品处于天然状态的有力指标。蛋白质纯度越高,浓度越大,越容易结晶。

2. 提取与分离的具体操作

(1)水溶液提取法:蛋白质在稀盐溶液和缓冲系统的水溶液中稳定性好、溶解度大,它们是提取蛋白质较常用的溶剂。通常用量是原材料体积的 1～5 倍,提取时需要均匀地搅拌,以利于蛋白质的溶解。此外,为了避免蛋白质在提取过程中降解,可加入蛋白水解酶抑制剂(如二异丙基氟磷酸、碘乙酸等)。

(2)有机溶剂提取法:一些和脂质结合比较牢固或分子中非极性侧链较多的蛋白质不溶于水、稀盐、稀酸或碱中,乙醇、丙酮和丁醇等有机溶剂是提取脂质蛋白的理想溶剂。

丁醇提取法对提取那些与脂质结合紧密的蛋白质或酶特别有效,一是因为丁醇亲脂性强,特别是对磷脂的溶解能力强;二是丁醇兼具亲水性,在溶解度范围内不会引起酶的变性失活;三是丁醇提取法的 pH 及温度选择范围广。

(三)鉴定与检识

1. 沉淀反应

蛋白质可与乙醇、重金属盐(如氯化汞、硫酸铜)、酸性沉淀试剂(如三氯乙酸、苦味酸、鞣质、硅钨酸)等发生反应,产生沉淀。

2. 显色反应

(1)双缩脲反应:蛋白质在碱性溶液中加入稀硫酸铜,可生成紫红色配合物。此反应既可以用于蛋白质的定性鉴别,又可用于蛋白质的含量测定。

（2）与乙醛酸的反应：在蛋白质溶液中加入乙醛酸，然后加入浓硫酸，在两相溶液分界处出现红色、绿色或紫色环，摇匀后全部混合产生紫色（乙醛酸和色氨酸的缩合物颜色）。

（3）与水合茚三酮的反应：与氨基酸相似，蛋白质溶液中加入水合茚三酮并加热至沸显蓝色。除脯氨酸、羟脯氨酸与茚三酮反应产生黄色物质外，所有 α-氨基酸及一切蛋白质都能和茚三酮反应生成蓝紫色物质。

（4）黄色反应：芳香氨基酸（如酪氨酸、色氨酸等）的苯环经硝酸作用，可生成黄色的硝基化合物，在碱性条件下生成物可转变为深橙色的硝醌衍生物。多数蛋白质分子含有带苯环的氨基酸，所以都会产生黄色反应。

（5）考马斯亮蓝反应：考马斯亮蓝 G250 在酸性溶液中以游离状态存在，呈棕红色，它与蛋白质通过疏水作用结合后即变成蓝色。

（6）酚试剂反应（Folin-酚试剂反应）：酪氨酸中的酚羟基能将 Folin-酚试剂中的磷钼酸及磷钨酸还原生成蓝色化合物，蛋白质分子中一般都含有酪氨酸，因此都可发生反应，并且由于该反应可定量发生，常用该反应进行蛋白质的含量测定。

（7）硫的反应：如果蛋白质分子中含有半胱氨酸或蛋氨酸等含硫氨基酸，与碱或乙酸铅共热会产生黑色硫化铅沉淀。

（8）坂口反应（Sakaguchi 反应）：当蛋白质分子中含有精氨酸时，在中性或微碱性的水溶液中加入 α-萘酚的稀氢氧化钠溶液，混匀后加入 1% 次氯酸钠溶液数滴（避免过量），出现红色反应。

第五节　海洋天然药物

近年来由于药物开发的难度加大以及耐药性的产生，每年新药上市的速度和老药被淘汰的速度几乎相等。人们迫切需要结构新颖、生物活性和作用机制独特的新的天然产物作为新药开发的先导化合物，于是纷纷将目光投向了海洋。海洋占地球表面积的 70.8%，海洋生物量占地球总生物量的 87%，海洋中生物数量极为丰富，种类异常繁多，海洋药用资源涉及 5 个生物界、44 个生物门、20000 多种。海洋天然产物的结构千差万别，新的骨架结构不断被发现，常见的海洋天然药物有萜类、甾体、多糖、蛋白质、脂肪烃。已发现的结构特殊、生物活性明显的海洋天然药物有大环内酯、聚醚、肽类、C_{15} 乙酸原化合物、前列腺素类似物等。

一、大环内酯类化合物

大环内酯类化合物是海洋生物中最常见的一类化合物，结构中均含有内酯环，环的大小差别较大，从十元环到六十元环都有，多数具有明显的抗肿瘤活性。

1. 简单大环内酯类化合物

该类成分仅有一个内酯环，环上仅有一OH 或烷基取代，为长链脂肪酸形成的内酯。如海洋软体动物 *Aplysia depilans* 中分离的以下三种用于防御的化学物质，具有毒鱼活性。

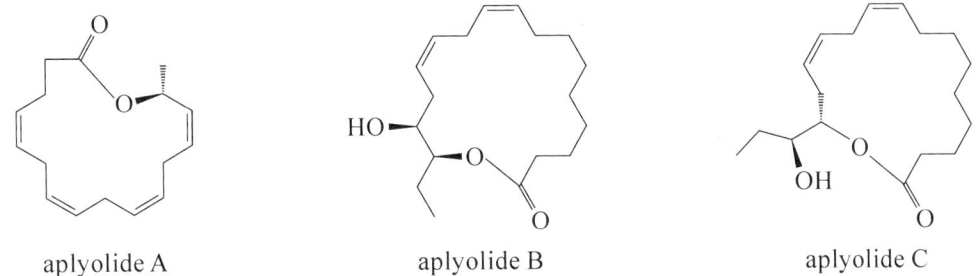

aplyolide A　　　　　aplyolide B　　　　　aplyolide C

2. 内酯环含有氧环的大环内酯类化合物

该类成分大环内酯上含有三元、五元或六元氧环，氧环的生物合成可能为大环内酯环上双键、羟基在代谢过程中氧化、脱水所致。如具有增强免疫、诱导分化、增强其他细胞毒药物活性的化合物苔藓抑素-1（bryostatin-1）。

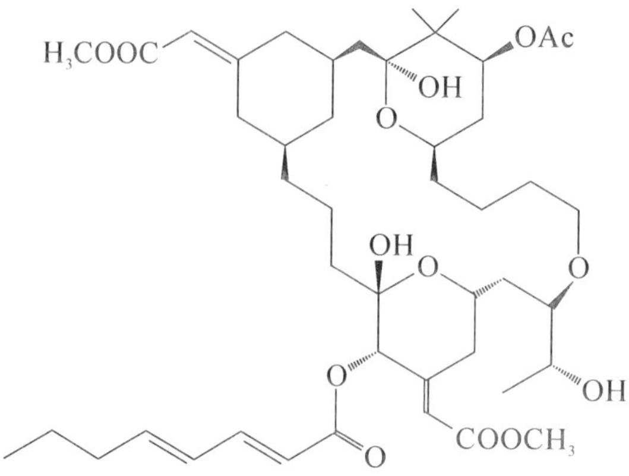

苔藓抑素-1

3. 多聚内酯类化合物

这类化合物酯环上的酯键不止一个，主要具有抗真菌的作用。例如从红藻中分离得到的下列物质具有抗真菌作用。

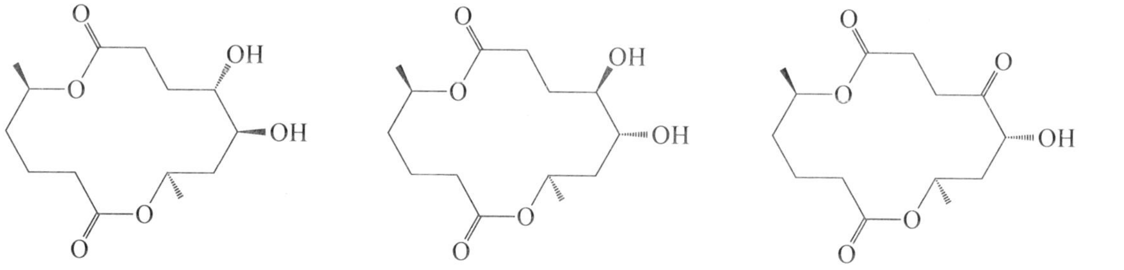

4. 其他大环内酯类化合物

从被囊动物海鞘中分离得到一种化合物，在药理实验中表现出特殊的抗肿瘤活性，对于晚期直肠癌、乳腺癌、肺癌等显示较好的疗效。

二、聚醚类化合物

该类成分为海洋生物中的一类毒性成分。

1. 脂溶性聚醚

脂溶性聚醚含多个以六元环为主的醚环内酯环，醚环间以反式骈合，骈合后聚醚的同侧为顺式结构，氧原子相间排列成一个梯子状结构，称聚醚梯。聚醚梯上有无规则取代的甲基，极性低，为脂溶性毒素。如刺尾鱼毒素（maitotoxin，MTX）是目前分离得到的结构最大的聚醚类化合物，被认为是毒性最大的非蛋白质类化合物，是典型的钙通道激动剂，可用作研究钙通道药理作用的特异性工具药。

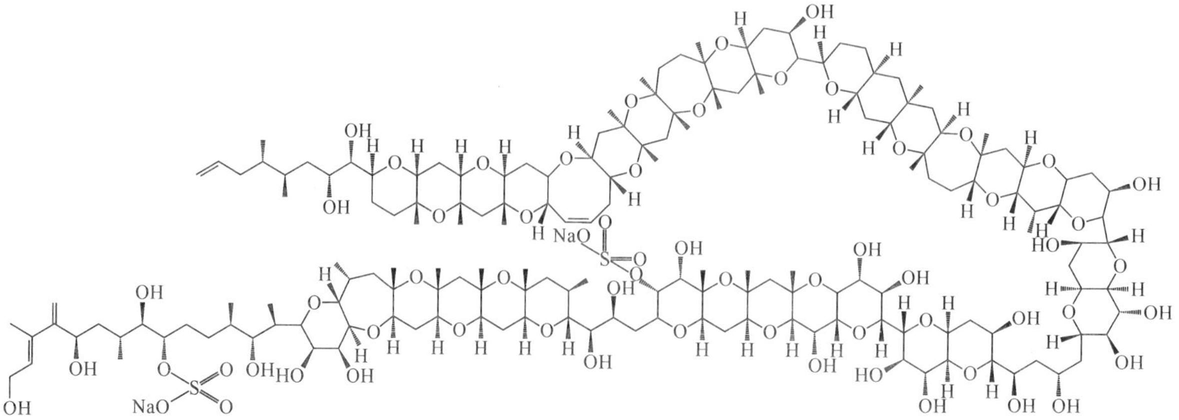

刺尾鱼毒素（maitotoxin）

2. 水溶性聚醚

水溶性聚醚有高度氧化的碳链，仅部分羟基形成醚环，多数羟基游离，多为线形，极性较大，为水溶性聚醚。如岩沙海葵毒素（palytoxin），它是从海葵 Zoantharia 类的 *Palythoa* 属腔肠动物中分离出来的一种毒素，该毒素具有强烈的冠脉收缩作用，强度为血管紧张素的 100 倍，另外还具有显著的抗肿瘤活性。

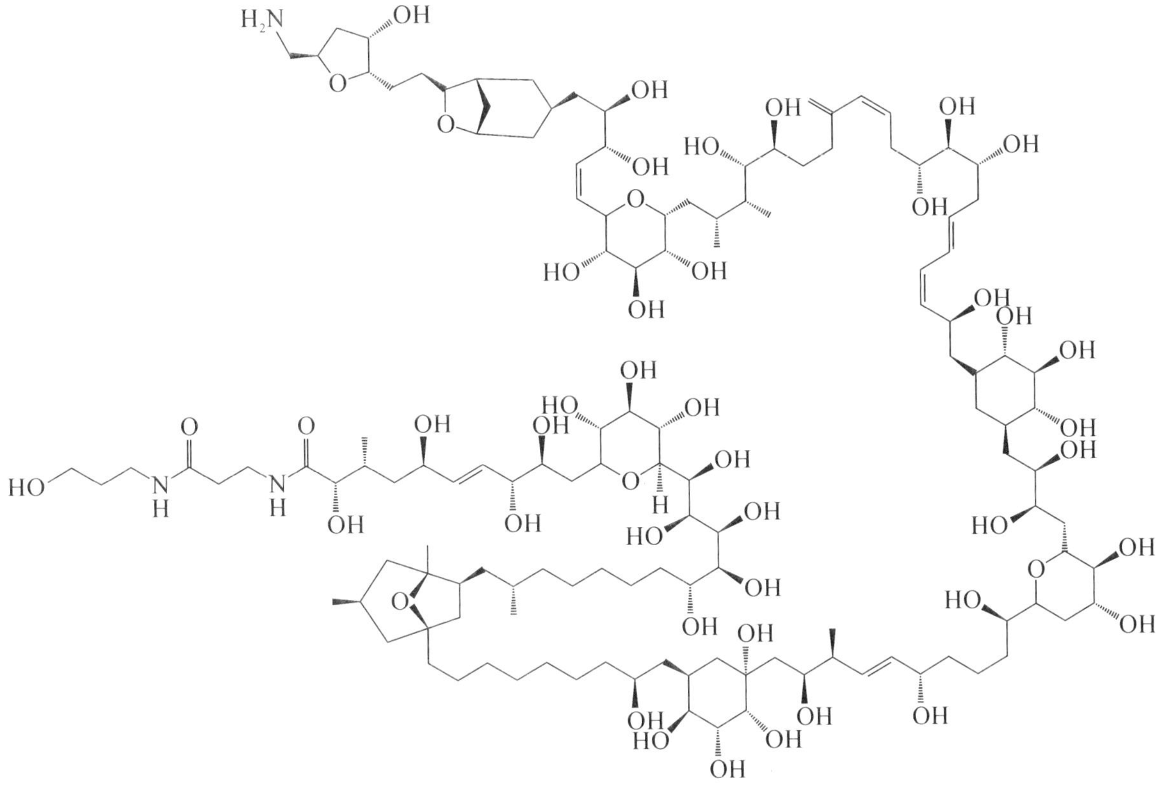

岩沙海葵毒素（palytoxin）

三、肽类化合物

肽类化合物是海洋生物产生的一大类特殊的含氮代谢物，也是海洋活性物质中数量最庞大的一类化合物。肽类化合物主要来源于进化程度较低的动物，如海绵、水母、海兔、海葵等。由于海洋环境的特殊性，海洋肽类化合物与陆生动植物肽类化合物有很大不同，比如组成海洋肽类化合物的氨基酸除了常见的氨基酸外，常含有 β-氨基异丁酸、异谷氨酸等特殊的氨基酸，海洋肽类多为小分子肽，除直链肽外还有海洋环肽。海洋肽类在抗肿瘤、抗病毒、抗菌及抑制酶活性等方面已显示出巨大的开发潜力。

目标检测

目标检测
答案

（一）单项选择题

1. 鞣质不能溶于下列哪种溶剂？（   ）

A. 水 　　　　　　B. 丙酮 　　　　　　C. 乙酸乙酯 　　　　　　D. 氯仿

2. 鞣质不能与下列哪类成分产生沉淀？（   ）

A. 蛋白质 　　　　　　B. 葡萄糖 　　　　　　C. 生物碱 　　　　　　D. 重金属盐

3. 水提取液中不能用乙醇沉淀除去的是（   ）。

A. 鞣质 　　　　　　B. 蛋白质 　　　　　　C. 淀粉 　　　　　　D. 黏液质

4. TLC 检查氨基酸最常用的显色剂是（   ）。

A. 铁氰化钾 　　　　B. 雷氏铵盐 　　　　C. 茚三酮 　　　　D. 三氯化铁

5. 关于氨基酸的叙述错误的是(　　　)。

A. 多为无色结晶 　　　　　　　B. 在等电点时溶解度最大

C. 能形成内盐 　　　　　　　　D. 多为 α-氨基酸

6. 金银花中主要抗菌活性成分属于(　　　)。

A. 黄酮类 　　　　B. 生物碱 　　　　C. 有机酸 　　　　D. 蒽醌类

(二)多项选择题

7. 下列可除去鞣质的方法有(　　　)。

A. 明胶法 　　　B. 石灰法 　　　C. 热处理法 　　　D. 铅盐沉淀 　　　E. 聚酰胺吸附

8. 溶于水的化学成分有(　　　)。

A. 鞣质 　　　B. 蛋白质 　　　C. 纤维素 　　　D. 树脂 　　　E. 树胶

9. 可使蛋白质变性的因素有(　　　)。

A. 高温 　　　B. 强碱 　　　C. 重金属盐 　　　D. 紫外线 　　　E. 盐析

10. 目前从海洋生物中获得的成分有(　　　)。

A. 前列腺素类 　　　　　　B. 聚醚类化合物 　　　　　　C. 肽类化合物

D. 大环内酯类 　　　　　　E. C_{15} 乙酸原化合物

(丛源欣)

第十二章

天然药物活性成分的研究

扫码看 PPT

学习思维导图

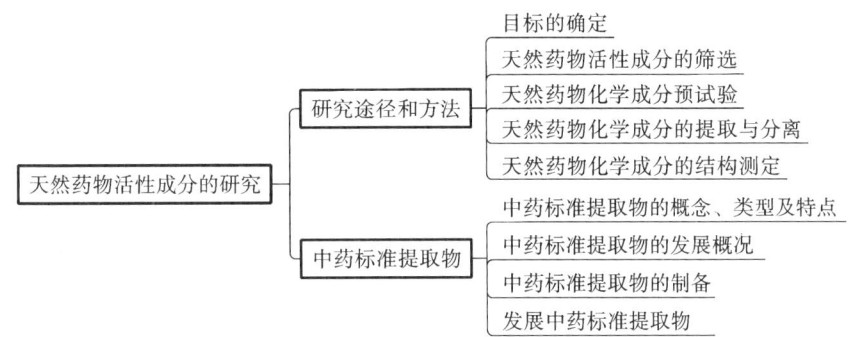

概　　述

　　天然药物能防治疾病的物质基础是其所含的活性成分,所谓活性成分是指动物、植物、矿物以及微生物等各种天然药物体内存在的对人体生物活性有影响的物质,也可以称为活性天然物质。如植物中的生物碱、强心苷、蒽醌类,矿物中的微量元素,动物体内的激素、肽类,微生物产生的抗生素、各种细菌毒素、霉菌毒素、蛇毒等物质,对人体生物活性都有影响,都是活性物质。一种天然药物中含有多种化学成分,但针对一种疾病的活性作用,往往只有一种成分或一类成分,而其他成分有的是无效成分,有的是对其他疾病具有活性作用。因此,要搞清楚天然药物中具有各种医疗作用的化学成分,就必须进行活性成分的研究。

【课后思考】
结合之前学习的知识,试论天然药物活性成分研究的意义。

第一节 天然药物活性成分的研究途径和方法

天然药物活性成分研究的路线图如图 12-1 所示。

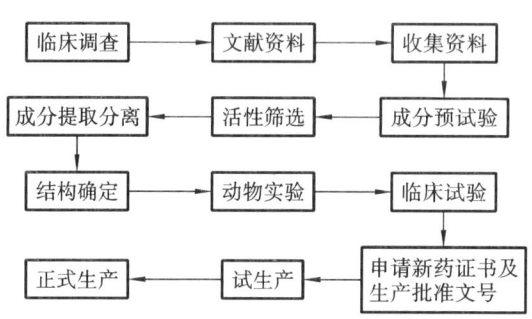

图 12-1 天然药物活性成分研究的路线图

一、目标的确定

世界各国长期以来在使用天然药物防治疾病的过程中所积累的丰富经验是寻找新药的极为重要的源泉和基础。因此,研究药物的活性成分,首先要注意文献的调研和现有临床使用药物的效果。

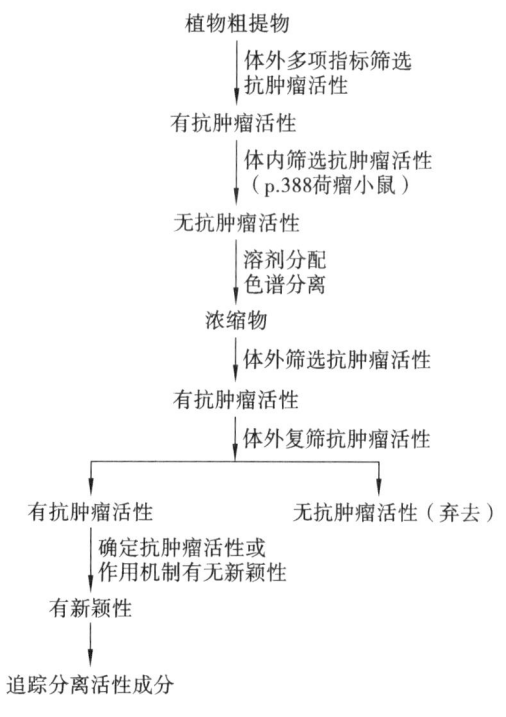

图 12-2 美国癌症研究中心用于筛选植物或动物粗提物抗肿瘤活性的改进方案

二、天然药物活性成分的筛选

研究天然药物活性成分时,首先应选择一种简便、快速、能反映天然药物治疗作用的药理活性测试方法,在分离的每一阶段对所得的各个组分进行活性评价。为了确保活性成分的分离工作在可靠的基础上进行,对供试天然药物或中药有时须采用多指标、体内外结合进行测定而加以确认。如美国癌症研究中心用于筛选植物或动物粗提物抗肿瘤活性的改进方案,见图 12-2。

三、天然药物化学成分预实验

(一)预实验目的

天然药物的成分复杂,经药理筛选找出天然的有效部位后,为便于进一步选用适当的方法进行提取与分离,应初步了解其中可能含有哪些类型的成分。通常是利用各类化学成分的溶解度差异和有特征的化学反应来初步判断天然药物可能含有的化学成分类型,这就是天然药物化学成分的预实验。

(二)预实验方法

预实验的方法可分为两类:一类是单项预实验,针对某一类成分而进行的检测;另一类是系统预实验,先用几种不同极性的溶剂分别对天然药物进行提取,再对各提取部位进行定性推测。

四、天然药物化学成分的提取与分离

根据系统预实验结果中所含化学成分的性质,结合临床用药的剂型,可设计各类成分分离工艺。在分离前要选择一种能简便地反映天然药物治疗作用的药理指标,作为分离的指南,每分离到一部分,都按药理指标进行取舍,直到最后分离到有效成分。常用的供药理活性成分分离的方法有两种:一种是溶剂极性依次递增分离法;另一种是单体分离。

五、天然药物化学成分的结构测定

天然药物化学成分的结构测定一般步骤如下。

(一)化合物纯度检查

在结构研究前首先确定化合物的纯度。若纯度不合格,会给结构测定工作带来很大的难度,甚至导致结构测定工作的失败。纯度检查方法很多,对固体物质可检查有无均匀一致的晶形,有无明确、敏锐的熔点,熔程是否过大;液体物质可通过测定沸点、沸程、折光率及相对密度等判断其纯度。无论是固体还是液体物质,只要有光学活性,比旋度也可以作为纯度判断的一个指标。

(二)分子式的确定

目前测定分子式最常用、最精确的方法是质谱(MS)。此法求算分子式的原理:通常组成有机化合物的主要元素由相对丰度比一定的同位素所组成,且重元素一般比轻元素重 $1\sim2$ 个质量单位;在大多数有机化合物的质谱图上,若能见到稳定的分子离子峰,则在高出其 $1\sim2$ 个质荷比处还可以同时见到 $[M+1]^+$ 及 $[M+2]^+$ 两个同位素峰;对一定化合物来说,其 $[M]^+$ 、$[M+1]^+$ 、$[M+2]^+$ 峰的相对强度始终为一定值,据此,可求算出化合物的分子式。

(三)结构测定

1. 化合物官能团和分子骨架的推定

首先求算化合物的不饱和度,准确计算出结构中可能含有的双键数或环数,再结合所测定的物理常数、化学定性实验、化学降解反应,以及紫外吸收光谱、红外吸收光谱、核磁共振谱、质谱等波谱数据,综合分析,可确定化合物所含官能团,具有何种母核,属于哪类化合物。

2. 化合物结构式的确定

获得四大光谱数据以后,可与已知化合物的波谱数据对照,推断分子结构式。

知识链接

结构测定中常用的波谱简介

1. 紫外吸收光谱

紫外吸收光谱(UV)是以不同波长的紫外线为光源(波长范围 $200\sim400$ nm),依次照射一定浓度的试样溶液,化合物分子因紫外线照射吸收能量而产生电子跃迁,在不同波长下测定物质的吸光度。用波长对吸光度或摩尔吸光系数作图而得到的吸收光谱图,又称吸收曲线。

2. 红外吸收光谱

对有机化合物用不同波长的红外线照射,分子吸收红外线后引起化学键的振动或转动能级跃迁而形成的光谱,称为红外吸收光谱(IR)。

3. 核磁共振谱

核磁共振谱(NMR)是指具有磁矩的原子核在磁场中受电磁波的辐射,产生能级跃迁而获得共振信号。

4. 质谱

质谱(MS)是化合物分子受一定能量冲击,失去电子,生成阳离子,而后在稳定的磁场中按质荷比(m/z)顺序进行分离,通过检测器记录而得的图谱。质谱法是确定化合物分子量、分子式及结构信息的重要手段。

第二节 中药标准提取物

现有中药制剂从原料药到产品均缺少可控的质量标准,在作用机制、物质基础、制剂工艺等方面的研究都不够深入。

原料药生产的规范化和质量标准化是中药产业的基础和关键,目前中药制剂的原料药主要为中药材及饮片。但现阶段由于中药材品种繁多、基源相近以及地域生态环境、栽培、加工及储备养护等因素的影响,其品种混乱,质量差异很大;中药饮片生产水平低、炮制规范不统一,许多环节缺乏严格的工艺操作,多数尚无统一质量量化指标,这些都影响了原料药内在质量的稳定,从而导致中药产品的质量不稳定。再加上目前中药主要药效物质基础大部分不清楚或不完全清楚,造成中成药产品难以建立与疗效基本一致的反映产品内在质量的质量标准。因此建立稳定的、真正反映中药产品内在质量的质量标准势在必行。而要达到此目的,原料药质量的稳定和可控是首先要解决的问题。在难以有效控制条件下生产的中药材和饮片已经难以当此重任,而标准可控、质量稳定、物质基础相对明确的中药标准提取物正是解决此类问题的一种重要途径。

一、中药标准提取物的概念、类型及特点

中药标准提取物,指采用现代科学技术,对传统中药材进行提取加工而得到的具有相对明确药效物质基础以及严格质量标准的一种中药产品,可作为中药制剂的原料药。

中药标准提取物的化学成分,是多种药理活性物质按特定比例组成的集合,它继承了中药多成分的特点,体现了原中药材特定的中医功效。无论作为单味中药,还是组成复方,它完全可以替代原生药使用,并且在质量控制方面有着无可比拟的优越性。

(一)相对明确的物质基础

中药标准提取物根据具体药物从种植到技术提取条件可分为有效部位和有效成分两个层次,它不是指单一某种活性成分,而是多种药理活性物质组成的集合,其质量控制应用指纹图谱,且对几种主要成分应明确其定量指标。

不管是单味中药还是复方,其化学成分大都是非常复杂的,但针对不同的药理功效总有其特定的药效物质基础。要做到中药现代化,研究这些物质基础是最基本,也是最重要的工作,不然就谈不上质量标准和现代化生产工艺问题。中药的多成分决定了其治疗作用的多靶点与多层次,因此,对单味中药或复方来说,寻找单一的有效活性成分并非最佳途径,而在有效部位或有效成分层次上多种药理活性物质的特定组合,才更能体现中药的作用特点。

(二)特定的药理活性

中医临床用药讲求整体观、系统论和辨证论治的法则,中医治疗是多系统、多靶点和多层次发挥全方位药效作用的治疗方法,所有这些都非单一成分所能达到的。中药标准提取物则能较好地体现中医药这种优势和特色,其药理作用和临床疗效是多种成分作用的结果。中药标准提取物反映着原中药材的特定功效特点。

中药的应用讲究配伍,相同的药材在不同处方中的作用和地位各异,即同一药材在不同处方中,其发挥作用或起主导作用的物质基础是不同的。因此对某些药材来说,一种药材可以有几种不同的标准提取物,每种标准提取物有一个最佳的组分构成比例,以体现它的不同功效。

(三)严格的质量标准

中药标准提取物之所以能代替中药材和饮片,成为中药制剂的原料药,关键还在于它具有严格可控的质量标准。其质量标准主要内容应包括基源植物、制备工艺、性状、鉴别、检查、含量测定等项目。

基源植物方面,对生产用的中药材应进行严格的品种鉴定,包括植物的科、属、种等;产品生产过程的恒定是产品质量均一性的前提,因此,中药提取物的标准化除了制定和执行产品质量标准外,更

重要的是对其生产过程标准化,应对其前处理提取、分离浓缩、干燥、粉碎和筛析、包装、储藏等制定和执行标准生产操作规程;性状和检查方面,应对其形、色、气、味及粒度、密度、溶解性等物理性质进行描述,并对水分、灰分、重金属、砷盐、农药残留、辅料等进行分析和限度检查;定性方面,要建立特征指纹图谱等多种鉴别方法并根据所测成分的理化性质选择相应的测定方法,对主要有效部位或成分进行含量测定。

二、中药标准提取物的发展概况

在国外,提取物是植物药应用的重要环节和方式。1993 年 9 月在德国海因里希·海涅大学召开的第 41 次世界药用植物研究年会上的大会发言中,有 10 个为介绍植物提取物及其成分活性的研究。日本于 20 世纪 70 年代末即将中药制成提取物应用,新加坡等地也相继研制并广泛使用。欧美各国25% 的处方中含有至少 1 种来自高等植物的提取物或化合物。在美国,植物提取物占草药市场的95% 以上,生药材和其他产品占有率不到 5%。在德国,以提取物为主要形式的草药产品占全国药品市场总额的 10%,占全国 OTC 市场的近 30%,且其草药产品被认为是药品而不是食品补充剂,并为医疗保险所覆盖。可见植物药提取物在国外有着较好的应用基础和广泛的市场。

在国内,中药提取物的开发方兴未艾,不少研究机构和制药公司已开发出黄芪提取物、葛根提取物、山楂提取物等上百种中药提取物,作为中药制剂和中药保健品的原料,对于成品质量的提高、疗效的稳定起着积极的意义,同时在加深中药药效物质基础研究、拓展中药安全性研究等方面起着重要的促进作用。但同时我们还应看到,国内在开发中药提取物上还存在很多问题。例如大多数提取物的开发是沿用西方开发天然药物和化学药物的思路,没有充分体现中药本身的特色与优势,更没有体现中医药理论的指导。再者,目前中药提取物的研究,尚未形成统一的体现传统中医药特色的理论基础,更没有进行有关方面的行政立法,使之在生产和质量控制上实现标准化,因此中药标准提取物的研究开发还有大量的工作需要人们去探索。

三、中药标准提取物的制备

(一)中药标准提取物的制备

对于单味药制剂和被证明单煎剂合并与合煎液药效等价的复方制剂,可分别制备各药材针对该作用方向的标准提取物,根据药材在处方中的比重以及相应标准提取物的收率,决定新"处方"中各药材标准提取物的用量。

中药方剂用水煎煮时,由于高温及溶液中复杂的化学环境,可能在溶液中发生物质间的络合、水解、氧化、还原等反应,从而生成溶液中原来没有的某些新物质,这些新物质可对全方产生增效、减毒等药效作用。因此,对于合煎液药效明显大于单煎液合并药效的,并且有大量的、新的成分出现时,就要制备合煎的复方标准提取物。

(二)作为中药制剂的科学化原料药

中药及其复方是一个复杂体系,起疗效作用的物质基础为多种化学成分,包括无机物、小分子有机化合物(如生物碱、皂苷等)及生物大分子(如蛋白质、多糖等)等。

标准提取物的物理性状好,有效活性物质富集程度高(如银杏标准提取物中有效成分含量是原料中的 50 倍),故可应用现代制剂技术将其制成质量稳定、服用方便的中药新制剂。首先明确不同单味中药标准提取物的功效,根据中医理论,以提取物为组方单元,按照一定组方比例进行处方的组成(即以中药标准提取物代替中药材),可进一步探讨方中各标准提取物作用的主次,建立复方量效关系。而对于复方标准提取物,可直接以之代替复方煎剂制成临床运用的药品。这样,就使中药制剂的原料药从质量不稳定的原药材或饮片,变为质量相对可控的中药标准提取物,保证了中药成品质量的可控性。

四、发展中药标准提取物

中药标准提取物是指采用现代科学技术,对传统中药材进行提取加工,得到的一种具有相对明确的药效物质基础和严格的质量标准的中药产品。现在中药制剂的原料主要是中药材和中药饮片,二者在质量标准控制上存在较大缺陷,如《中国药典》规定,黄芩干燥品的含量标准为黄芩苷不得少于9.0%,但生产实践中达不到这一标准的原料并非少数。而中药标准提取物的化学成分是多种药理活性物质按特定比例组成的集合,其主要功效物质有一定的定量指标,因此,以质量相对可控的中药标准提取物来代替质量不稳定的中药材作为中药制剂的原料,可以从基础环节最大限度地解决中药制剂质量控制和物质基础等方面的难题,大大避免中药材作为原料所造成的许多不合理情况,保证中药制剂质量的可控性。

如今,中药提取物及其制品市场正成为一个新兴产业,要规范这个市场,就必须对中药提取物质量进行严格控制,然而我国中药提取物质量标准研究还处于开始阶段,质量控制标准和规范的缺乏已日益凸显,成为制约中药提取物生存和发展的瓶颈。因此,我们必须对中药提取物的质量控制标准进行优化、革新,并不断补充,以促进我国中药提取物的健康发展。

目标检测

目标检测
答案

一、选择题

(一)单项选择题

1. 天然药物研究的途径是(　　　)。

A.确定对象—预实验—调查研究—提取分离—结构鉴定—临床前实验—临床实验

B.确定对象—调查研究—提取分离—预实验—结构鉴定—临床实验

C.确定对象—提取分离—预实验—结构鉴定—临床前实验—临床实验

D.确定对象—调查研究—提取分离—结构鉴定—临床前实验—临床实验

E.确定对象—调查研究—预实验—提取分离—结构鉴定—临床前实验—临床实验

2. 天然药物活性成分结构鉴定的一般程序是(　　　)。

A.纯度检查—分子式的测定—结构类型的推定—结构式的确定

B.纯度检查—结构类型的推定—分子式的测定—结构式的确定

C.分子式的测定—结构类型的推定—结构式的确定—纯度检查

D.结构式的确定—结构类型的推定—分子式的测定—纯度检查

E.结构类型的推定—结构式的确定—纯度检查—分子式的测定

3. 文献、信息的查阅和收集是下列哪项的重要工作?(　　　)

A.设定研究方案之前　　　　　B.了解前人是否有过研究以避免重复

C.了解研究程度　　　　　　　D.贯穿整个研究工作全过程

E.了解目前达到的水平及发展动态

4. 预实验的过程是(　　　)。

A.制备供试液—色谱分析—根据色谱结果确定成分类型

B.制备供试液—分析极性—根据极性大小确定成分类型

C.制备供试液—试管或点滴反应—根据反应结果综合分析确定成分类型

D.提取—分离—用某一特定的试管反应结果确定是否属于某类成分

E.提取—分离—根据极性大小确定成分类型

5. 固体化合物的纯度检查不包括下列哪种方法?(　　　)

A.测定熔点　　　　　　　B.测定沸点　　　　　　　　　　C.用 TLC 检查

D.用高效液相色谱检查　　E.分子式测定

(二)多项选择题

6. 提高预实验检识的准确性的方法有(　　　)。

A.采用专属性强的检出试剂,多选择几种检出试剂

B. 将不同类型成分分离,必要时配合色谱检识

C. 选择合适的提取溶剂,采用极性递增的提取方法制备供试液

D. 根据植物形态特征和供试液制备方法,分析判断某部位中可能含有的类型成分

E. 检出时,做对照实验或空白实验

7. 天然药物化学成分的预实验,一般(　　　)。

A. 可采用试管反应和色谱实验　　　　　　　B. 利用各类成分的检识反应

C. 测定各类成分的物理化学常数　　　　　　D. 应用高效液相色谱

E. 测定 UV 和 IR 光谱进行检识

8. 化合物纯度检查方法有(　　　)。

A. 根据结晶形状判断　　　　　B. HPLC 检查　　　　　　　C. 熔点测定法

D. TLC 检查　　　　　　　　　E. 红外光谱法

二、简答题

结合本章以及其他章内容,综合分析,在以石油醚为溶剂的供试液中,可考虑检出哪些化学成分类型? 如何判断某药材中含有生物碱、黄酮、糖苷类?

（厉　妲）

第十三章

天然药物化学实验

项目一　生物碱类化学成分的提取、分离与鉴定

任务 1　黄连中盐酸小檗碱的提取、分离与鉴定

学习目标

【知识目标】
- 了解黄连的来源及资源分布。
- 熟悉盐酸小檗碱等主要成分的结构类型、特点及植物分布。
- 掌握盐酸小檗碱等主要成分的理化性质。

【能力目标】
- 依据盐酸小檗碱的理化性质,运用煎煮法、盐析法和结晶法进行提取、分离纯化。
- 能够运用薄层色谱法和化学法鉴定盐酸小檗碱。
- 熟悉基本操作过程及注意事项。

一、黄连来源及主要化学成分性质

1. 黄连来源

黄连为毛茛科植物黄连 *Coptis chinensis* Franch.、三角叶黄连 *Coptis deltoidea* C. Y. Cheng et Hsiao 或云连 *Coptis teeta* Wall. 的干燥根茎,主产于中国四川、云南等地区。

2. 主要化学成分性质

黄连的有效成分主要是生物碱:小檗碱、巴马丁、黄连碱、甲基黄连碱、药根碱和表小檗碱等。其中以小檗碱含量最高(大约 10%)。小檗碱为异喹啉类原小檗碱型生物碱,具有明显的抗菌作用。

	R_1	R_2	R_3	R_4	R_5
小檗碱	CH_2		CH_3	CH_3	H
巴马丁	CH_3	CH_3	CH_3	CH_3	H
黄连碱	CH_2		CH_2		H
甲基黄连碱	CH_2		CH_2		CH_3
药根碱	H	CH_3	CH_3	CH_3	H
表小檗碱	CH_3	CH_3	CH_2		H

小檗碱又名黄连素,分子式$[C_{20}H_{18}NO_4]^+$,分子量为 336.37。从水或稀乙醇中结晶所得的小檗碱为黄色针状结晶,含 5.5 分子结晶水,在 100 ℃ 干燥后仍保留 2.5 分子结晶水,加热至 110 ℃ 变为棕黄色,160 ℃ 分解。盐酸小檗碱为黄色小针状结晶,在 220 ℃ 左右分解,形成小檗红碱(红棕色),在

285 ℃左右完全熔融。

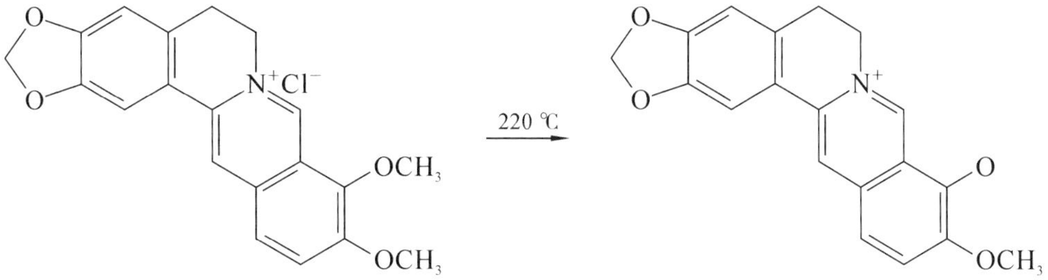

盐酸小檗碱 $\xrightarrow{220\ ℃}$ 小檗红碱

小檗碱能缓慢溶于冷水(1∶20),易溶于热水和热乙醇,难溶于丙酮、氯仿和苯等。小檗碱和酸结合成盐,其盐类在水中的溶解度见表13-1。

表 13-1 小檗碱盐在水中的溶解度(室温)

名　称	溶　解　度
氢碘酸盐	1∶2130
盐酸盐	1∶500
枸橼酸盐	1∶125
磷酸盐	1∶15
硫酸盐	1∶30
酸性硫酸盐	1∶100

小檗碱与大分子有机酸结合成的盐在水中的溶解度很小,当黄连与甘草、大黄和黄芩等配伍时,能和甘草酸、大黄鞣质、黄芩苷形成难溶于水的化合物而沉淀析出,这是在中药制剂过程中需要注意的问题。

小檗碱通常以季铵型状态存在,能溶于水,水溶液呈强碱性($pK_a = 11.50$),溶液为红棕色。如果在水溶液中加入过量的碱,可抑制季铵离子的解离,使其部分转变为醛式或醇式,溶液也变成了棕色或黄色。醇式或醛式小檗碱具有亲脂性,可溶于亲脂性有机溶剂。小檗碱的三种互变异构体如下。

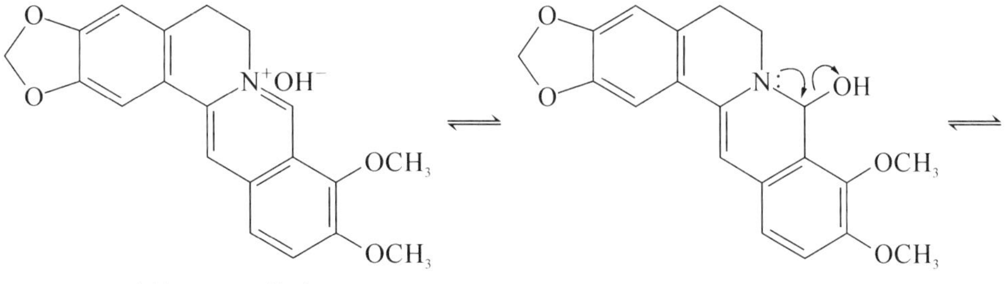

季铵型(红棕色)　　　　　　醇式(黄色)

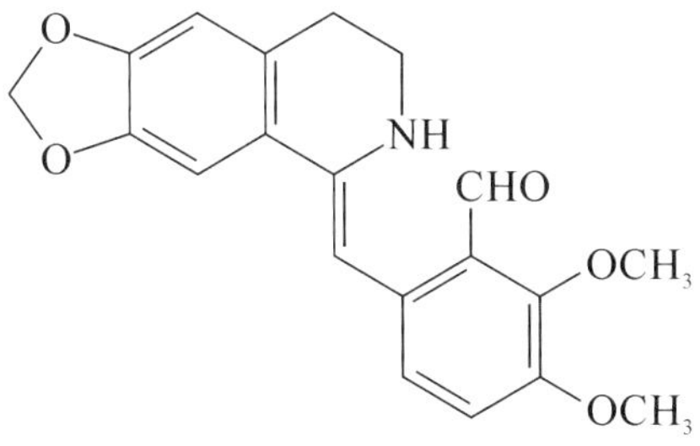

醛式(黄色)

二、实验原理

小檗碱的提取是利用小檗碱盐的溶解性,通过用稀硫酸提取小檗碱硫酸盐,再用浓盐酸把小檗碱硫酸盐转化为小檗碱盐酸盐,再结合盐析法使结晶析出。并且利用小檗碱在冷、热水中的溶解性差异大,用水重结晶进行精制。

三、实验材料

(一)实验试剂

黄连粗粉、$0.3\%H_2SO_4$溶液、石灰乳、盐酸、蒸馏水、浓硝酸、氢氧化钠、丙酮、碘化汞钾、碘化铋钾、硅钨酸、甲醇-丙酮-乙酸(4∶5∶1)溶液、氯化钠、乙醇等。

(二)实验仪器设备

圆底烧瓶、电热套、纱布、棉花、烧杯、玻璃棒、硅胶板等。

四、实验方法

1. 提取

黄连中盐酸小檗碱的提取流程见图 13-1。

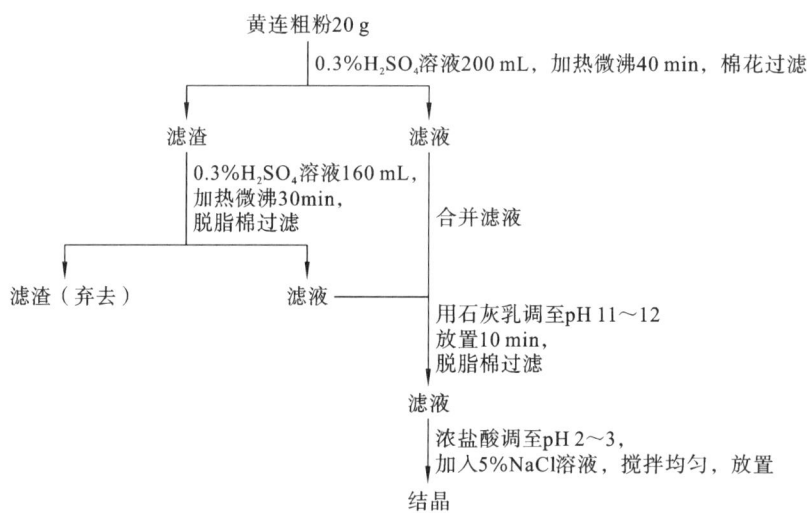

图 13-1 盐酸小檗碱的提取流程

2. 精制

黄连中盐酸小檗碱的精制流程见图 13-2。

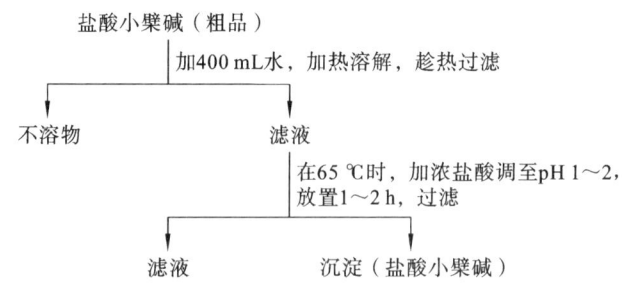

图 13-2 盐酸小檗碱的精制流程

盐酸小檗碱溶液过滤,抽干,用少许蒸馏水洗涤,70 ℃以下干燥,得小檗碱精品。称量,计算提取率。

3. 鉴定

1)显色反应

(1)浓硝酸、漂白粉实验:取盐酸小檗碱少许,加稀硫酸 8 mL 溶解,置于 2 支试管中,1 支加 2 滴浓硝酸,显樱红色;另 1 支加少许漂白粉,也显樱红色。

(2)丙酮小檗碱实验:取盐酸小檗碱少许,加 5 mL 蒸馏水,水浴加热溶解,加入氢氧化钠试液 2 滴,显橙色,放冷,加丙酮 4 滴,出现黄色丙酮小檗碱结晶。

(3)生物碱沉淀反应:取盐酸小檗碱少许,加稀硫酸 12 mL 溶解,置于 3 支试管中,分别加入碘化汞钾试剂、碘化铋钾试剂、硅钨酸试剂,观察其产生的现象。

2)薄层色谱鉴定

(1)制板:取色谱用硅胶 8 g,加入 0.3%~0.5%羧甲基纤维素钠(CMC-Na)20~25 mL,用研钵制成稀糊糊状,然后均匀倒在两块清洁的玻璃板上,铺成一均匀薄层,室温晾干,105 ℃活化 30 min 备用。

(2)点样:取自制盐酸小檗碱少许,加入 1 mL 乙醇溶液溶解和盐酸小檗碱乙醇对照品溶液。

(3)展开剂:甲醇-丙酮-乙酸(4∶5∶1)溶液。

(4)展开方式:预饱和后,上行展开。

(5)显色:先观察荧光斑点,再喷改良碘化铋钾试剂显色。

(6)观察记录:记录图谱及斑点颜色。

五、实验说明及注意事项

(1)提取时稀硫酸浓度应控制在 0.2%~0.3%,使黄连中的小檗碱全部转化成硫酸盐而溶解。如果硫酸浓度过高,小檗碱会转化为硫酸氢盐,从而降低溶解度,影响提取效率。

(2)用石灰乳调节 pH,可以使硫酸小檗碱游离成小檗碱,并可使果胶、黏液质等多糖杂质沉淀。

(3)加氯化钠的目的是利用盐析作用,降低盐酸小檗碱在水中的溶解度,其浓度不超过 10%,否则会造成细小的盐酸小檗碱结晶呈悬浮状而给过滤造成困难。盐析用的氯化钠尽可能选用杂质较少、纯度高的氯化钠。

(4)在精制盐酸小檗碱时,因盐酸小檗碱几乎不溶于冷水,放冷易析出结晶,所以水浴加热溶解后,要趁热过滤,防止盐酸小檗碱在过滤时析出结晶,使过滤困难,产量降低。

六、思考题

(1)根据小檗碱的性质,除用硫酸溶液提取外,还可用哪些提取方法?请简要说明。

(2)在本实验色谱条件下,计算小檗碱的 R_f 值。

(3)查阅文献:黄连中总生物碱含量的测定。

任务 2 苦参中苦参碱的提取、分离与鉴定

学习目标

【知识目标】

· 了解苦参的来源及资源分布。

· 熟悉苦参碱的结构类型、特点及植物分布。

· 掌握苦参碱的理化性质。

【能力目标】

· 通过苦参生物碱的提取掌握用渗滤法和离子交换色谱法提取生物碱的方法。

· 掌握索氏提取器的使用方法。

· 熟悉基本操作过程及注意事项。

一、苦参来源及主要化学成分性质

1. 苦参来源

中药苦参是豆科植物苦参(*Sophora flavescens* Ait)的干燥根,主产于中国黑龙江、吉林、辽宁、内蒙古等地区。

2. 主要化学成分性质

苦参中主要含苦参碱、氧化苦参碱、脱氢苦参碱、槐定等,苦参碱结构如下。

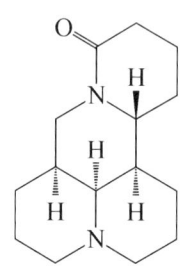

苦参碱

苦参碱,分子式为 $C_{15}H_{24}N_2O$,分子量为 248.37,在轻石油醚中结晶时,由于温度等条件不同,可以得到 α、β、δ 三种结晶(熔点分别为 76 ℃、87 ℃、84 ℃)和一种流体即 γ 型。通常室温下结晶得到的是 α 型,其易溶于水、甲醇、乙醇、氯仿,溶于苯,在乙醚中溶解度小。

二、实验原理

苦参碱为喹诺里西定类生物碱,利用叔胺氮化合物与酸成盐溶于水的特性与非生物碱分开,提取的生物碱盐的阳离子部分与 H 型树脂发生交换,生物碱吸附在柱上,吸附有生物碱的树脂,碱化呈游离生物碱,可被氯仿等有机溶剂提取。

三、实验材料

（一）实验试剂

苦参粗粉、盐酸、色谱用氧化铝、磺酸 H 型聚苯乙烯离子交换树脂(交联度 8%)、浓氨水、氯仿、丙酮、甲醇、乙醚、氢氧化钠、碘-碘化钾试剂、碘化汞钾试剂、碘化铋钾试剂、硅钨酸试剂等。

（二）实验仪器设备

渗漉筒、色谱柱、烧杯、布氏漏斗、医用搪瓷盘、恒温水浴箱、色谱槽、索氏提取器、研钵等。

四、实验方法

1. 提取

苦参中提取总苦参碱的工艺流程见图 13-3。

2. 分离

(1) 柱色谱法:取 100 目色谱用氧化铝 50 g,用漏斗缓慢加入色谱柱内(1 cm×24 cm,干法装柱),取苦参 0.2 g,加入适量氧化铝,搅匀,研细,装入色谱柱顶端,先用 50 mL 氯仿通过色谱柱,再用氯仿-甲醇(9∶1)洗脱,流速为 1 mL/min。每 10 mL 为一份(约收集 15 份),经薄层色谱鉴定,相同流出成分合并,在水浴上挥发溶剂,剩余物加无水丙酮溶解,放置,析出结晶为氧化苦参碱。

(2) 溶解度差异法:将苦参总碱溶于少量氯仿中,加入 10 倍量乙醚,放置后有沉淀析出,过滤析出的沉淀,滤液浓缩后再溶于少量氯仿中,加入乙醚放置,再过滤析出的沉淀,合并两次沉淀物,用丙酮重结晶,即为氧化苦参碱。

3. 鉴定

(1) 生物碱沉淀反应:取苦参碱的酸水液置于 3 支小试管中,每份 1 mL,分别滴加碘化铋钾试剂、碘-碘化钾试剂和硅钨酸试剂 2～3 滴,观察有无沉淀产生及颜色变化。

(2) 薄层色谱鉴定。

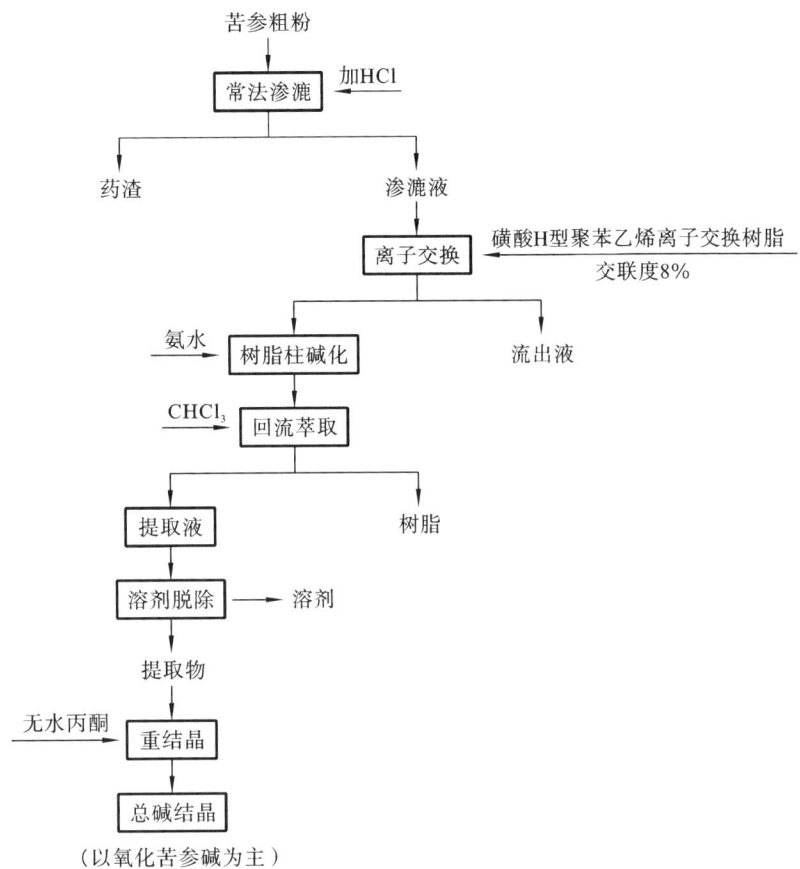

图 13-3 苦参中提取总苦参碱的工艺流程

①制板:取色谱用硅胶 8 g,加入 0.3%~0.5% 羧甲基纤维素钠(CMC-Na)20~25 mL,用研钵制成稀糨糊状,然后均匀倒在两块清洁的玻璃板上,铺成一均匀薄层,室温晾干,105 ℃ 活化 30 min 备用。

②点样:苦参总碱、氧化苦参碱、苦参碱标准品、氧化苦参碱标准品。

③展开剂:氯仿-甲醇-浓氨水(5:0.6:0.2)。

④展开方式:预饱和后,上行展开。

⑤显色:先观察荧光斑点,再喷改良碘化铋钾试剂显色。

⑥观察记录:记录图谱及斑点颜色。

五、实验说明及注意事项

(1)浓盐酸、氨水均具有刺激性,使用时注意通风。

(2)丙酮、氯仿、甲醇、无水乙醇和乙醚均为易燃品,注意防火安全。

(3)在将药材装柱时,不要将药材塞得过紧或过松。过紧,则渗漉速度太慢;过松,则渗漉速度太快,达不到渗漉效果。

六、思考题

(1)实验现象记录。

实 验 步 骤	实 验 现 象
苦参粗粉加盐酸浸泡 30 min	
渗漉	
阳离子树脂交换	

（2）在收集渗漉液的过程中,溶液的颜色有何变化? 在回流提取中,有何现象发生?

（3）薄层色谱的结果如何?

任务 3　一叶萩中一叶萩碱的提取、分离与鉴定

学习目标

【知识目标】

• 了解一叶萩的来源及资源分布。

• 熟悉渗漉、连续回流提取法的基本原理和操作;薄层色谱法的基本制作方法;生物碱的化学鉴别反应。

• 掌握酸-碱分离生物碱的基本原理;离子交换色谱法分离的基本原理和操作。

【能力目标】

• 依据一叶萩碱的理化性质,运用渗漉法、连续回流提取法进行提取,利用离子交换色谱法进行分离纯化。

• 能够运用薄层色谱法和化学法鉴定一叶萩碱。

• 熟悉基本操作过程及注意事项。

一、一叶萩的来源及主要化学成分性质

1. 一叶萩的来源

一叶萩也称叶底珠,为大戟科植物叶底珠(*Securinega suffruticosa*(Pall.)Rehd.)的叶及花。除西北尚未发现外,全国各省区均有分布,生于山坡灌丛中或山沟、路边,海拔 800～2500 m。蒙古、俄罗斯、日本、朝鲜等也有分布。

2. 主要化学成分性质

一叶萩中主要含有一叶萩碱、二氢一叶萩碱、别一叶萩碱等,其中以一叶萩碱含量最高,其结构如下。

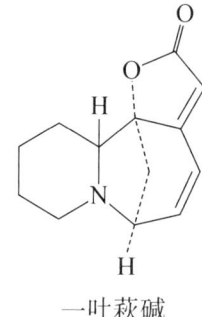

一叶萩碱

一叶萩碱又称叶底珠碱。分子式为 $C_{13}H_{15}NO_2$,分子量为 217.26。黄色针晶(乙醇),熔点为 142～143 ℃,易溶于乙醇、氯仿等有机溶剂,较难溶于石油醚,难溶于冷水,不溶于稀碱液。

二、实验原理

一叶萩碱为叔胺碱,pK_a 约为 7.2,具有生物碱的一般通性。本实验利用生物碱盐易溶于水,游离生物碱易溶于有机溶剂的性质,将原料用酸水提取,提取液通过阳离子交换树脂,使生物碱被树脂吸附,随后碱化树脂使生物碱游离,用石油醚进行提取,回收溶剂即可得生物碱。一叶萩碱的鉴别则利用薄层色谱法等进行。

阳离子交换色谱法纯化生物碱的原理如下。

酸化:$AlK + H^+ \longrightarrow AlKH^+$($AlK$ 为生物碱)

交换：$RSO_3^- H^+ + AlKH^+ \longrightarrow RSO_3^- AlKH^+ + H^+$

碱化：$RSO_3^- AlKH^+ + NH_4^+ OH^- \longrightarrow RSO_3^- NH_4^+ + AlK + H_2O$

三、实验材料

（一）实验试剂

一叶萩、磺酸氢型聚苯乙烯离子交换树脂(交联度 8%)、硫酸、盐酸、石油醚等。

（二）实验仪器设备

渗漉筒、色谱柱、烧杯、布氏漏斗、医用搪瓷盘、恒温水浴箱、色谱槽、索氏提取器、研钵等。

四、实验方法

（一）提取与分离

1. 树脂的预处理

取新树脂，用蒸馏水溶胀，置于烧杯中，用 5 倍量的 6%～7% 的盐酸浸泡过夜，先用离子水洗净至 pH 3～4，改用蒸馏水洗至中性，再用 5%NaOH 溶液(约 2 倍)搅拌洗涤后，水洗至中性，最后用 6%～7%HCl 溶液转型，蒸馏水洗至中性。

2. 渗漉法提取

取渗漉筒，在其底部放一块脱脂棉(先用水润湿)，依次加入润湿过的药粉，分层填压，顶部盖一层滤纸，压一块洁净的鹅卵石，用 3% 的 H_2SO_4 溶液 1000 mL，以 6～8 mL/min 的速度进行渗漉，渗漉液直接进入阳离子交换树脂柱。

3. 离子交换色谱法纯化

(1) 吸附：一叶萩的酸水提取液通过阳离子交换树脂柱(约 50 g 阳离子交换树脂，动态装柱)，以 6～8 mL/min 的速度进行交换，测定交换液的 pH，画出时间-pH 曲线图。

(2) 碱化：酸水液全部交换完毕后，将树脂倾入烧杯中，水洗至澄明，抽干，放置于培养皿中，室温风干。然后，将树脂用氨水 10～12 mL 碱化，放置 20 min 后挥散多余氨。

(3) 提取：将树脂装入滤纸筒，置于索氏提取器中，用石油醚(30～60 ℃)120 mL，水浴回流提取 3 h，取出树脂筒，提取液回收至体积 20 mL 左右后转移至干燥的小锥形瓶中，加盖放置，析出结晶后抽滤。

一叶萩中一叶萩碱的提取流程如图 13-4 所示。

（二）鉴定

1. 生物碱沉淀反应

取渗漉液 1 mL，分别加碘化铋钾试剂、碘-碘化钾试剂和硅钨酸试剂 2～3 滴，观察有无沉淀产生及颜色变化。

2. 薄层色谱鉴定

(1) 吸附剂：Al_2O_3(中性)。

(2) 点样：一叶萩碱的氯仿溶液和标准品一叶萩碱的氯仿溶液。

(3) 展开剂：氯仿、氯仿-石油醚(1:1)溶液、氯仿-乙醇(9:1)溶液。

(4) 展开方式：预饱和后，上行展开。

(5) 显色：先观察荧光斑点，再喷改良碘化铋钾试剂显色。

观察记录：记录图谱及斑点颜色。

五、实验说明及注意事项

(1) 装树脂时用蒸馏水将已处理好的树脂悬浮起来，加到底部垫有脱脂棉的交换柱中，待树脂颗粒下沉后，其上覆盖一层棉花或一张滤纸，以免加入液体时冲散树脂表面；另外，在整个操作过程中树脂柱的上部要留有少量液体，以免进入空气，影响交换效果。

(2) 在酸水渗漉提取和离子交换树脂吸附过程中，一定要注意控制流速，避免流速过快影响提取

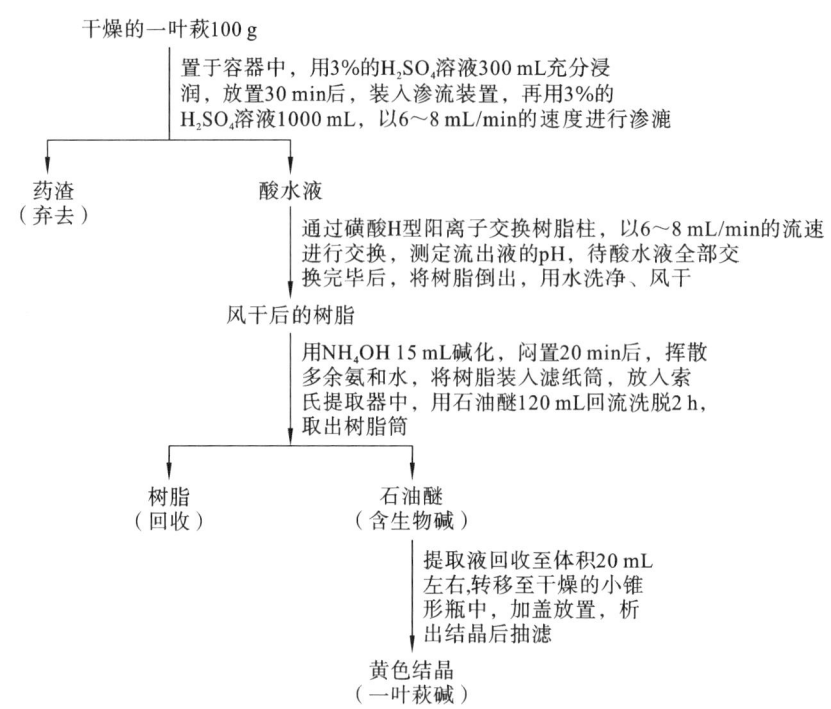

图 13-4　一叶萩中一叶萩碱的提取流程

和交换效率。

六、思考题

（1）离子交换色谱法提取、分离一叶萩碱的原理是什么？

（2）离子交换色谱法提取纯化生物碱的程序及应该注意哪些问题？

（3）用氨水碱化树脂的目的是什么？

任务 4　茶叶中咖啡因的提取、分离与鉴定

学习目标

【知识目标】

· 了解茶叶中的主要成分。

· 熟悉升华的基本操作方法。

· 掌握索氏提取器的原理和方法。

【能力目标】

· 依据咖啡因的理化性质，运用索氏提取器通过提取、升华法进行纯化。

· 能够运用薄层色谱法和化学法鉴定粉防己碱。

· 熟悉基本操作过程及注意事项。

一、茶叶的主要化学成分及其性质

茶叶中含有多种生物碱，其中以咖啡因为主，占 $1\%\sim5\%$。另外还含有 $11\%\sim12\%$ 的单宁酸（又名鞣酸）、0.6% 的色素、纤维素、蛋白质等。咖啡因是弱碱性化合物，易溶于氯仿（12.5%）、水（2%）及乙醇（2%）等；在苯中的溶解度为 1%（热苯为 5%）。单宁酸易溶于水和乙醇，但不溶于苯。

咖啡因是杂环类化合物嘌呤的衍生物，它的化学名称为 1,3,7-三甲基-2,6-二氧嘌呤，其结构式如下：

嘌呤   咖啡因

咖啡因是白色针状结晶,无臭,味苦。易溶于水、乙醇、丙酮、氯仿,微溶于石油醚,难溶于乙醚和苯。100 ℃时失去结晶水,并开始升华,178 ℃时升华很快。咖啡因的熔点为 238 ℃。

二、实验原理

本实验从茶叶中提取咖啡因是用适当的溶剂(95％乙醇),在索氏提取器中连续抽提,然后浓缩、焙炒而得粗制咖啡因,最后通过升华提纯得到纯咖啡因产品。

升华法是纯化固体有机物的方法之一。某些物质在固态时有较高的蒸气压,当加热时不经过液态而直接汽化,这个过程叫作升华。升华得到的产品有较高的纯度,这种方法特别适用于纯化易潮解或易与溶剂起反应的物质。

升华法只能用于纯化在不太高的温度下,有足够的蒸气压(在熔点以下高于 266.6 Pa)的固态物质,因此,有一定的局限性。

三、实验材料

(一)实验试剂

茶叶、氯仿、生石灰粉、钨硅酸试剂、碘化铋钾试剂、氯仿-甲醇(9∶1)溶液等。

(二)实验仪器设备

索氏提取器、滤纸、蒸发皿、烧杯、瓷坩埚等。

四、实验方法

(一)提取和纯化

茶叶中咖啡因的提取和纯化流程如图 13-5 所示。

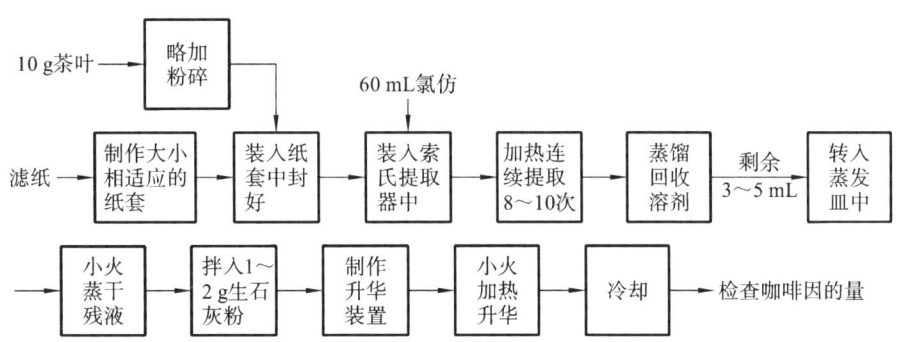

图 13-5 茶叶中咖啡因的提取和纯化流程

先将滤纸做成与提取器大小相适应的套袋。称取 10 g 茶叶,略加粉碎,装入纸袋中,上下端封好,装入索氏提取器(图 13-6)中,烧瓶中加入 60 mL 氯仿、几粒沸石,水浴加热,连续提取 8～10 次(提取时,溶剂蒸气从导气管上升到冷凝管中,被冷凝成液体后,滴入提取器中,萃取出茶叶中的可溶物,此时溶液呈深草青色,当液面上升到与虹吸管一样高时,提取液就从虹吸管流入烧瓶中,这为一次虹吸)。茶叶每次都能被纯粹的溶剂所萃取,使茶叶中的可溶物质富集于烧瓶中。待提取器中的溶剂基本为无色或微呈青绿色时(一般 8～10 次),可以停止提取,但必须待提取器中的提取液刚刚虹吸下去后,方可停止加热。

稍冷,改成蒸馏装置,水浴加热,回收大部分溶剂,待剩下 3～5 mL 后,停止蒸馏,趁热将残液转入瓷蒸发皿中。在通风柜中,用蒸汽浴蒸出残液(图 13-7),不必蒸得太干,拌入 1～2 g 生石灰粉,用玻璃棒研细,在上覆盖面盖一个事先刺了许多小孔的滤纸和一个倒扣的玻璃漏斗,漏斗口用棉花塞住,将蒸发皿在石棉网上小火徐徐加热,进行升华(图 13-8)。通常需要 10～15 min,停止加热,让其自然冷却至不太烫手时,小心取下漏斗和滤纸,会看到在滤纸上附有大量无色针状晶体。

纯粹的咖啡因熔点为 234.5 ℃。本实验分离需 4～6 h。

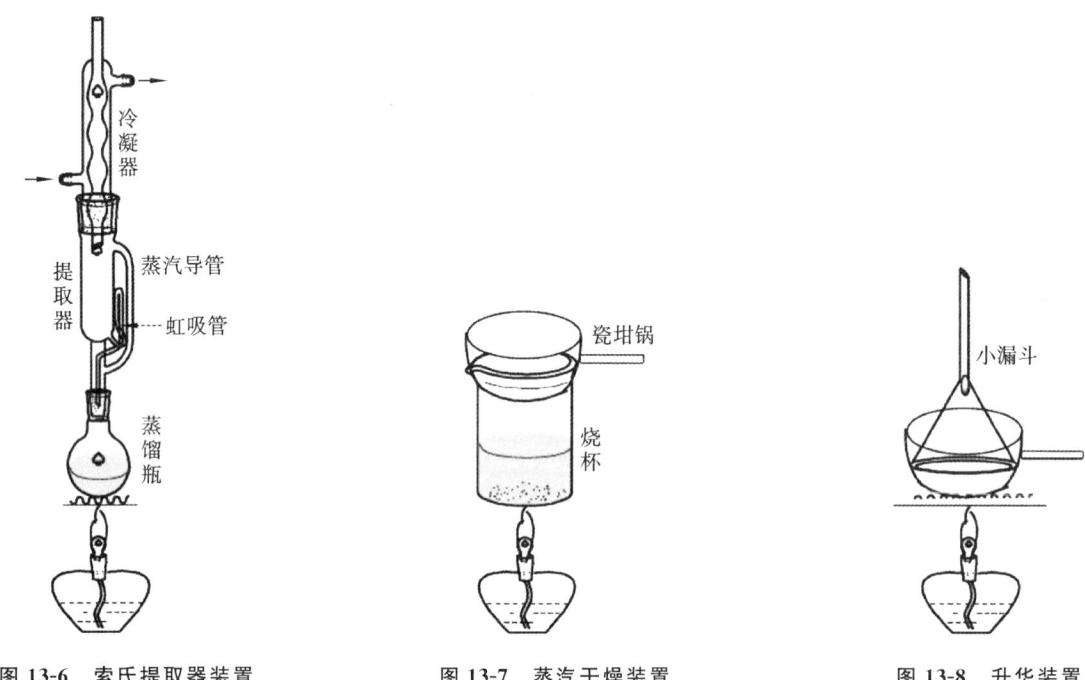

图 13-6　索氏提取器装置　　　　图 13-7　蒸汽干燥装置　　　　图 13-8　升华装置

(二)检识

1. 生物碱沉淀反应

(1)与钨硅酸试剂的反应:1 mL 咖啡因的乙醇溶液加 1～2 滴钨硅酸试剂,生成浅黄色或灰白色沉淀。

(2)与碘化铋钾试剂的反应:1 mL 咖啡因的乙醇溶液,加入 1～2 滴碘化铋钾试剂,生成浅黄色或红棕色沉淀。

2. 薄层色谱鉴定

(1)点样:用氯仿溶解质量相近的咖啡因粗制品和纯化产物、标准品咖啡因的氯仿溶液。

(2)展开剂:氯仿-甲醇(9∶1)溶液。

(3)展开方式:预饱和后,上行展开。

(4)显色:先观察荧光斑点,再喷改良碘化铋钾试剂显色。

(5)观察记录:记录图谱及斑点颜色。

五、实验说明及注意事项

(1)本实验既可选用氯仿也可选用乙醇作萃取剂。但由于咖啡因在氯仿中溶解度大,需要较少的次数就可提取完全;且氯仿沸点低,挥发快,虹吸一次需要的时间也短。因此,为了节省时间,本实验选用氯仿作萃取剂。但是,氯仿对人有一定的毒性和麻醉作用,使用时蒸气尽量不要外露,尤其是蒸残留溶剂时,最好在通风柜中进行。

(2)实验中用滤纸制作茶叶袋也很讲究。其高度不要超过虹吸管,否则提取时,高出虹吸管的部分不能浸在溶剂中,提取效果就不好。纸袋的粗细应和提取器内筒大小相适应,太细,在提取时会漂起来;太粗,会装不进去,即使强行装进去,由于装得太紧,溶剂不好渗透,提取效果不好,甚至不能虹吸。

另外,茶叶袋的上下端也要包严,防止茶叶末漏出,堵塞虹吸管。

(3)本实验的关键是升华过程,一定要小火加热,慢慢升温,最好是酒精灯的火焰尖刚好接触石棉网,徐徐加热 10～15 min。如果火焰太大,加热太快,滤纸和咖啡因都会炭化变黑;如果火焰太小,升温太慢,会浪费时间,部分咖啡因没有升华,影响收率。

六、思考题

(1)本实验为何采用升华法提纯而不用重结晶法提纯?

(2)索氏提取器的原理是什么?

(3)蒸馏浓缩提取液时应注意什么?

(4)本实验中使用生石灰的作用有哪些?

(5)升华操作如何影响实验的成败?

项目二　蒽醌类化学成分的提取、分离与鉴定

任务 1　大黄中蒽醌类成分的提取、分离与鉴定

扫码看 PPT

学习目标

【知识目标】

· 了解大黄的来源及资源分布。

· 熟悉大黄素、大黄酚、大黄素甲醚等主要成分的结构类型、特点及植物分布。

· 掌握蒽醌类成分主要的理化性质。

【能力目标】

· 能根据溶解性采用溶剂法从大黄中提取蒽醌类成分。

· 能根据酸性的差异采用 pH 梯度萃取法分离各种蒽醌成分。

· 能运用液液萃取法分离大黄中的各种蒽醌成分。

· 能利用显色反应、薄层色谱鉴别蒽醌类成分。

· 能熟练进行回流、常压蒸馏、抽滤、色谱等操作。

一、概述

大黄记载于《神农本草经》等许多文献中,用于泻下、健胃、清热、解毒等。

自古以来,大黄在植物性泻下药中占有重要位置,是一种很早就被各国药典所收载的世界性生药。大黄的种类繁多,优质大黄是蓼科植物掌叶大黄(*Rheum palmatum* L.)、药用大黄(*Rheum officinale* Baill.)及唐古特大黄(*Rheum tanguticum* Maxim. ex Balf.)的根茎及根,大黄中含有多种游离的羟基蒽醌类化合物以及它们与糖所形成的苷。已经知道的羟基蒽醌类主要有五种(表 13-2)。

$$\begin{array}{c} \text{OH} \quad \text{O} \quad \text{OH} \\ R_1 \underset{\text{O}}{\overset{}{\bigcirc\bigcirc\bigcirc}} R_2 \end{array}$$

表 13-2　羟基蒽醌的几种类型

R₁	R₂	名　称	晶　形	熔　点
—H	—COOH	大黄酸(rhein)	黄色针晶	318～320 ℃
—H	—CH₂OH	芦荟大黄素(aloe-emodin)	橙色细针晶	206～208 ℃
—H	—CH₃	大黄酚(chrysophanol)	金色片状结晶	196 ℃
—CH₃	—OH	大黄素(emodin)	橙色针晶	256～257 ℃
—CH₃	—OCH₃	大黄素甲醚(physcion)	砖红色针晶	207 ℃

大黄中蒽醌苷元的结构不同,因而酸性强弱也不同。大黄酸连有—COOH,酸性最强;大黄素连有 β-OH,酸性第二;芦荟大黄素连有苄醇-OH,酸性第三;大黄素甲醚和大黄酚均具有 1,8-二酚羟基,前者连有—OCH₃ 和—CH₃,后者只连有—CH₃,因而后者酸性排在第四位。

二、实验原理

大黄中含有大黄素型游离蒽醌及其苷类,本实验利用苷在酸溶液中发生水解形成苷元后溶于有机溶剂的性质,使用氯仿进行游离蒽醌的提取,再利用各羟基蒽醌类化合物酸性不同,采用 pH 梯度萃取法进行游离蒽醌的分离。

三、实验材料

(一)实验试剂

大黄粗粉、氯仿、浓硫酸、浓盐酸、冰乙酸、苯、乙酸乙酯、5％ Na₂CO₃ 溶液、5％ NaHCO₃ 溶液、5％ NaOH 溶液、氢氧化钾、乙酸镁试剂等。

(二)实验仪器设备

500 mL 圆底烧瓶、冷凝回流管、分液漏斗、烧杯、量筒、常压漏斗(5～10 cm 斗径)、定性滤纸、毛细管点样器、玻璃喷瓶、广谱 pH 试纸、纱布、多孔水浴锅、旋转蒸发仪等。

四、实验方法

(一)总蒽醌苷元的提取

大黄中总蒽醌元的提取流程见图 13-9。

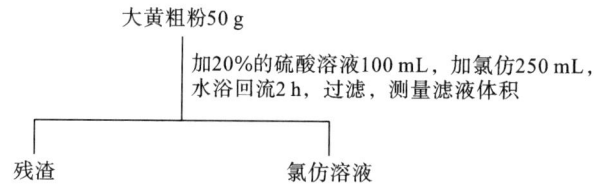

图 13-9　大黄总蒽醌苷元的提取流程

注意:①大黄中的蒽醌类成分大部分与糖结合,以蒽醌的形式存在于植物组织中。所以要用酸水解使其生成苷元。蒽醌苷元可溶于氯仿、苯及乙醚等有机溶剂,用苯时应注意苯蒸气的挥发,严防中毒;②所得的氯仿液中如带有酸水液,应该用分液漏斗分出弃去,并用蒸馏水回洗一次除去酸性成分以免影响梯度萃取。氯仿提取液放置中如有沉淀析出,可滤取之,该沉淀多为大黄素,余液供下一步分离实验用。

(二)总蒽醌苷元的分离与精制

1. 大黄酸的分离与精制

将含有总游离蒽醌的氯仿液 250 mL 移至 1000 mL 的大分液漏斗中,加 pH 8 的 5％ NaHCO₃ 溶液 125 mL 振摇萃取(3 次,每次 125 mL,至碱液无色),静置至彻底分层,放出氯仿液后,倒出碱水液至 500 mL 烧杯中,加盐酸酸化至 pH 为 3,待黄色沉淀析出完全后,过滤、干燥,干燥后的样品加冰乙酸 10 mL 加热使溶解,趁热过滤,滤液静置,析出的黄色针晶为大黄酸,过滤即得纯品。

2. 大黄素的分离与精制

将被提取过大黄酸的氯仿液继续移至分液漏斗中,用 pH 9.9 的 5％ NaCO₃ 溶液 125 mL 振摇萃取(3 次,每次 125 mL,至碱液无色),275 mL 振摇萃取,彻底分层后,分出碱液层,并用 HCl 酸化至 pH 为 3,析出棕黄色沉淀,过滤,沉淀经干燥后,用 10 mL 冰乙酸加热使其溶解,趁热过滤,析出橙色大针晶,过滤后,即得大黄素纯品。

3. 芦荟大黄素的分离和精制

余下氯仿液移至分液漏斗后,加 5％Na₂CO₃:5％NaOH(9:1)碱液 125 mL 或用 0.5％NaOH 溶液 125 mL 振摇萃取,碱液加 HCl 酸化,析出的沉淀过滤干燥,用 10 mL 乙酸乙酯重结晶,得黄色针晶状的芦荟大黄素纯品。

(三)鉴定

(1)化学鉴定:分别取总蒽醌提取物少许,用乙醚溶解,做如下反应。

①碱液实验:取试液 1 mL,加 20％NaOH 溶液数滴,观察颜色。

②乙酸镁反应:取试样 1 mL,加乙酸镁试剂数滴,观察现象。

(2)薄层色谱鉴定。

①吸附剂:硅胶-CMC。

②展开剂:C₆H₆-EtOAc(3:2 或 97:9)。

③显色剂:a. 氨蒸气熏。b. 5％KOH 溶液喷雾。

五、实验说明及注意事项

(1)pH 梯度萃取法的原理及注意事项。

(2)设计萃取分离方案的程序与方法。

(3)分离萃取时一定要注意乳化层的分出,不要混入,并且每步最好用新鲜氯仿,回洗碱液。

(4)缓冲液的配制和碱液的配制要准确,严格注意检查。

六、思考题

(1)在实验过程中采用 pH 梯度萃取法分离游离蒽醌,萃取过程中若出现乳化现象,应如何处理?

(2)大黄酚和大黄素甲醚结构相似,怎样分离?

任务 2 虎杖中蒽醌类成分的提取、分离与鉴定

学习目标

【知识目标】

• 了解虎杖的来源及资源分布。

• 熟悉大黄素、大黄酚、大黄素甲醚等主要成分的结构类型、特点及植物分布。

• 掌握蒽醌类成分主要的理化性质。

【能力目标】

• 能根据溶解性采用溶剂法从虎杖中提取蒽醌类成分。

• 能根据酸性的差异采用 pH 梯度萃取法分离各种蒽醌类成分。

• 能利用显色反应、薄层色谱鉴别蒽醌类成分。

• 能熟练进行回流、常压蒸馏、抽滤、色谱等操作。

一、虎杖来源及主要化学成分性质

1. 药材来源及功效

虎杖为蓼科植物虎杖(*Polygonum cuspidatum sieb. et Zucc.*)的根及根茎,别名阴阳莲、花斑竹;

味苦、性微寒；能清热解毒、祛风利湿、利尿通淋、祛痰、止咳、通经等，主要用来治疗湿热黄疸、风湿痹痛、烧伤烫伤、慢性气管炎等多种炎症。

2. 主要化学成分类型

虎杖主要含大黄素、大黄酚、大黄素甲醚等游离蒽醌类，以及少量的大黄素-6-甲醚-8-O-D-葡萄糖苷、大黄素-8-O-D-葡萄糖苷等蒽醌苷类。此外，还含非蒽醌类成分，主要是白藜芦醇葡萄糖苷（又称虎杖苷、云杉新苷），还有 β-谷甾醇、鞣质等成分。

3. 主要化学成分的结构

	R_1	R_2
大黄酚	H	CH_3
大黄素	OH	CH_3
大黄素甲醚	OCH_3	CH_3

二、实验原理

本实验根据虎杖中的羟基蒽醌类化合物及二苯乙烯类成分均可溶于乙醇，采用乙醇将它们提取出来。羟基蒽醌类苷元成分能溶于乙醚等弱亲脂性溶剂，采用乙醚使苷元和苷类成分分离，又利用羟基蒽醌类化合物的酸性强弱不同，用 pH 梯度萃取法进行分离。

三、实验材料

（一）实验试剂

虎杖药材粗粉、95％乙醇、乙醚、5％碳酸钠溶液、5％氢氧化钠溶液、盐酸、10％氢氧化钠溶液、0.5％乙酸镁溶液等。

（二）实验仪器设备

500 mL 圆底烧瓶、冷凝回流管、分液漏斗、烧杯、量筒、滤纸、广谱 pH 试纸、纱布、抽滤装置、旋转蒸发仪等。

四、实验方法

（一）蒽醌类化合物的提取与分离

蒽醌类化合物的提取与分离见图 13-10。

（二）蒽醌类化合物的鉴定

1. 显色反应

将上述分离得到的①②各少许，加 1 mL 乙醇溶解，分别做下列实验，观察颜色变化并记录。

（1）碱液实验：加数滴 10％氢氧化钠溶液，观察颜色变化，羟基蒽醌应显红色。

（2）乙酸镁实验：滴加 0.5％乙酸镁乙醇溶液，观察颜色变化，羟基蒽醌应显橙红色。

2. 薄层色谱鉴定

（1）样品：上述分离得到的①②各少许，分别加少量乙醚溶解，制成样品溶液。

（2）对照品：大黄素、大黄酚、大黄素甲醚的乙醚溶液。

（3）薄层板：硅胶-CMC-Na 板。

（4）展开剂：石油醚∶乙酸乙酯(8∶2)。

（5）显色剂：在可见光下观察，记录黄色斑点的位置，然后用浓氨水熏，斑点显红色。

五、实验说明及注意事项

（1）加碱液与乙醚萃取时，要注意防止乳化，否则，不能将成分分离。

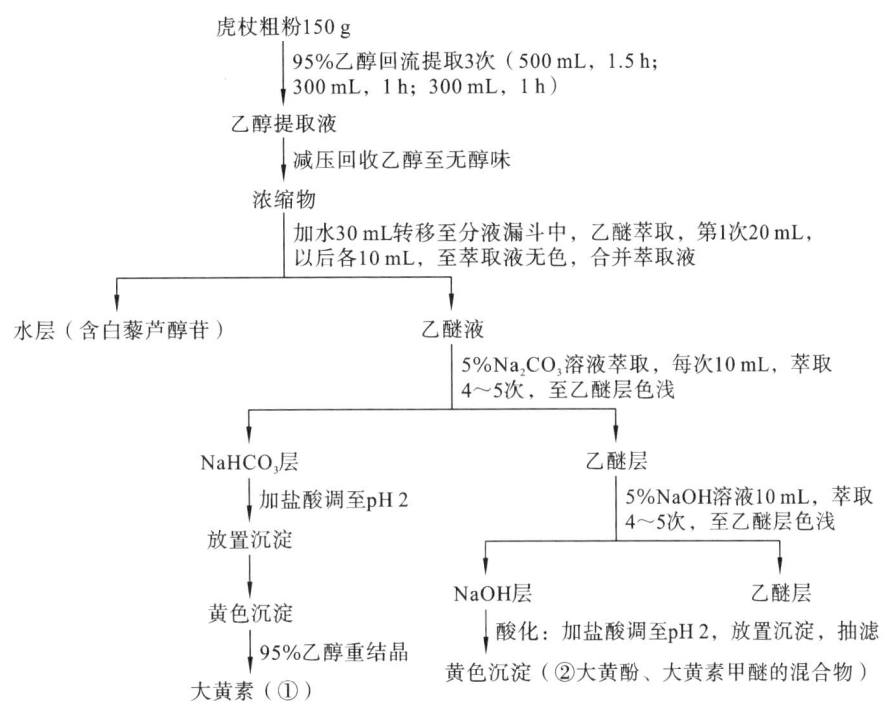

图 13-10 蒽醌类化合物的提取与分离流程

（2）本实验多次使用乙醚，因此要特别注意防火安全，绝对禁止在有明火的情况下使用乙醚。

（3）pH 梯度萃取法分离时，乙醚液中可先用 5％NaHCO₃ 溶液进行萃取，则在 NaHCO₃ 溶液中可得到强酸性的成分。

（4）大黄酚和大黄素甲醚二者相互分离比较困难，在上述薄层色谱条件下几乎同一位置出现斑点。进一步分离可用磷酸氢钙进行柱色谱，以石油醚洗脱，先被洗脱下来的黄色带，以甲醇重结晶可得大黄酚。后被洗脱下来的黄色带以甲醇重结晶可得到大黄素 6-甲醚。

六、思考题

（1）羟基蒽醌类成分具有哪些性质？根据它的性质，说明提取与分离的原理。

（2）大黄素的碱液反应和乙酸镁反应的原理是什么？

项目三　香豆素类化学成分的提取、分离与鉴定

任务　秦皮中七叶苷、七叶内酯的提取、分离与鉴定

扫码看 PPT

学习目标

【知识目标】
- 掌握从秦皮中提取与分离香豆素类化合物的原理和蒸馏、萃取等操作技术。
- 掌握溶剂提取法、薄层色谱法的操作技术。
- 熟悉香豆素类化合物的性质和检识方法。

【能力目标】
- 能读懂操作规程并进行规范操作。
- 能根据任务操作指令完成工作任务。

一、概述

秦皮为本犀科白蜡树属植物白蜡树（*Fraxinus chinensis* Roxb.）或苦枥白蜡树或小叶白蜡树的树皮，味苦，性微寒；具有清热、燥湿、收涩作用；主治温热痢疾、目赤肿瘤等症。

秦皮中含有多种内酯类成分及皂苷、鞣质等，其中主要有七叶苷、七叶内酯、秦皮苷及秦皮素等，多有抗菌消炎的生物活性。七叶内酯对细菌性痢疾、急性肠炎有较好的治疗效果，兼有退热作用，毒副作用小，几乎无苦味，适合小儿服用。

秦皮中主要成分的结构及性质如下。

（1）七叶苷（esculin）：又叫马栗树皮苷：白色粉末状结晶，熔点为 205～206 ℃。易溶于热水（1∶15），可溶于乙醇（1∶24），微溶于冷水（1∶610），难溶于乙酸乙酯，不溶于乙醚、氯仿。在稀酸中可水解。水溶液中有蓝色荧光。

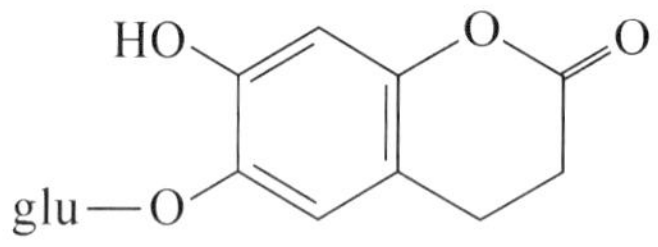

（2）七叶内酯（esculetin）：黄色针状结晶，熔点为 276 ℃，易溶于沸乙醇及氢氧化钠溶液，可溶于乙酸乙酯，稍溶于沸水，几乎不溶于乙醚、氯仿。

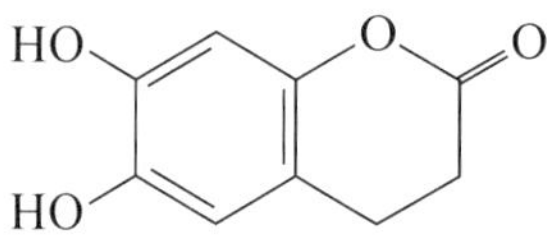

（3）秦皮苷（fraxin）：熔点为 205 ℃。

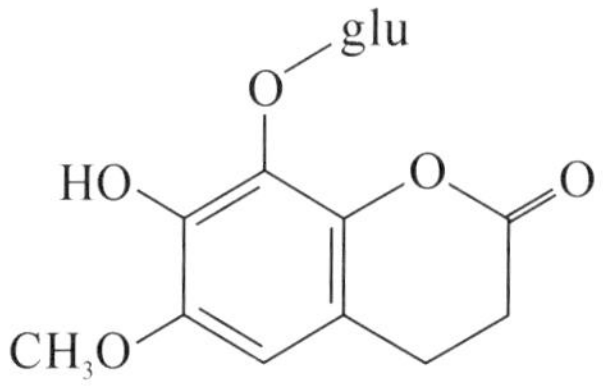

（4）秦皮素（fraxetin）：熔点为 227～228 ℃。

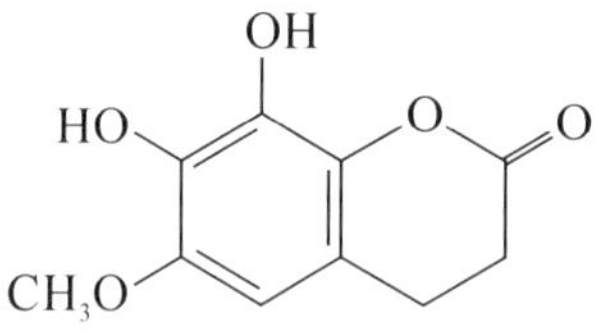

二、实验原理

七叶苷、七叶内酯均能溶于沸乙醇，可用沸乙醇将二者提取出来，再利用二者在乙酸乙酯中的溶解性不同而分离。

三、实验材料

（一）实验试剂

秦皮粗粉、乙醇、氯仿、乙酸乙酯、无水硫酸钠、甲醇、1% $FeCl_3$ 溶液、浓氨水、硅胶 G、甲酸乙酯、甲苯、七叶苷和七叶内酯对照品、重氮化对硝基苯胺等。

（二）实验仪器设备

索氏提取器、RE-52 旋转蒸发仪、循环水式多用真空泵、分液漏斗（250 mL）、电热恒温水浴锅、玻璃仪器气流烘干器、圆底烧瓶（1000 mL）、ZF-2 型三用紫外仪、电热恒温干燥箱、移液管（10 mL、5 mL）等。

四、实验方法

（一）提取

取秦皮粗粉 150 g 于索氏提取器中，加 400 mL 乙醇回流 10～12 h，得乙醇提取液，减压回收溶剂至浸膏状，即得总提取物。

（二）分离

在上述浸膏中加 40 mL 水加热溶解，移于分液漏斗中，以等体积氯仿萃取 2 次，将氯仿萃取过的水层蒸去残留氯仿后加等体积乙酸乙酯萃取 2 次，合并乙酸乙酯液，以无水硫酸钠脱水，减压回收溶剂至干，残留物溶于温热甲醇中，浓缩至适量，放置析晶，即有黄色针状结晶析出。滤出结晶。用甲醇、水反复重结晶，即得七叶内酯。

将乙酸乙酯萃取过的水层浓缩至适量，放置析晶，即有微黄色晶体析出。滤出结晶，以甲醇、水反复重结晶，即得七叶苷。

（三）鉴定

1. 化学检识

取七叶苷、七叶内酯各少许分别置于试管中，加乙醇 1 mL 溶解。加 1% FeCl₃ 溶液 2～3 滴，显暗绿色，再滴加浓氨水 3 滴，加水 6 mL，日光下观察显深红色。

2. 薄层色谱鉴定

（1）吸附剂：硅胶 G。

（2）样品：七叶苷、七叶内酯标准品及自制七叶苷、七叶内酯的醇溶液。

（3）展开剂：甲醇-甲酸乙酯-甲苯（1：4：5）。

（4）显色：

① 紫外灯（254 nm）下观察，七叶苷为灰色荧光，七叶内酯为灰褐色荧光。

② 以重氮化对硝基苯胺喷雾显色，七叶苷和七叶内酯均呈玛瑙色。

（5）结果：七叶苷 $R_f = 0.04$；七叶内酯 $R_f = 0.28$。

五、实验说明及注意事项

（1）记录七叶苷和七叶内酯的提取与分离过程。

（2）详细记录定性反应结果。

（3）绘制色谱图，并计算 R_f 值。

（4）总结实验过程中遇到的问题和解决方法。

六、思考题

索氏提取器提取药材的原理及其优缺点是什么？适用于哪些化学成分的提取？

项目四　黄酮类化学成分的提取、分离与鉴定

任务　槐米中芦丁的提取、分离与鉴定

扫码看 PPT

学习目标

【知识目标】

· 了解槐米的来源及资源分布。

· 熟悉芦丁、槲皮素等主要成分的结构类型、特点及植物分布。

· 掌握芦丁、槲皮素等主要成分的理化性质。

【能力目标】

· 依据芦丁、槲皮素的理化性质,运用煎煮法、碱溶酸沉法、沉淀法和重结晶法进行提取、分离纯化。

· 根据苷的性质,学会苷的酸水解操作。

· 能够运用纸色谱、聚酰胺色谱和化学法鉴定芦丁、槲皮素。

一、槐米来源及主要化学成分性质

1. 槐米来源

槐米为豆科植物槐(*Sophora japonica* L.)的干燥花蕾,主产于黄土高原和华北平原等地区。

2. 主要化学成分性质

槐米中含有芦丁,槲皮素,槐米甲素、槐米乙素、槐米丙素以及皂苷、鞣质、黏液质、树脂等化学成分。其中芦丁、槲皮素是主要有效成分。

(1) 芦丁:又名芸香苷、维生素 P。分子式为 $C_{27}H_{30}O_{16} \cdot 3H_2O$,淡黄色针状结晶,熔点为 $174 \sim 178\ ℃$,无水物熔点为 $188 \sim 190\ ℃$。溶解度:在冷水中溶解比例为 $1:8000$;在热水中溶解比例为 $1:200$;在冷乙醇中溶解比例为 $1:300$;在热乙醇中溶解比例为 $1:30$;在冷吡啶中溶解比例为 $1:12$,微溶于丙酮、乙酸乙酯,不溶于苯、氯仿、石油醚等溶剂,易溶于碱液,呈黄色,酸化后又析出,可溶于硫酸和盐酸,呈棕黄色,加水稀释又析出。

(2) 槲皮素:又名栎精,分子式为 $C_{15}H_{10}O_7 \cdot 2H_2O$,黄色结晶,熔点为 $313 \sim 314\ ℃$,无水物熔点为 $316\ ℃$。溶解度:在冷乙醇中溶解比例为 $1:290$;在沸乙醇中溶解比例为 $1:23$,可溶于甲醇、乙酸乙酯、吡啶、丙酮等溶剂,不溶于水、乙醚、苯、氯仿、石油醚。

槲皮素　　　　　　　　芦丁

二、实验原理

芦丁溶于热水,难溶于冷水,且分子中具有较多酚羟基,显弱酸性,在碱液中易溶,在酸液中易析出沉淀,故可采用煎煮法和碱提酸沉法提取芦丁。再利用其在冷热水中溶解度的差异,采用沸水为结

晶溶剂进行精制,利用芦丁可被稀酸水解生成苷元和糖的性质,通过颜色反应、薄层色谱及纸色谱进行检识并确认芦丁和槲皮素。

三、实验材料

(一)实验试剂

槐米粗粉、沸水、0.4%硼砂水、石灰乳、盐酸、2%硫酸、乙醇、饱和氢氧化钡溶液、10% α-萘酚溶液、镁粉、1%乙酸镁甲醇溶液、1%三氯化铝乙醇溶液、2%二氯氧锆甲醇溶液、2%枸橼酸甲醇溶液等。

(二)实验仪器设备

烧杯、磁力搅拌器、加热套、圆底烧瓶、球形冷凝管、紫外灯、定性滤纸、纱布、试管、硅胶板、新华色谱滤纸(NO.2)、聚酰胺薄膜等。

四、实验方法

(一)芦丁的提取

1. 水提取法

称取槐米 20 g(压成粗粉),加沸水 200 mL,加热煮沸保持 20 min,上清液用四层纱布趁热过滤,残渣同法再操作一次,合并两次滤液,充分静置,待全部析出后,减压抽滤,用蒸馏水洗涤,抽干,得粗制品,自然干燥,称量。

2. 碱溶酸沉法

称取槐米 20 g(压成粗粉),加入已煮沸的 0.4%硼砂溶液 200 mL,搅拌下加石灰乳调至 pH 为 8～9,并保持该 pH 微沸 20 min,随时补充失去的水分,上清液用四层纱布过滤,残渣同样操作再提取一次,合并两次滤液,在 60～70 ℃,用盐酸调至 pH 为 3～4,放置于冰箱中析晶,待全部结晶析出后,减压抽滤,用蒸馏水洗涤结晶,抽干,自然干燥,得粗制品,称量。

(二)芦丁的精制

取粗制芦丁 2 g,加蒸馏水 400 mL,煮沸至芦丁全部溶解,趁热立即抽滤,冷却后即可析出结晶,抽滤,得芦丁精制品。若结晶色泽呈灰绿色或暗黄色,表示杂质未除尽,可用甲醇或乙醇(参考溶解度加足溶剂)回流加热溶解,并加入 0.5%活性炭继续回流 0.5 h,抽滤除去炭渣,滤液放冷,待全部结晶析出后,抽滤结晶,自然干燥,得精制品,颜色呈浅黄色,称量。图 13-11 所示为精制芦丁的两种不同方法。

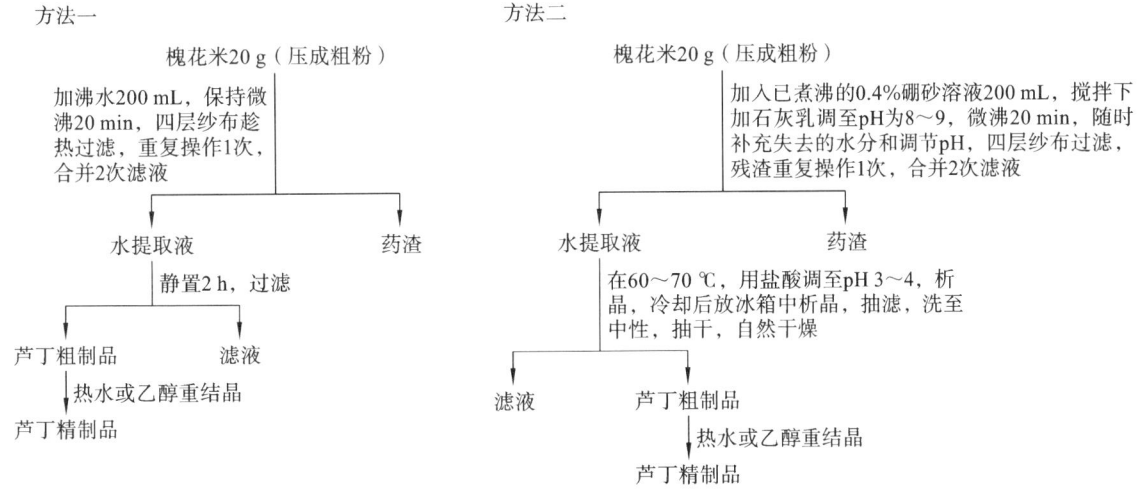

图 13-11　两种不同的芦丁精制方法

(三)芦丁的水解

取干燥精制芦丁 1 g,研细后置于 250 mL 圆底烧瓶中,加入 2%硫酸 80 mL,加热回流 30 min,瓶中浑浊液逐渐变为澄清的棕黄色液体,再生成鲜黄色沉淀。放冷沉淀,抽滤,保存滤液(应为澄清无色液体),用于糖的检查,沉淀物为芦丁苷元(槲皮素),用蒸馏水洗至中性,抽干水分,晾干,称量,得粗制槲皮素,再用乙醇重结晶得精制槲皮素。

取芦丁水解后的滤液 20 mL,加饱和氢氧化钡溶液中和至中性(搅拌下进行),滤去白色的硫酸钡沉淀,滤液浓缩至 2~3 mL 或蒸干后,加 2~3 mL 乙醇溶解,作为糖的供试液(图 13-12)。

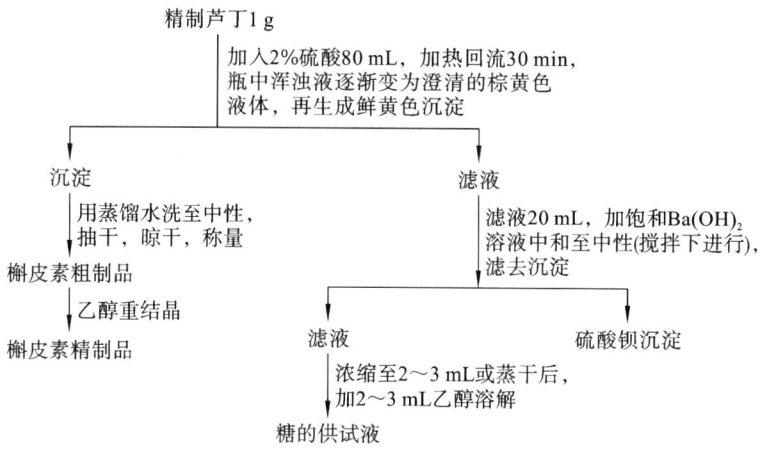

图 13-12 芦丁的水解流程图

(四)芦丁的鉴定

1. 显色反应

取芦丁及槲皮素精制品约 10 mg,各用 5 mL 乙醇溶解,制成样品溶液,按下列方法进行实验,比较苷元和苷的反应情况。

(1) Molish 反应:取样品溶液 1 mL,加 10% α-萘酚溶液 1 mL,振摇后斜置试管,沿管壁滴加 0.5 mL 硫酸,静置,观察并记录液面交界处颜色变化。

(2) 盐酸-镁粉反应:芦丁与槲皮素溶液分别置于 2 支试管中,加入金属镁粉少许、盐酸 2~3 滴,观察并记录颜色变化。

(3) 乙酸镁纸片反应:取两张滤纸条,分别滴加芦丁、槲皮素的乙醇溶液,然后各加 1% 乙酸镁甲醇溶液 2 滴,于紫外灯下观察荧光变化,记录现象。

(4) 三氯化铝纸片反应:在两张滤纸条上分别滴加芦丁、槲皮素的乙醇溶液后,各加 1% 三氯化铝乙醇溶液 2 滴,于紫外灯下观察荧光变化,记录现象。

(5) 锆-枸橼酸反应:取样品溶液 2 mL,加 2% 二氯氧锆甲醇溶液 3~4 滴,观察颜色,然后加入 2% 枸橼酸甲醇溶液 3~4 滴,观察并记录颜色变化。

2. 色谱鉴定

(1) 芦丁和槲皮素的纸色谱。

①色谱材料:新华色谱滤纸(NO.2)。

②点样:提取的槲皮素及芦丁的乙醇溶液和对照品的乙醇溶液。

③展开剂:正丁醇-乙酸-水(4∶1∶5)上层溶液。

④展开方式:预饱和后,上行展开。

⑤显色:喷洒三氯化铝试剂前、后,置日光及紫外灯(365 nm)下检视色斑的变化。

⑥观察记录:记录图谱及斑点颜色。

(2) 芦丁与槲皮素的聚酰胺色谱。

①色谱材料:聚酰胺薄膜。

②点样:提取的芦丁与槲皮素的乙醇溶液和对照品的乙醇溶液。

③展开剂:水饱和的正丁醇-乙酸(10∶0.2)。

④展开方式:上行展开。

⑤显色：喷洒三氯化铝试剂前、后，置日光及紫外灯（365 nm）下检视色斑的变化。

⑥观察记录：记录图谱及斑色颜色。

（3）糖的色谱鉴定。

①色谱材料：新华色谱滤纸（NO.2）。

②点样：糖的供试液及葡萄糖、鼠李糖对照品溶液。

③展开剂：正丁醇-乙酸-水（4∶1∶5）上层溶液。

④展开方式：上行展开。

⑤显色：氨性硝酸银试液，喷洒后先用电吹风冷吹至干，再吹热风至出现斑点为止。

⑥观察记录：记录图谱及斑点颜色。

五、实验说明及注意事项

（1）槐米压成粗粉便于有效成分溶出，但也不宜过细；直接采用沸水提取，是为了破坏酶的活性，提高收率。

（2）提取液加 0.4％硼砂溶液的目的是与芦丁邻二羟基络合，保护酚羟基不被氧化，同时避免石灰乳中钙离子与芦丁生成难溶于水的络合物，降低收率。

（3）在保持微沸过程中时刻注意补充损失的水分及用石灰乳调节 pH 至 8～9。

六、思考题

（1）碱溶酸沉法中使用石灰乳的目的是什么？

（2）选择水或乙醇作为重结晶溶剂的依据是什么？

项目五　挥发油类化学成分的提取、分离与鉴定

任务　八角茴香油的提取、分离与鉴定

扫码看 PPT

学习目标

【知识目标】

· 了解八角茴香的来源及总挥发油含量。

· 熟悉八角茴香中所含的主要挥发油成分的理化性质。

· 掌握单向二次展开薄层色谱法。

【能力目标】

· 能采用水蒸气蒸馏法提取挥发油。

· 能够应用油斑实验对挥发油进行鉴定。

· 能够运用单向二次展开薄层色谱对挥发油进行简单分离和显色鉴定。

一、八角茴香的来源及主要挥发油成分

1. 八角茴香的来源

八角茴香为木兰科植物八角茴香（*Illicium verum* Hook. f.）的干燥成熟果实，挥发油含量约 5％。

2. 主要挥发油成分

八角茴香中含有多种挥发油成分，主要是茴香脑，占八角茴香总挥发油的 80％～90％。茴香脑为白色结晶，熔点为 21.4 ℃，溶于苯、石油醚、乙酸乙酯、二硫化碳及丙酮，几乎不溶于水。除茴香脑外，八角茴香中还有少量茴香醛、茴香酸、甲基胡椒酚等成分。

二、实验原理

挥发油具有挥发性,可用水蒸气蒸馏法进行提取,实验时可使用一般的水蒸气蒸馏装置或挥发油含量测定器提取挥发油。挥发油常包含烷烃、烯烃、醇、酚、醛、酮或酸,大致可分为不含氧的萜烃类挥发油和含氧的挥发油两大类,前者极性较小,后者极性较大,为使两类挥发油成分在薄层板上较好地分离,可采用单向二次展开薄层色谱法。

三、实验材料

(一)实验试剂

八角茴香粗粉、蒸馏水等。

(二)实验仪器设备

圆底烧瓶(1000 mL)、电热套、挥发油提取器、球形冷凝管、具塞锥形瓶、纱布、定性滤纸、硅胶板、冰箱等。

四、实验方法

(一)提取与分离

称取八角茴香 50 g,捣碎,置于轻型挥发油含量测定器烧瓶中,加 10 倍量蒸馏水,连接挥发油测定器,自测定器上端加水使其充满刻度部分,并至溢流入烧瓶时为止,连接回流冷凝管。缓缓加热至沸提取,直至测定器中油量不再增加,停止加热,放冷,分取油层,即八角茴香总挥发油,计算收率。

将所得八角茴香总挥发油留出少量做薄层鉴定,其余置冰箱冷却约 1 h,可见白色结晶析出,低温过滤,得到茴香脑结晶,滤液部分则为脱除茴香脑之后的八角茴香挥发油。

上述得到的三部分产品均留样备用,以供鉴定。

(二)鉴定

1. 油斑实验

取八角茴香油,滴于滤纸片上,室温下观察油斑是否慢慢消失,还可并行做脂肪油实验。

2. 单向二次展开薄层色谱

取制好的硅胶板一块,在距底边 1.5 cm、板长 1/2 处、5/6 处分别用铅笔画起始线、中线及前沿。将三种样品点在起始线上,先在石油醚-乙酸乙酯(85∶15)展开剂中展开至薄板中线时取出,挥去展开剂,再以石油醚展开至前沿时取出,挥去展开剂,用香草醛-浓硫酸显色,于 105 ℃加热数分钟后,观察斑点的数量、位置及颜色,并推测挥发油中可能含有的化学成分的数量。

五、实验说明及注意事项

(1)收集水蒸气蒸馏液时,要观察挥发油提取的刻度,待刻度不再改变时再收集,并使用稍小一些的锥形瓶,以免造成浪费。

(2)采用电热套加热时,圆底烧瓶的外壁应保持干燥状态,防止水滴落入电热套中,造成短路。

(3)加热后的圆底烧瓶温度较高,切忌直接用手触碰,以免烫伤。

六、思考题

(1)水蒸气蒸馏提取的原理是什么? 与普通蒸馏相比的优点是什么?

(2)如何判断提取终点?

项目六 多糖类化学成分的提取、分离与鉴定

任务 黄芪中多糖的提取、分离与鉴定

扫码看PPT

学习目标

【知识目标】
· 了解黄芪多糖的来源。
· 掌握黄芪多糖的理化性质。
· 掌握黄芪多糖的鉴别方法。

【能力目标】
· 依据黄芪多糖的性质,采用合适的方法进行黄芪多糖的提取、分离和鉴定。
· 能够运用醇沉法和灼烧法鉴别黄芪多糖。

一、概述

黄芪为豆科植物的干燥根,主要药理成分是黄芪多糖和黄芪苷。黄芪多糖在医药和畜医临床上应用较为广泛,可作为免疫促进剂和调节剂,同时具有抗病毒、抗肿瘤、抗衰老、抗应激、抗氧化等作用。

二、实验原理

黄芪多糖是极性大分子化合物,作为黄芪纤维质的组成部分,其提取收率取决于黄芪纤维质的溶胀作用和溶解性,而纤维质在碱中的溶胀作用和溶解性相比水中均显著增加。同时在碱性条件下纤维质之间的酯键易断裂而发生剥皮反应,使更多的多糖得以游离而被提取出来,从而提高多糖收率。因此黄芪多糖多采用不同温度的水和弱碱溶液进行提取,尽量避免在酸性条件下提取。方法是采用pH 9~10的CaO或Na_2CO_3溶液煮沸提取,浓缩时调pH至6.5左右,加入一定浓度的乙醇离心分离,加水溶解后过滤,滤液中加乙醇沉淀,丙酮洗涤,冷冻或真空干燥,获得粗多糖。

三、实验材料

(一)实验试剂

黄芪粗粉、CaO溶液、盐酸、95％乙醇、丙酮等。

(二)实验仪器设备

圆底烧瓶、电热套、球形冷凝管、旋转蒸发仪、托盘天平、粉碎机、电磁炉、白瓷缸、纱布、烧杯、玻璃棒、冷冻干燥机、离心机、Bio-gel P60凝胶柱层析、坩埚等。

四、实验方法

(一)黄芪多糖的提取

黄芪多糖的提取用CaO溶液提取法。采用pH 9~10 CaO溶液,煮沸提取,浓缩时调pH至6.5左右。

(1) 称取黄芪根(500 g)100 g,去掉杂质和泥土,粉碎成粉末。

(2) 黄芪根加入6~7倍的CaO溶液,煮沸1 h,用8层纱布过滤。

（3）合并滤液调 pH 至 6.5 左右。

（4）将浓缩液加入 2 倍量的 95％乙醇沉淀。

（5）倾去上清液,沉淀物再加入 95％乙醇,至浓缩为 80％,静置倾出上清液。

（6）滤渣用丙酮洗涤 2 次,过滤。将滤渣放入干燥器中,－20 ℃冷冻真空干燥,即得到黄芪多糖。

（二）黄芪多糖的分离

1. 分级醇沉

取 100 g 黄芪多糖总提取物加水溶解,配制成质量浓度为 40％的黄芪多糖溶液。以 8000 r/min 离心取上清液,在上清液中加乙醇调至醇浓度为 10％,收集沉淀,将上清液调节至醇浓度为 20％,再次收集沉淀,将上清液调节至醇浓度为 30％,依此类推,直至醇浓度为 90％。将各浓度下的醇沉物旋转蒸发后减压干燥,计算多糖的收率。

2. Bio-gel P60 凝胶柱色谱

将分级醇沉得到的样品分别配制成质量浓度为 8％的多糖溶液,Bio-gel P60 凝胶柱色谱(1.5 cm ×100 cm)流速为 20 mL/h。紫外线(206 nm)结合硫酸/α-萘酚法检测糖峰。收集糖峰,用旋转蒸发仪浓缩至多糖黏附于侧壁,置减压干燥箱内减压干燥过夜,获得黄芪多糖各组分。

（三）黄芪多糖的鉴定

1. 性状鉴定

（1）外观鉴别:优质黄芪多糖呈类白色或淡黄色,粉末细腻、均匀无杂质。

（2）溶解性鉴别:优质黄芪多糖溶解性好,溶解后无杂质,但溶解速度过快时,则可能混有杂质。劣质黄芪多糖溶解性差,溶后有大量杂质。

2. 化学鉴定

（1）醇沉法:根据相似相溶原理,自然界中蛋白质、果胶、淀粉及多糖等物质不溶或微溶于乙醇,故采用此法鉴别黄芪多糖的真伪。一般而言,50％的乙醇能使蛋白质、淀粉、果胶等物质呈黏稠状,产生黄色沉淀;80％以上的乙醇可以醇沉出具有活性的黄芪多糖,呈乳白色絮状沉淀。因此,真正的黄芪多糖产品加入 80％的乙醇后产生白色絮状物,静置后产生粉末状沉淀;而伪劣产品无白色絮状物产生,静置后产生较大的颗粒性沉淀。

（2）灼烧法:真正的黄芪多糖放在锡箔纸上或坩埚中,用 350 ℃高温加热会出现冒泡状沸腾,呈蜂窝状结块。

五、实验说明及注意事项

（1）提取的黄芪多糖为灰白色粉末,易溶于水,溶液呈乳白色,无杂质。最后得到的黄芪多糖在乙醇中形似豆腐花,灰白色。

（2）黄芪多糖为黄芪纤维质的组成部分。纤维质在水中的溶胀作用和溶解性差,因此水提取法收率低。而其在碱性溶液中的溶胀作用和溶解性显著增强。纤维质之间的酯键易断裂而发生剥皮反应,使更多的多糖得以游离而被提取出来,从而提高多糖的收率。因此黄芪多糖应尽量避免在酸性条件下提取。

六、思考题

黄芪多糖的提取方法还有哪些? 试通过查阅文献资料简要回答 2～3 种。

黄芪中多糖的提取、分离与鉴定实验报告

专业班级：   组别人员：

实验起止时间：   综合评价：

一、实验目的

二、实验材料

1. 试剂：

2. 仪器设备：

三、提取与分离工艺流程

四、实验记录

黄芪多糖提取物	鉴 定 结 果	结论或解释
性状特征		
醇沉法		
灼烧法		

五、实训中出现的问题

六、分析与讨论

七、总结

教师签字：   年 月 日

参 考 文 献

［1］ 李成舰,彭裕红.天然药物化学[M].北京:化学工业出版社,2013.

［2］ 吴剑锋,王宁.天然药物化学[M].2版.北京:人民卫生出版社,2013.

［3］ 罗永明,纪耀华.天然药物化学[M].西安:第四军医大学出版社,2011.

［4］ 张须学.天然药物化学[M].西安:西安交通大学出版社,2012.

［5］ 康胜利.天然药物化学[M].北京:中国人民大学出版社,2010.

［6］ 刘福昌,明延波,靳德军.天然药物化学[M].武汉:华中科技大学出版社,2013.

［7］ 于荣敏,黄璐琦.天然药物化学成分生物合成概论[M].广州:暨南大学出版社,2011.

［8］ 吴立军.天然药物化学[M].6版.北京:人民卫生出版社,2014.

［9］ 李端,赵晶.天然药物化学[M].2版.北京:中国医药科技出版社,2013.

［10］ 杨世林,热娜·卡斯木.天然药物化学[M].北京:科学出版社,2010.

［11］ 闫智勇,郝晓峰,郑伟.中药标准提取物在中药现代化中的地位[J].中药材,2001,24(12):
     897-899.

［12］ 裴月湖.天然药物化学实验指导[M].2版.北京:人民卫生出版社,2007.

［13］ 冀春茹,王浴铭.中药化学实验技术与实验[M].郑州:河南科学技术出版社,1986.

［14］ 匡海学.中药化学[M].北京:中国中医药出版社,2017.

［15］ 张泽鸿.国家执业药师资格考试习题集:药学综合知识与技能[M].北京:中国中医药出版
     社,2010.

［16］ 肖崇厚,杨松松,洪筱坤.中药化学[M].上海:上海科学技术出版社,1997.

［17］ 许丽娜,卫永丽,彭金咏.天然产物薯蓣皂苷的研究进展[J].中国中药杂志,2015,40(1):36-41.